藤本研修会
Standard Textbook 2

Occlusion & Prosthodontics

監著　藤本　順平
　　　錦織　　淳

著　　佐氏　英介
　　　浜瀬　敬輔
　　　加藤　　宙

デンタルダイヤモンド社

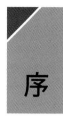

序

　まず、本書の出版にあたりご尽力を賜りましたすべての方々に深く感謝申し上げたい。本来、このような大役を仰せつかる立場ではないが、運命の一環として訪れた大事な機会と捉え全身全霊で臨もうと決心しお引き受けした。皆様の助けなくして実現はできず心から御礼を申し上げる。

　思い起こせば19年前、歯科医師としての将来に大きな期待と不安を胸に藤本歯科医院の門を叩いたあの日から始まる。師である藤本順平先生には歯科医師としてだけではなく人間としてどうあるべきかいろいろと教えていただいた。掃除、身なり、準備の大切さ、人をもてなす心、自分を律する強さ、忍耐、根性。時代錯誤かもしれないが、私は財産だと思っている。また、歯科医師として、知識・技術だけではなく、『正しくあれ』と思い続ける倫理観を教えていただいた。心に刻んでいる。

　師の薦めで一心発起して実現したアメリカ留学では、さらに多くのこと学んだ。世界の大きさ、国・民族・文化の多様性と共通点、学問の奥の深さ、勉強のしかた、そして自分の小ささ。今できることの積み重ねが、目標や目的、自己を実現する唯一の方法と教えていただいた。

　帰国後、藤本研修会補綴・咬合コースを微力ながら引き継ぎさせていただき、早いもので3年が経つ。現代の歯科医学、テクノロジー、材料開発のスピードは目まぐるしく、その情報は世界中のどこでもタイムラグなしに入手できる。今思うことは、時代の変化に柔軟に対応する能力も重要ではあるが、時代を問わない物事の本質を見極める力が問われる時代に入ってきているのではないかと感じている。

　本書には、藤本先生が40年にわたり伝え続けてきた補綴学・咬合学の原理・原則、そして哲学を盛り込んだ。19年前の自分が抱いた同じ期待と不安を持つ若い世代の先生方に少しでも貢献できたら幸いである。

2018年7月

藤本研修会講師　錦織　淳

序

　歯科医学の一分野として、咬合学 ── Occlusion という言葉を耳にするようになって久しい。従来の、どちらかといえば臨床的研究や経験に基づく考えかたから、近年、咬合をより客観的に科学的に捉えようとする動きが顕著である。咬合学は、いかに下顎の動きに調和した生理学的といえるクラウンや義歯を製作するか、といった補綴学的領域との関連においてのみならず、歯科臨床全体に関する問題として認識されるべきではないだろうか。

　1900 年代はじめに B.B McCollum などが顎関節の運動の精密な測定と咬合器による再現に成功し、彼を中心としたナソロジー学派の人々によって現代咬合論の基本となる考えかたが確立したといえる。その後、1960 年代はじめに Stuart と Stallard（1963）は D'Amico（1961）の研究に基づき Organized disclusion を発表した。これは咬頭嵌合時および側方・前方滑走運動時における Mutual protection の考えかたを表しており、ナソロジー的な考えかたと Schyler、Panky、Mann らの支持した機能主義的な考えかたとの統合化を示すものといえる。Mutually protected articulation は、側方ガイドを犬歯単独（犬歯誘導）または作業側の複数歯牙（グループファンクション）とし偏心運動時に Disclusion（離開咬合）を与える、つまり Anterior guidance を重んずるとする考えかたであり、これは永い間の時の試練を経て現代の有歯顎補綴治療における『咬合の基本』となっている。歯科臨床における咬合の重要性についてはこれまで十分に語られてきたが、最近のインプラント補綴の発達、オールセラミッククラウンやボンデットポーセレンシステムの発達などに伴い、改めて補綴上の咬合の重要性についての意識が高まるべきと考える。

　しかしながら、洋の東西を問わず、咬合の治療上の意義について臨床家の間で今一つ理解が得られていないように思われる。ちなみに、2014 年、American College of Prosthodontists 学会（ACP）で発足された全米から集められたこの分野の教育者による特別チームによる報告では、3 世紀に渡って語り継がれてきた多くの咬合に関する研究は、EBM の見地から十分に高いレベルでの根拠を持っているとはいえず、十分な科学的文献の裏付けのあるもの、もしくはコンセンサスを得た情報のみ教育や臨床に応用するべき、と報告している。

現在、米国専門医過程では、世界的コンセンサスに基づく臨床上の咬合理論を教育し臨床応用されている。一方、我が国では特にそれが十分に理解されていないように思う。さらに、あまりにも多くの方法・咬合器システムや咬合測定器具が市場に出回り、我が国における方法論やテクノロジーへの関心の偏りがその傾向を増長させているように感じている。咬合理論を学ぶに当たっては、まず十分な基礎知識を有した上で、精度の高い一定期間以上の濃密な臨床経験を持つことが必要である。その結果、はじめて歯科臨床のなかでの咬合学の意義が真に理解できるようになると思うからである。そのような臨床レベルでの理解、つまり臨床術としての咬合学を身につけた専門家が実は少ないのでないだろうか。真の咬合理論とは、特定の咬合論やシステムを応用しなければならないものであったり、いたずらに複雑で高価な機械を必要とするようなものであってはならないはずで、生理学的見地からより普遍的で機能的なものであり、すべての歯科分野にあてはめることができ、歯科治療を必要とする万人に応用できるものでなければならない。そもそも歯科医学は科学と技術の問題であって、いうまでもなく実際の患者の治療に際して役立たないような理論は意味がないわけである。

咬合についていまだ解決されなければならない問題が多くあるにせよ、臨床レベルではかなり整理されてきているのも事実である。補綴分野において咬合理論を実際臨床に生かすためには、アルジネート印象、フェイスボウトランスファー、歯冠形成、精密印象、咬合器の取り扱いをはじめとする基本的な補綴臨床力がしっかりしていなければ到底不可能である。治療後の歯の位置や噛み合わせが診断模型上で術前のそれと異なっていたり、下顎位の決定にあたり咬合採得を間違えれば、いくら精密な咬合器や下顎運動測定装置を用いたとしてもまったく無意味に終わることを知るべきである。

このような見地から本書では前半に咬合理論の解説を、また後半にその理論を実践するために必要な基本的補綴臨床力について述べる。その結果、咬合を真に生かした臨床力のレベルアップが可能となり、読者各自においてただちに臨床に役立てることができるよう考慮した。

"行為なき理論は空虚であり、理論なき行為は暴力である"
―カントー

（Fujimoto 意訳）

2018 年 7 月

藤本順平

錦織　淳

目　　次

Contents 目次

序…3

著者一覧…268

Chapter 1
グローバルスタンダード咬合理論……9

Chapter 1-1　なぜ、咬合学を学ぶ必要が
あるのか？……………10

Chapter 1-2　生理的咬合と非生理的咬合…12

1. 生理的咬合と非生理的咬合の定義…12
2. 理論的理想咬合とは…12

Chapter 1-3　咬合診断の重要性…………14

1. 咬合由来の問題とは…14
2. 咬合診断の基準…19

Chapter 1-4　咬合の不調和と補綴
・咬合治療の原則……………20

1. 咬合の調和とは…20
2. 咬合安定の条件…22

Chapter 1-5　補綴治療を成功に
導く３大条件………………23

Chapter 2
下顎運動パターン……………………25

Chapter 2-1　下顎運動パターン…………26

1. 下顎運動の研究…26
2. 典型的咀嚼運動…28

Chapter 2-2　ベネット運動 ………………34

Chapter 2-3　下顎運動の分析 ……………37

Chapter 2-4　下顎運動の要素とその歯の
咬合面に及ぼす影響…………42

1. 咬合干渉のない咬合面形態…42
2. 咬合面形態に影響を与える垂直的因子と
水平的因子…46

Chapter 3
グローバルスタンダード咬合理論の
構成要素………………………………49

Chapter 3-1　静的動的歯牙接触関係
（適切な咬合面形態）…………50

1. 静的歯牙接触関係…52
   ▶ファンクショナルワックスアップテクニックに基づ
   いたワックスアップの手順…54
2. 動的歯牙接触関係と咬合の分類
   （Type of occlusion）…66

Chapter 3-2　中心位……………………68

1. 中心位（Centric relation）とは何か…70
   1 中心位の定義…70
   2 中心位の考察（なぜ中心位なのか）…71
2. 中心位の臨床的意義…74
   1 咬合診断上の意義…74
   2 補綴臨床上の意義…77

Chapter 3-3　アンテリアガイダンス………80

1. なぜ、前歯にガイドを求めるのか…81
2. ディスクルージョン（離開咬合）…85
   1 アンテリアガイダンス…85
   2 ポステリアガイダンス…87
3. アンテリアガイダンスの臨床…91
   1 平均値より求める方法…91
   2 具体的臨床方法…91

▶アンテリアガイダンスの角度の決定法
【a. 術前のガイドを変える必要がない場合】…92

▶アンテリアガイダンスの角度の決定法
【b. 術前のガイドを変える必要がある場合】…94

Chapter 3-4　咬合高径 ……………………98

1. 安静位は不変なのか、それとも変化するのか…99

2. 咬合高径の増大は咀嚼システムに影響を
　与えるのか…99

3. グローバルスタンダードにおける咬合高径の
　概念…100

　1 咬合高径の評価法…100

　2 咬合高径の評価の実際…101

Chapter 4

歯冠形成………………………………111

**Chapter 4-1　歯冠形成を成功に
　　　　　　　　導くための原則**……………112

1. 生物学的条件…114

　1 歯髄への配慮…114

　2 歯周組織への配慮…115

　3 歯質の保存…120

2. 機械的条件…122

　1 維持形態（Retention form）の付与…123

　2 抵抗形態（Resistance form）の付与…126

　3 修復物の強度（変形の防止）…128

3. 審美的条件…129

　1 補綴物の種類およびマージンの位置…129

　2 陶材焼付鋳造冠（PFM）とオールセラミック
　　クラウン…130

　3 部分被覆鋳造冠の応用…132

Chapter 4-2　歯冠形成の実際……………133

1. 全部被覆鋳造冠（Full veneer crown）…134

　▶下顎第一大臼歯全部被覆鋳造冠の
　　形成ステップ…136

2. 陶材焼付鋳造冠
　（Porcelain fused metal crown）…139

　▶上顎中切歯陶材焼付鋳造冠の
　　形成ステップ…140

3. 歯冠形成の臨床…144

Chapter 5

精密印象法………………………………149

Chapter 5-1　弾性印象材の特性…………150

1. 弾性印象材の機械的特性…151

　1 弾性回復（Elastic recovery）…151

　2 弾性ひずみ（Flexibility）…151

　3 フロー（Flow）…151

　4 再現性（Reproduction limit）…151

　5 収縮（Shrinkage）…152

　6 引き裂き強度（Tear strength）…152

2. 弾性印象材の取扱い上の特性…152

**Chapter 5-2　印象材の特性と
　　　　　　　　その臨床法**……………………155

1. ハイドロコロイド印象材…156

　1 機械的特性…156

　2 取り扱い上の特性…156

　▶アルジネート印象の臨床…158

2. 付加重合型シリコーンラバー印象材…164

　1 機械的特性…164

　2 取り扱い上の特性…164

　▶シリコーンラバー印象の臨床…165

Chapter 5-3　歯肉圧排……………………179

1. シングルコードテクニック…180

　▶圧排用インスツルメントの動かしかた…182

2. ダブルコードテクニック…185

3. 外科的圧排法…187

Contents 目次

Chapter 6
咬合採得 ……………………189

Chapter 6-1 補綴臨床における
咬合採得の位置づけ…………190

1. 咬合採得とは…190

2. 最大咬頭嵌合位なのか中心位なのか…191

Chapter 6-2 最大咬頭嵌合位（MIP）と中心位（CR）
の適応症と誘導・記録方法……192

1. 最大咬頭嵌合位（MIP）における咬合採得…192

　1 適応症…192

　2 下顎の誘導・記録方法…192

　3 記録材料…192

2. 中心位（CR）における咬合採得…194

　1 適応症…194

　2 下顎の誘導法…194

　▶バイラテラル・マニピュレーション法…196

　3 記録材料…202

Chapter 6-3 咬合採得の記録製作法………203

1. 最大咬頭嵌合位（MIP）記録製作法…203

　▶最大咬頭嵌合位（MIP）記録製作法の
　　臨床ステップ…205

2. 中心位（CR）記録製作法…209

　▶アンテリアストップ法の臨床ステップ…209

Chapter 6-4 下顎模型の咬合器への
マウント方法………………215

1. 最大咬頭嵌合位を使用してマウントする方法…216

　▶最大咬頭嵌合位（MIP）記録によるマウントの実際…217

2. 中心位を使用してマウントする場合…220

　▶中心位（CR）記録によるマウントの実際…221

Chapter 7
セメンテーション ……………………229

Chapter 7-1 歯科用セメントの
機械的・生物学的特性………230

1. 歯科用セメントの分類…232

2. 合着用セメントの特性…233

　1 合着のメカニズム…233

　2 歯科用セメントの特性…234

　3 歯科用セメント選択のポイント…235

Chapter 7-2 セメンテーションの臨床………236

1. セメンテーションの前準備…236

　1 補綴物の試適・咬合調整…236

　2 支台歯の清掃とクラウン内面処理…236

　3 防湿／歯面の乾燥、圧排…236

　▶セメンテーションの前準備1
　　補綴物の試適・咬合調整…237

　▶セメンテーションの前準備2
　　支台歯の清掃方法とクラウン内面処理方法…241

　▶セメンテーションの前準備3
　　防湿／歯面の乾燥、圧排…242

2. セメンテーションの実際…243

　1 セメンテーション
　　（レジン添加型グラスアイオノマーセメント）…243

　▶セメンテーションの実際
　　（レジン添加型グラスアイオノマーセメント）…243

　2 セメンテーション
　　（接着性レジンセメント）…248

　▶セメンテーションの実際
　　（接着性レジンセメント）…248

付録　藤本順平オリジナル形成模型
　・下顎第一大臼歯全部被覆鋳造冠形成ステップ…250
　・上顎中切歯陶材焼付鋳造冠形成ステップ…252

謝辞…254

参考文献一覧…255

索引…262

Chapter

1

グローバルスタンダード
咬合理論

CHAPTER 1　グローバルスタンダード咬合理論

Chapter 1

なぜ、咬合学を
学ぶ必要があるのか？

　　過去のクラウンブリッジはいったいどのような理由で失敗に至ったのか、世界中で多くの調査結果が報告されている。

　　Goodacre ら[1] が、その多くの調査結果を統計学的に処理しその失敗の傾向を報告したが、そこではう蝕、歯周病といった生物学的失敗に加え、ポーセレンの破折、脱離、歯根破折といった機械的失敗が上位を占めていた (**表 1-1-1**、**1-1-2**)。 咬合とは、機能中の歯の咬合面の静的および動的な歯の接触関係である[2]。歯は、咀嚼運動、嚥下、クレンチングの終末位である最大咬頭嵌合位で静的に接触し、動的には咀嚼中の閉口運動やパラファンクション中の偏心運動中にガイドされるように接触する[3]。生理的にも機能的にも厳しい口腔内に永続性を持った補綴治療を提供するためには、顎口腔系を局面的に捉えるのではなく、全体として生理学的・機能的な面から捉えることにより、より高度な口腔の健康と快適な環境を作り出すことが重要と考える。つまり咬合を学ぶことにより、はじめて予知性の高い診療および患者と術者との高い信頼関係を築くことが可能となる。

　　本書では、機能的咬合論を中心に、氾濫する情報・知識を整理し、最新のグローバルスタンダード咬合理論に則った実践的咬合診断ならびに治療の臨床力レベルアップを目的とする。

● 表 1-1-1　シングルクラウンの頻度の高い失敗原因（Goodacre et al, 2003）

	罹患歯数 / 調査対象数	平均発生率
歯内療法を必要としたケース	27 / 823	3%
ポーセレン破折	6 / 199	3%
脱離（維持力不足）	19 / 1,061	2%
歯周疾患	6 / 986	0.6%
う蝕	4 / 1,105	0.4%

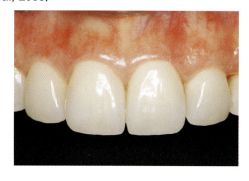

8つの調査報告による結果。対象としたクラウンは全部被覆鋳造冠、陶材焼付鋳造冠、レジン前装冠。調査期間は平均6年（1〜23年）。失敗発生率は11%（157 / 1,476）。

● 表 1-1-2　ブリッジの頻度の高い失敗原因（Goodacre et al, 2003）

	罹患歯数 / 調査対象数	平均発生率
う蝕	602 / 3,360 支台歯	支台歯の18%
	113 / 1,354 ブリッジ	ブリッジの8%
歯内療法を必要としたケース	276 / 2,514 支台歯	支台歯の11%
	88 / 1,357 ブリッジ	ブリッジの7%
脱離（維持力不足）	137 / 1,906 ブリッジ	7%
審美性	58 / 1,024 ブリッジ	6%
歯周疾患	62 / 1,440 ブリッジ	4%
歯の破折	44 / 1,602 ブリッジ	3%
ポーセレン破折	24 / 1,192 ブリッジ	2%
ポーセレンベニアの破折	17 / 768 ブリッジ	2%

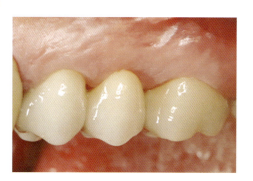

19の調査報告による結果。対象としたクラウンは全部被覆鋳造冠、陶材焼付鋳造冠、レジン前装冠。調査期間は平均8年（1〜20年）。失敗発生率は27%（866 / 3,272）。

CHAPTER 1　グローバルスタンダード咬合理論

Chapter 1 / 2

生理的咬合と非生理的咬合

1　生理的咬合と非生理的咬合の定義

　　咬合とは、顎骨の発育や歯の萌出といった成長過程の結果生じた、上下顎の歯の接触関係といえる。成長過程において、咀嚼、嚥下、パラファンクションといった機能運動が行われ、歯や歯周組織は多種多様な機能的荷重負担を受けることとなる。結果、歯や歯周組織は形態学的にも生物学的にもその機能的荷重に耐えうる適応能力が必要となる。その組織・器官の適応能力は部位・時期によってさまざまで、その機能的荷重がかかる部位に生じる、咬耗・摩耗・歯髄の変化およびセメント質や歯槽骨を含む歯周組織の変化といった生物学的変化として識別できる[3]と考えられている。

　　また、歯の咬耗や欠損は、歯の叢生や近心移動・傾斜・挺出を生じ、咬合高径・臼歯部の垂直的支持・アンテリアガイダンスに影響を与えるかもしれない[4]。加えて顎骨や筋肉の成長・発育の変化、先天異常、顎関節の変性疾患などにより、骨格性の上下顎位置異常や異常な咬合接触関係を生じることもある。さらに、気道閉塞、栄養、侵蝕、パラファンクションなどは、歯の位置や形態にも影響を与えうる[3, 5]と考えられている。

　　成長過程の結果生じた固有の咬合は、通常は前述した適応能力によって病的徴候がみられない安定した生理的な咬合を維持する。しかしながら、機能的荷重負担がその生理的許容範囲を超えた時、さまざまな咬合由来の問題が生じると考えられている[6, 7]。Mohlらは、咬合が安定し、咀嚼運動・発音・審美が患者の満足するものであり、歯周組織・歯・顎関節・筋肉に病的徴候がない咬合を『**生理的咬合**』と呼び、その一方で病的徴候や症状、機能障害、あるいは咀嚼システム構成要素に不適当な適応があるような咬合状態で、構造的な関係の不正や、下顎の異常機能的活動による咬合を『**非生理的咬合**』と定義している[8]。

2　理論的理想咬合とは

　　過去には「人間は本来どのような咬合を持つべきか」という、いわゆる『理論的理想咬合』についても多くの研究と報告がなされ（**図 1-2-1、1-2-2**）、世界中でそれらの咬合概念に基づく治療の臨床応用および教育が行われてきた[8, 9]。そして、そのなかでいくつかの異なる概念においては、それなりの成功を残してきたことも事実である。しかし、その後の議論の末、どれかを真実とする科学的根拠は乏しいという結論に至ったといえる。そこで現在では、咬合とはかつて考えられたような単純なものではなく、上記のような生理的かつ柔軟性をもったものであるべきなのではと考えられている[10]。

　　本章では、このような背景で生まれてきた異なる概念の共通する部分で構築された「**咬合のフィロソフィー**」の理解から始める。

● 図 1-2-1　S. P. Ramfjord による理想咬合の定義（Fujimoto 訳）

① 中心位で咬合した際に下顎が安定していること。

② 中心位と最大咬頭嵌合位間の真直ぐな前方への自由度（歯牙レベルで 0.5mm またはそれ以下、顎関節は 0.1 〜 0.5mm 程度）があること。両側顎関節の関節円板中央部に同様な圧を加えるために、最大咬頭嵌合位と中心位は矢状面上になければならない。

③ 中心位または最大咬頭嵌合位での閉口に際し、いかなる歯に対しても頬舌的な力が及ばないこと。

④ 中心位と最大咬頭嵌合位との間では、歯の接触を伴った制限のない滑走ができること。

⑤ 中心位および最大咬頭嵌合位の双方より各偏心位へ向かってなめらかで完全に自由な歯の接触による滑走運動ができること。

⑥ 歯の誘導は、非作業側よりもむしろ作業側にあるべきである。

⑦ 歯の接触によっていかなる軟組織の障害が生じてもいけない。

⑧ オーバーバイトやオーバージェットの程度、または切歯および犬歯の誘導角度は、その咬合が理想的であるか否かを決定する上ではあまり意味を持たない。

⑨ 中心位と最大咬頭嵌合位が同一水平面上にあることは重要ではないが、そうすることによって咬合調整や修復処置が容易となる。

⑩ グループファンクションまたは機能的な歯の接触点の数はおそらく最大咬頭嵌合位から 1 〜 2mm 離れれば咀嚼能率に大した影響を与えないであろう。犬歯誘導が理想咬合の必要条件であるという科学的証明はなされていないが、犬歯誘導を与えることによって快適な機能を損なうことなく修復処置を簡潔にすることができるであろう。

⑪ 理想咬合を与える上でのもっとも重要な Key は、正しい中心位（双方の顆頭が最上方かつ最後方位にある位置）を得ることである。中心位は全咀嚼系の正しい調和のための基本である。

⑫ 以上述べた事柄は、発音機能上の条件を満たすものである。

⑬ 以上は生物学的に意義のある事柄についてのみの解説であって、主観的要素の強い審美的理想咬合についての評価は省略した。

⑪の中心位の（　）内の注釈では、1960 年代の古い中心位の定義である「最後方位」という表現が用いられていることに注意したい。

● 図 1-2-2　Norman D. Mohl による理想咬合の定義（Fujimoto 訳）

① 咀嚼系のすべての構成要素が存在する。

② すべての上下顎の歯の間に正常（Classical）な解剖学的関係が存在する。

③ 最大咬頭嵌合位において、下顎大臼歯の遠心頬側咬頭および上顎大臼歯近心舌側咬頭が、それぞれ対向する中心窩に咬合接触する他は、すべての臼歯の支持咬頭は、対向する辺縁隆線と咬合接触する。

④ 歯は、その支持骨およびその他の頭蓋顔面構造体と調和がとれている。

⑤ 歯の長軸は機能的咬合力に沿って、またはそれに近く作用するように配列されている。

⑥ 歯根膜は健全で、臨床上判定できる程のフレミタスや歯の動揺がみられない。

⑦ 咬合が安定している。つまり歯は徐々に起こる生理的な補償による動き以外は移動せず、その位置を変えない。

⑧ 加齢による生理的咬耗以上の歯の摩耗がみられない。

⑨ 最大咬頭嵌合位と筋肉位とが一致する。つまり頭を垂直にした状態で随意に閉口した時、正確に再現性高く最大咬頭嵌合位に閉口することが可能である。

⑩ 中心位と最大咬頭嵌合位とは調和がとれている。つまり 2 つの位置は一致しているか、または最大咬頭嵌合位は中心位より正中矢状面上でやや前方（1mm 以内）にある。

⑪ 前方運動に際しては、上下前歯が咬合接触し、適正に機能することを妨げないように後方臼歯は離開すべきである。

⑫ 側方運動に際しては、作業側の歯が咬合接触し、適正に機能することを妨げないように非作業側の歯は離開すべきである。

⑬ 側方運動時には、作業側の犬歯は単独、もしくは 1 ないしそれ以上の上下一組の歯とともに咬合接触がある。

⑭ 適正な咬合高径を提供する下顎安静位がある。

⑮ 咀嚼、嚥下、発音、審美性、呼吸運動すべての条件が満たされ、かつ患者の満足が得られている。

⑯ 休息時には、咀嚼筋の緊張度が低レベルまで下りうる。

⑰ 異常機能が最小限であり、筋の Phasic activity（一過性の筋活動）がほとんどない。

⑱ 加齢や状況変化に応じて、みずから永続的な構造ならびに機能的適応力がある。

⑲ 種々の食物に対して広範囲の咀嚼機能が発揮できる。

⑳ 咀嚼系のいかなる部分からも疼痛また機能障害の徴候がみられない。

㉑ 患者は咬合や咀嚼系についてまったく無意識である。

CHAPTER 1　グローバルスタンダード咬合理論

Chapter 1/3

咬合診断の重要性

　　診断基準の確立は、診断・治療計画の決定過程を円滑にし、より一貫性のあるものとするとともに、臨床医間の意思疎通をよくするために不可欠である。歯科医療が科学であれば、当然咬合の診断基準確立の必要性が生じる。つまり『正常と非正常の区別』もしくは『治療が必要であるか否かの判断』が必要となる[8]。

1　咬合由来の問題とは

　　咬合由来の問題にはどのようなものがあるのだろうか。まず天然歯においては、過剰な咬耗・摩耗、歯の移動、咬合干渉、歯冠破折、歯根破折、発音障害、審美障害、歯の動揺（**図 1-3-1**）などがあげられる。また、補綴された歯列にみられる咬合由来の問題は、ポスト・クラウン脱離、歯冠・歯根破折、ポーセレン破折、ろう付け連結部破折・インプラントスクリューの緩み・破折などがある（**図 1-3-2**）。

　　ここで考えなくてはならないことは、**天然歯列では先に述べたような生体の適応能力により許容されるかもしれない咬合の問題と、人工物である補綴物により新しく生じた咬合の問題とを同次元で捉えるのは危険だということである**。パラファンクションが生じた場合にはなおさらである。

14

● 図 1-3-1　天然歯の咬合由来の問題

a. 咬耗　　　　　　　　　　　　　　　　　　　　　　　　　　　　　　　　　　　　　　　天然歯の問題

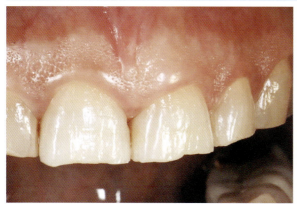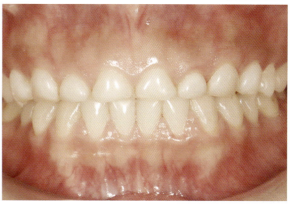

図 1-3-1a　過剰な機能的荷重負担により過度の咬耗を認める前歯部（**左**）。パラファンクション（異常機能）により全顎的に過度の咬耗を認める（**右**）。これらのような歯の接触による機能的な摩耗を咬耗（Attrition）と呼ぶ。

b. 歯冠破折　　　　　　　　　　　　　　　　　　　　　　　　　　　　　　　　　　　　　天然歯の問題

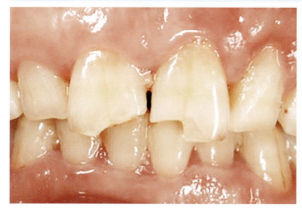

図 1-3-1b　過剰な機能的荷重負荷が限局的に集中した場合、歯質の破折を生じることがある。

c. 摩耗　　　　　　　　　　　　　　　　　　　　　　　　　　　　　　　　　　　　　　　天然歯の問題

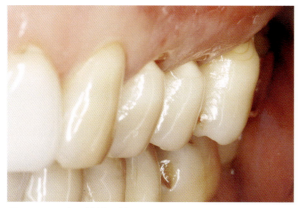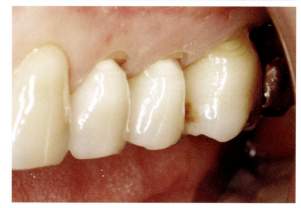

図 1-3-1c　歯の接触以外の作用による歯質の喪失を摩耗（Abrasion）という。

d. エナメルチップ　　　　　　　　　　　　　　　　　　　　　　　　　　　　　　　　　　　　　　天然歯の問題

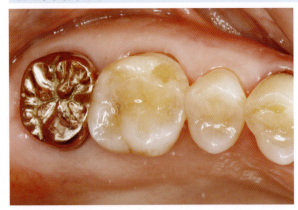 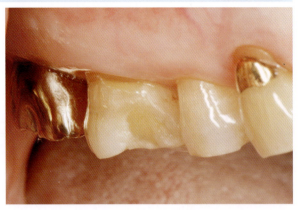

図 1-3-1d　歯質の破折は、その破折部位より咬合干渉がどのように生じたのかを推測することが可能である。場合により、参考用模型での診断や咬合器マウントを行い診断する必要がある。

e. 侵蝕症と摩耗症の合併　　　　　　天然歯の問題

f. エナメルクラック　　　　　　　　天然歯の問題

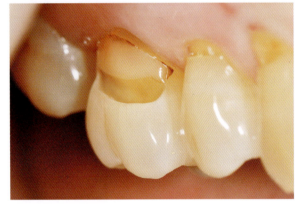 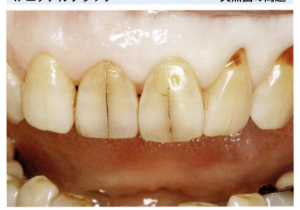

図 1-3-1e　侵蝕症と摩耗症の合併と思われる症例。口腔内では複数の問題を同時に発症する場合も少なくない。

図 1-3-1f　深部への進展が認められず症状がない場合は治療対象とはならないが、慎重に経過を観察する必要がある。

g. 咬耗と侵蝕症の合併　　　　　　　　　　　　　　　　　　　　　　　　　　　　　　　　　　　　　天然歯の問題

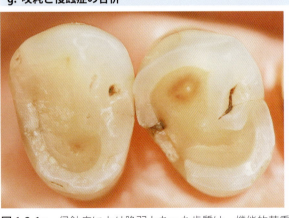 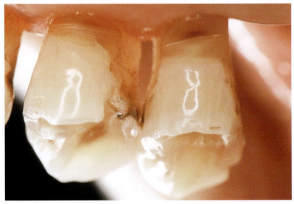

図 1-3-1g　侵蝕症により脆弱となった歯質は、機能的荷重負担への抵抗力が減弱し、咬耗や破折などの歯質の欠損が生じやすくなる傾向がある。

● 図 1-3-2　補綴物の咬合由来の問題

a. ブリッジ脱離 …………………………………………………………………………………………… 補綴物の問題

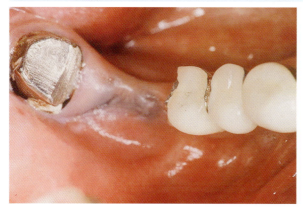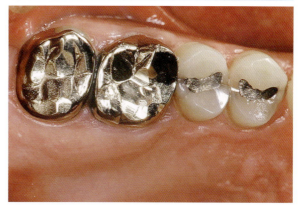

図 1-3-2a　下顎臼歯のブリッジは小臼歯部のろう付け連結部で破折し、ポンティック部を含む構造体が脱離している（**左**）。対合歯列の咬耗（**右**）により、側方運動時に強い干渉が生じていたことを推測することができる。

b. ろう付け連結部破折 …………………………………………………………………………………… 補綴物の問題

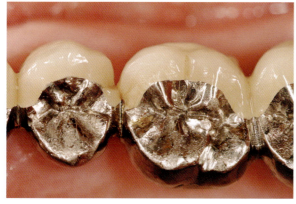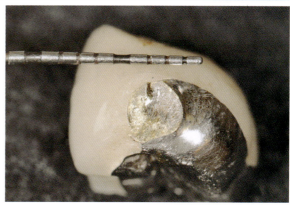

図 1-3-2b　ブリッジ支台歯とポンティック間（5 6 間）のろう付け連結部の破折。適切なろう付け操作や十分なろう付け面積を確保するなど、強度不足にならない配慮が重要となるが、咬合の関与も否定できない。

c. 歯根破折① ……………………………………………………………………………………………… 補綴物の問題

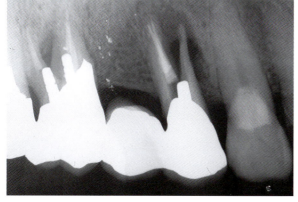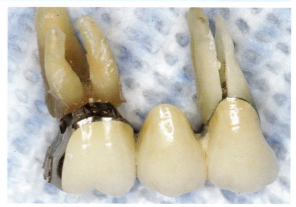

図 1-3-2c　補綴歯は天然歯と異なり、環境に順応する以前に重篤な問題を生ずる可能性が高い。特に失活歯の支台歯は十分な配慮が必要かもしれない。

d. 歯根破折②　　　　　　　　　　　　　　　　　　　　　　　　　　　　　　　　　　　　補綴物の問題

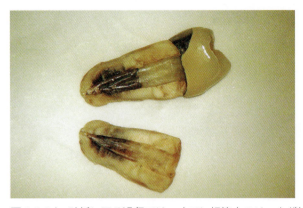
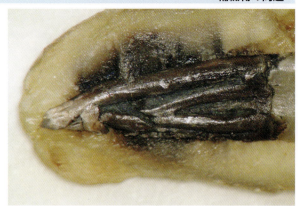

図 1-3-2d　破折に至る過程では、すでに根管内のリークが始まっていたことを窺い知ることができる。

e. 歯根破折③　　　　　　　　　　　　　　　　　　　　　　　　　　　　　　　　　　　　補綴物の問題

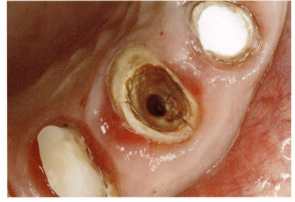
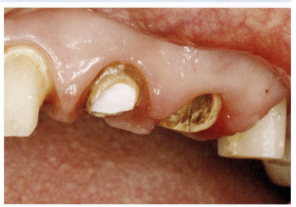

図 1-3-2e　失活歯は、咬合力のコントロールやパラファンクションの有無といった条件の他に、残存歯質量、支持歯槽骨量、補綴装置の設計など、多岐にわたる条件により破折リスクが高くなる。

f. ポスト脱離　　　　　　　　　　　　　　　　　　　　　　　　　　　　　　　　　　　　　補綴物の問題

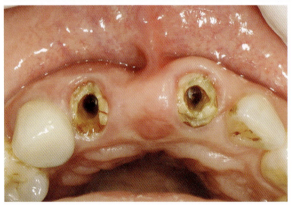

図 1-3-2f　咬合力がポストの機械的維持力、化学的接着力を上回った場合にポストの失敗が生じると考えられ、脱離や歯根破折に至る。

2　咬合診断の基準

　前述したとおり、天然歯列と補綴歯列における咬合の問題を同列に捉えるのは危険ではあるが、一方でどういった歯列であろうと、図 1-3-3 に示す主観的および客観的基準に基づいて患者の咬合を診査・診断し、咬合に関して不調和が生じていないかを判断する必要がある。

　つまり、理論的理想咬合ではないにせよ、咬合が安定し、咀嚼運動・発音・審美が患者の満足するものであり、歯周組織・歯・顎関節・筋肉に病的徴候がない『生理的咬合』は治療の対象とはならず、病的徴候や症状、機能障害、あるいは咀嚼システム構成要素に不適当な適応があるような『非生理的咬合』状態を治療の対象とすべきであると考える（図 1-3-4）。

● 図 1-3-3　咬合診断基準

客観的基準	主観的基準
1．機能的負担に関係した歯周組織の状態	1．咬合に関する審美性
2．下顎の機能活動あるいは異常機能活動（パラファンクション）に関係した歯の病的状態	2．発音
3．顎機能異常	3．咀嚼機能

図 1-3-3　客観的基準は他覚的徴候（sign）で疾患の客観的な証拠であり、主観的基準は患者によって疾病の証拠として感じられる自覚的症状（symptom）である（American Academy of Orofacial Pain（AAOP）口腔顔面痛のガイドラインより）。

● 図 1-3-4　治療の対象とすべき咬合状態

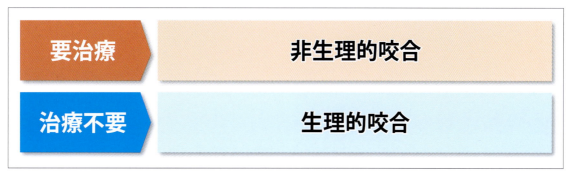

図 1-3-4　既定の基準からは外れているが適応能力によって許容されている咬合（生理的咬合）は、治療の対象とはならない。治療対象となる非生理的咬合を、客観性のある診断基準により区別しなければならない。

CHAPTER 1　グローバルスタンダード咬合理論

Chapter 1-4

咬合の不調和と補綴・咬合治療の原則

1　咬合の調和とは

　　Solbergによれば、咬合の不調和とは『顎口腔領域の形態と機能の不調和のため、組織内に病的変化または機能上の障害を起こしている状態』である[8]。このような咬合の不調和に対して、我々歯科医師はどのように取り組むべきなのか。

　　顎口腔領域において、形態とは顎関節、歯、歯周組織を示し、機能を司るのは神経筋反射機構と筋肉といえる。咬合の調和とは、これらの組織にかかる機能的荷重をコントロールし、生理的許容範囲内に収めること、つまり関連する組織の力学的調和を図ることで得られるものとの考えから、以下のような咬合治療の3大原則が存在すると考える（**図1-4-1**）。

　　1. 顎関節荷重の軽減（分散）
　　2. 歯・歯周組織荷重の軽減
　　3. 筋肉の安定

　　これらの原則を前提に、補綴臨床の立場から、遭遇するであろう2つのシナリオに対し、各々に以下のように対処するべきである。

　　まず、生理的咬合を有する患者が、新たな補綴治療を必要とする場合、新たな補綴治療により咬合の不調和を生じないように考慮する。

　　次に、非生理的咬合を有する患者が、その咬合の不調和に関わる部位を含んだ補綴治療を必要とする場合には、咬合を形態学的のみではなく機能的・生理学的見地から捉え、科学的な咬合理論を基本とした診断と治療を行う必要がある（**図1-4-2**）。

● 図 1-4-1　咬合の調和とは

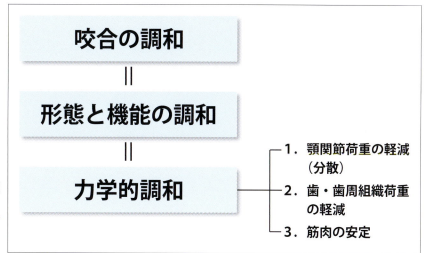

図 1-4-1　咬合の調和がとれた状態とは、咬合治療の3大原則である「顎関節荷重の軽減（分散）」、「歯・歯周組織荷重の軽減」、「筋肉の安定」の下に、力学的調和がとれた状態のことである。

● 図 1-4-2　補綴・咬合治療の原則

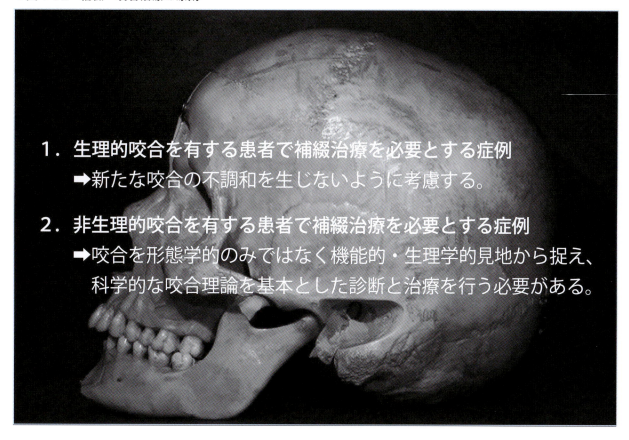

CHAPTER 1 グローバルスタンダード咬合理論

2 咬合安定の条件

Wiens[3] らは 2014 年、咬合に由来する機能的過重負担が適応能力によって生理的許容範囲に収まっているか否かの評価と、その治療には安定した咬合関係の理解が不可欠であると考え、有歯顎の安定した咬合の条件を**図 1-4-3** のように述べている。また、Fujimoto も同様に安定した咬合の条件を**図 1-4-4** のように述べている。その構成項目はほぼ一致しており、本書では、その安定した咬合の条件の共通構成要素を**図 1-4-5** のように 4 つに分けて整理し説明することで、科学的なグローバルスタンダード咬合理論を基本とした診断と治療に役立てることを目的とする。

● **図 1-4-3　咬合安定の条件（Wiens, 2014）**

1. 適切な咬合面
   a. 同時同圧の咬合接触点
   b. 咬合性外傷の欠如
      i. 疼痛
      ii. 歯根膜の拡大、動揺の増大
      iii. 歯根吸収、セメント質および歯槽骨の変化
      iv. 歯髄炎
      v. 破折
   c. 歯質欠損の欠如（加齢変化以上の摩耗）
   d. 歯軸に平行な荷重もしくは歯牙移動の欠如
   e. 咬合平面の連続性

2. 適切な咬合高径

3. 適切な最大咬頭嵌合位と中心位での歯の接触
   a. 2mm 以下のスライド
   b. 最大咬頭嵌合位と中心位での歯の接触の一致

4. 適切なアンテリアガイダンスもしくはグループファンクション

5. 均衡側での咬合干渉の欠如

6. 咀嚼筋障害の欠如

7. 顎関節障害の欠如

● **図 1-4-4　Junhei Fujimoto による咬合安定の条件**

① 下顎位は中心位または生理学的許容範囲内での最大咬頭嵌合位とする。

② 適正な咬合高径。

③ 歯の接触関係は 1 歯対 1 歯または 1 歯対 2 歯の関係。接触点は可及的に複数とする。

④ 咬頭嵌合時は臼歯が主として咬合力を支持し、前歯は軽く接触する。

⑤ 閉口時の両側臼歯は同時・同圧で接触する。

⑥ 臼歯部の歯の長軸は咬合力の方向と可及的に一致させる。

⑦ 下顎前方運動に際しては前方歯群が接触滑走し、臼歯部は離開する。

⑧ 下顎側方運動に際しては、作業側の歯が犬歯単独または複数で接触滑走し、非作業側の歯は離開する。

⑨ 患者は歯の噛み合わせおよび咀嚼システムについての安定感が得られている。

⑩ 審美的条件が満たされている。

● **図 1-4-5　グローバルスタンダード咬合理論における 5 つの構成要素**

1．静的・動的な歯の接触関係（適切な咬合面形態）
2．中心位
3．アンテリアガイダンス
4．咬合高径
5．顎関節および咀嚼筋障害

図 1-4-5　安定した咬合を確立するために理解すべき 5 つの構成要素。なお本書では、5 の顎関節障害についてはページの関係で割愛し、1〜4 の項目のみ述べることとする。

Chapter

1

5

補綴治療を成功に導く3大条件

　図1-4-5に示した補綴・咬合治療の原則は、大変シンプルで簡単なように聞こえるかもしれないが、さまざまな条件が関与する臨床の場で、口腔という厳しい環境・状況下で実践することはとても難しい。その実現の第一歩として、何よりも咬合理論の正しい理解と、その理論を実践するための基本的補綴臨床力が求められる。

　そこでFujimotoは、補綴治療を成功に導く条件として、

　　i.　**咬合の安定**

　　ii.　**精度の維持**（基礎的臨床力）

　　iii.　**術前・術後管理**

の3つをあげている（**図1-5-1**）。

　Evidence based dentistryの見地から咬合理論は科学的根拠が必ずしも十分とはいえないなかで、咬合を形態学的見地のみによって診断したり、技術的方法論やテクノロジーへの偏った関心の基に診断・治療すると、オーバートリートメントになりかねないだけでなく、患者の主訴の解決につながらないといった根本的な問題を抱えることにもなる。咬合学がグローバルな世界でどのような歴史をたどり、現在の原理・原則がどのように確立されてきたのか、またその原理・原則の所以はどこにあるのかという情報の根源を理解することが、真の咬合学診断、つまり**咬合の安定**につながると考える。

　そして、その咬合の安定には顎口腔領域の形態と機能の調和を得るための**精度の維持**、すなわち力学的調和を得るための高い基本的補綴臨床力が不可欠である。また、その補綴治療の真の成功には適切な診査と論理的な診断、治療計画の立案を必要とし、さらに**補綴治療の術前**（歯内治療、歯周治療、修復治療、矯正治療、顎関節症の診断・管理など）および**術後管理**（メンテナンス）が必要であることはいうまでもない。

　本稿では、その補綴治療を成功に導く3大条件のうち、前半に咬合の安定のためのグローバルスタンダード咬合理論の詳細と、後半に精度と維持に必要な基礎的補綴臨床力について、ページの許すかぎり述べることにする。

CHAPTER 1　グローバルスタンダード咬合理論

● 図 1-5-1　補綴治療を成功に導く 3 大条件

i. 咬合の安定

➡ **グローバルスタンダード咬合理論の理解**

● **咬合治療の 3 大原則**
1. 顎関節荷重の軽減（分散）
2. 歯・歯周組織荷重の軽減
3. 筋肉の安定

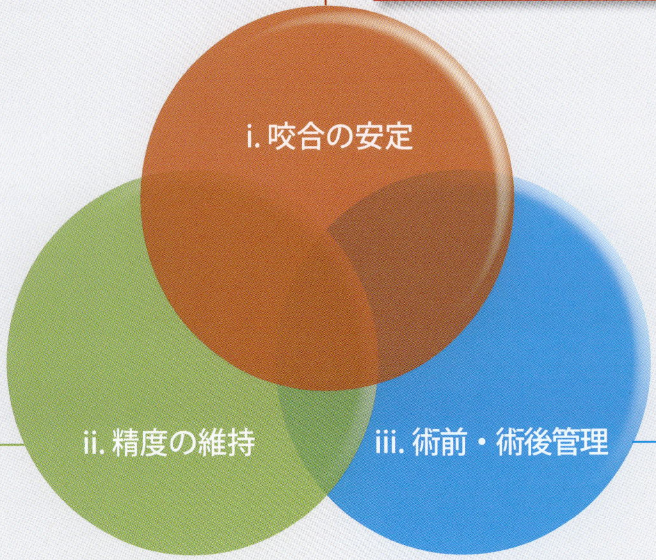

i. 咬合の安定

ii. 精度の維持

iii. 術前・術後管理

ii. 精度の維持

1. 咬合の精度
   a. 正確なアルジネート印象
   b. フェイスボウトランスファー
   c. 中心位および最大咬頭嵌合位採得
   d. 顎模型の咬合器マウント
   e. 咬合器の取り扱い

2. 治療精度
   a. 歯冠形成
   b. プロビジョナルレストレーション
   c. 軟組織のコントロール
   d. 精密印象
   e. 咬合調整
   f. セメンテーション

3. 技工精度
   a. 作業模型、ダイの製作
   b. 歯冠形態、エマージェンスプロファイル
   c. 咬合様式、歯の接触関係
   d. マージンの適合精度
   e. 補綴物の強度、維持、抵抗形態
   f. インデックス、ろう付け
   g. 研磨、仕上げ
   h. 審美

iii. 術前・術後管理

1. 患者との信頼関係
   a. 主訴への的確なる対応
   b. 治療法の提示（選択の自由）
   c. インフォームドコンセント
   d. リスク表の応用

2. 補綴前処置
   a. 顎関節症への対応
   b. 歯内療法
   c. 歯周治療
   d. 口腔外科処置（インプラント）
   e. 全身疾患への対応

3. 術後管理
   a. 術後口腔衛生指導
   b. 定期的検診（3〜6 か月毎）
   c. 歯周組織の管理
   d. 咬合の管理

Chapter

2

下顎運動パターン

CHAPTER 2 下顎運動パターン

Chapter 2-1

下顎運動パターン

1 下顎運動の研究

　歯科治療の最終目標は、患者の口腔健康状態と機能性を改善しようとするものであることは論を俟たない。

　咬合学とは、**Chapter 1** で述べたとおり、補綴治療にあたって顎口腔系の形態を考慮した歯冠修復物に力学的安定を与え、永続性をもって機能性を発揮させようと誕生した臨床学問であると考える。そのグローバルな咬合理論を語る前に、その複雑な各要素の上に成り立つ口腔の健康状態と機能の回復を成し得るために、そもそも、それらに影響を及ぼす下顎運動とはどのようなものなのか、またその分析方法、さらに下顎および上顎の歯列の位置関係などを学ぶ必要があると考える[1、2]。

　実際、咬合学の歴史上多くの下顎運動研究が報告され、現代の咬合理論の礎になっている。古くは下顎中切歯の運動軌跡から下顎の限界運動範囲を記録した Posselt の図形（**図 2-1-1**）、さらに R. Lee のグラフィック計測器、Gibbs らが開発したナシックレプリケーターによるデータ蓄積などがあげられる。そのナシックレプリケーターは下顎全体の動き（切歯、臼歯、顆頭の運動）を 0.125mm の精度で記録・再現を可能にした装置で、その装置開発から記録採得まで 25 年という歳月を要し、その間、膨大な下顎限界運動および咀嚼運動を記録してきたことで、後の補綴咬合理論に大きな功績を残している[3〜6]。

　Fujimoto は、当時フロリダ大学にて教鞭をとるかたわら、その多大な功績に Lundeen らとともに携わっている。そのデータによると、まず咀嚼運動中の下顎骨顆頭の動きをみる際は作業側と非作業側とに分けて考える必要があり、作業側顆頭の動きは水平面、矢状面、前頭面上それぞれにおいて、非作業側顆頭のそれとはまったく異なっていることを指摘している。

● **図 2-1-1　三次元的 Posselt の図形（矢状面・前頭面・水平面）**

Posselt の図形は、下顎切歯点の運動の軌跡が三次元的に図示されている。

● **各点の名称**

1. 中心位
2. 咬合嵌合位
3. 最前方位
4. 最大開口位
5. 終末蝶番運動からの変曲点
6. 下顎安静位
7. 最大右側方位
8. 最大左側方位

● **各線の名称**

1-5	終末蝶番運動路（純粋回転運動）
5-4	後方限界開閉口運動路
2-3	前方運動路
1-6-4	習慣性開閉口運動路
3-4	前方限界開閉口運動路
1-7	右側方運動路
1-8	左側方運動路

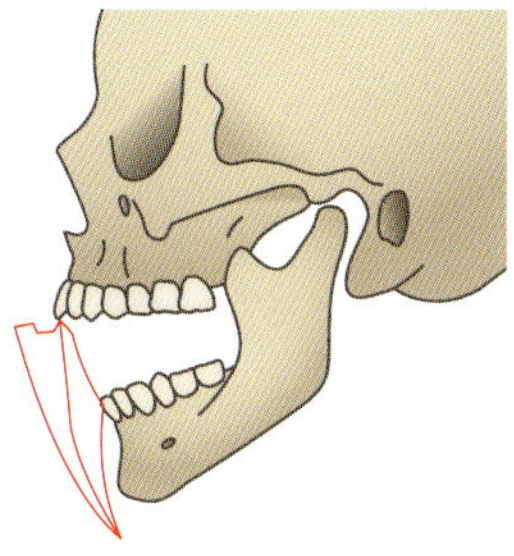

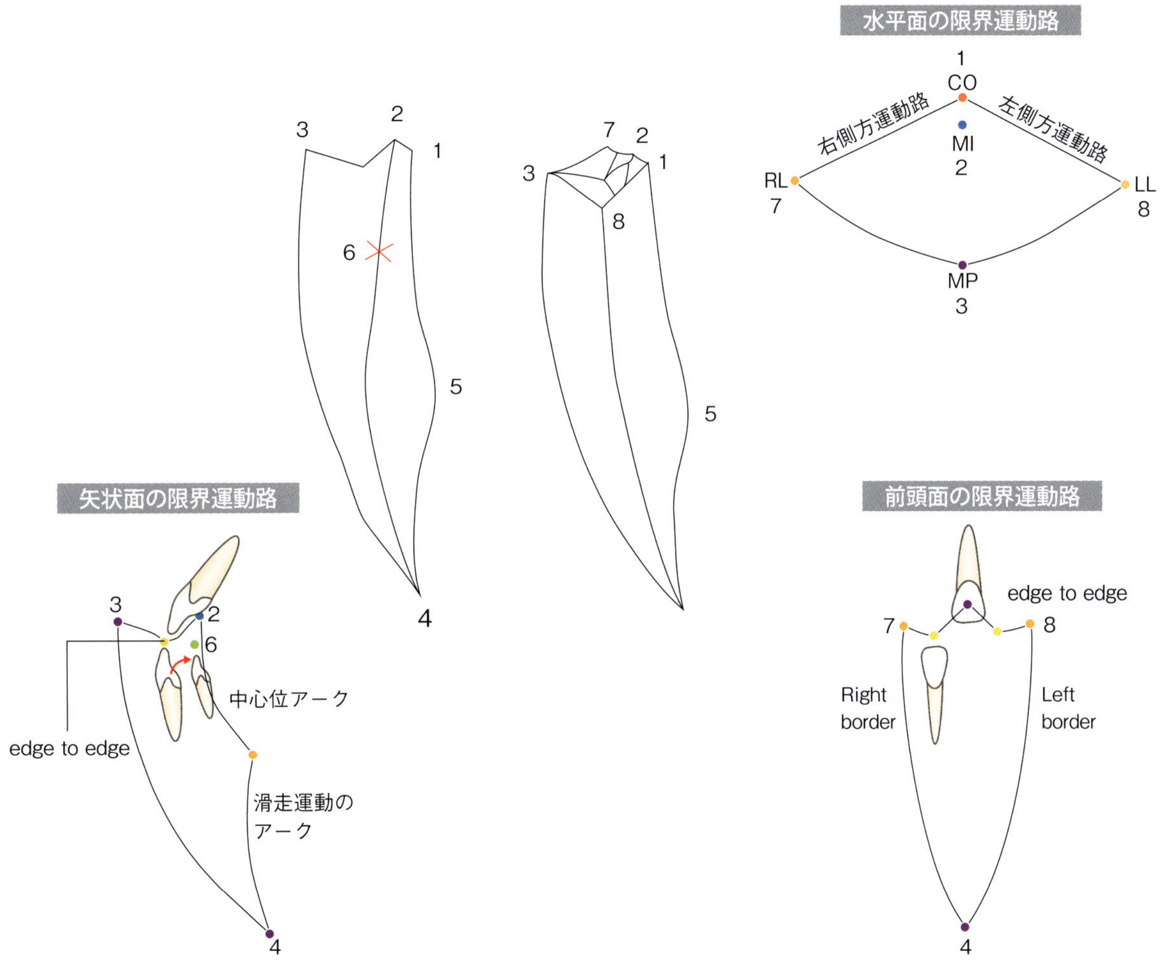

図 2-1-1　下顎中切歯の軌跡から下顎の限界運動路を記録した Posselt の図形。限界運動の範囲は解剖学的構造によって規制される。矢状面、水平面、前頭面に分けて説明されるが、実際は三次元的な空間であり、すべての下顎運動はこの空間内で行われる。

CHAPTER 2 　下顎運動パターン

2 　典型的咀嚼運動

　　Gibbs らによると、咀嚼運動中の作業側顆頭は、開口時には関節結節（エミネンシア）に沿って前下方へ動き、続いて閉口運動初期の段階では開口運動時の軌跡よりもやや外側かつ後方へ振り、その後、最大咬頭嵌合位の直前、つまり閉口直前で、最大咬頭嵌合位の三次元的位置より後方でより高い位置に達する（**図 2-1-2 ～ 2-1-5**）。閉口運動は歯が最大咬頭嵌合位に達することによって完了するが、**その後方かつ上方の位置から最大咬頭嵌合位の間に歯の早期接触によるスライドが起こると考えられている**[6]。なお、顆頭が後上方より最大咬頭嵌合位の位置まで移動する時、その水平面上での方向と距離は中心位からのスライドとして捉えられるが、個体差があることはいうまでもない（**図 2-1-6、2-1-7**）。この詳細については、**Chapter 3-2** にて後述する。

　　一方、非作業側顆頭は、開口時には関節結節（エミネンシア）に沿って前下内方へ動き、続いて最大開口位より反転して後側方かつ上方へ閉口とともに戻り、上下の歯が咬頭嵌合すると同時に関節窩内の最終的な位置に到達する。この際、作業側顆頭のように、いったん最大咬頭嵌合位における位置よりも後方、上方を通過するような動きはみられなかった[6～8]。

● **図 2-1-2　開口運動（正面観 /Lundeen et al, 2005. より引用改変）**

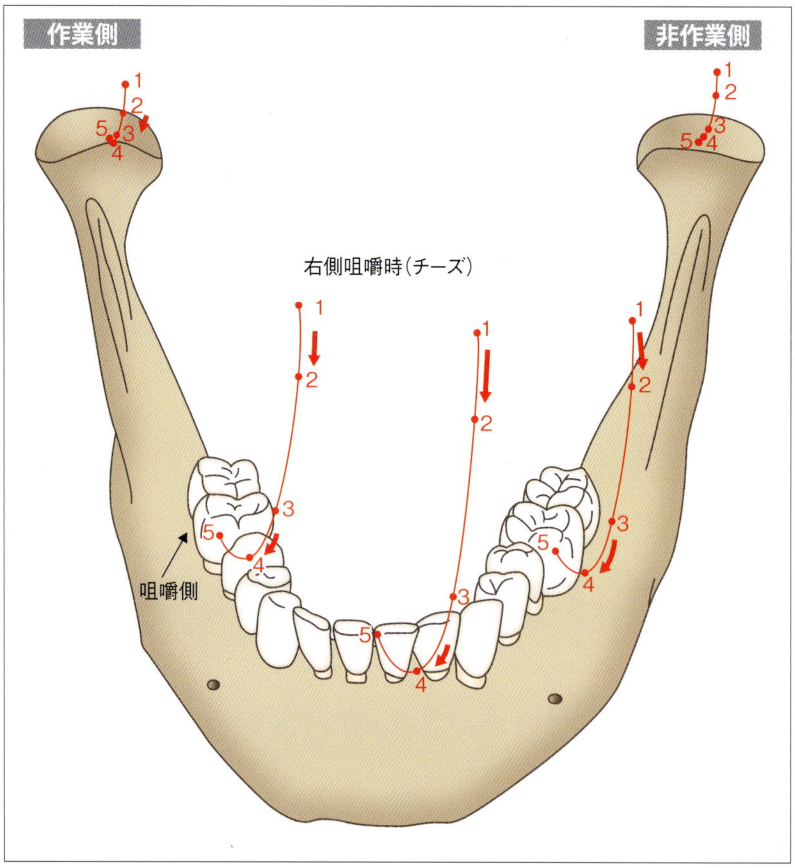

図 2-1-2　人間の咀嚼運動路は、まず開口時に両側顆頭は関節結節に沿って前下方に移動し、閉口時に作業側、すなわち咀嚼側に偏位し始める。

● 図 2-1-3　閉口運動（正面観 /Lundeen et al, 2005. より引用改変）

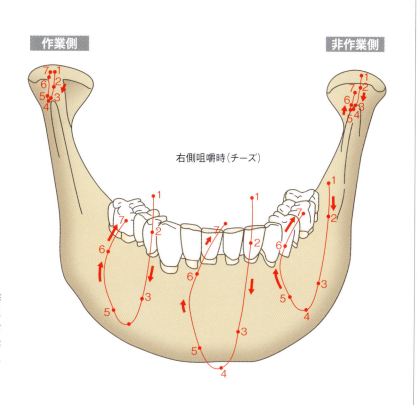

図 2-1-3a　閉口運動（正面観）。作業側顆頭は、非作業側顆頭に先んじて移動し、最終閉口段階を迎える前にすでに最大咬頭嵌合位（1）における水平的位置と同等の高さに達していることがわかる（7）。

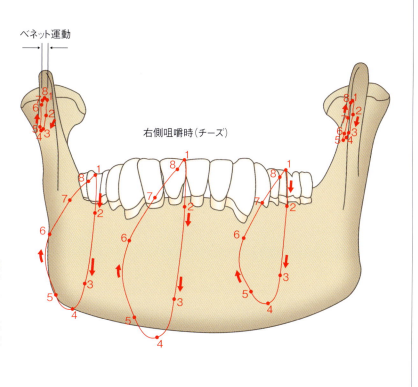

図 2-1-3b　最終閉口時（正面観）。作業側顆頭は、閉口直前に最大咬頭嵌合位における位置（1）より後方で、かつより高い位置（8）に達している。そこから内下方に向かって最大咬頭嵌合位に閉口する。非作業側顆頭は、下内方（8）より最大咬頭嵌合位に閉口する。

図 2-1-3　作業側の顆頭と大臼歯は、外側に偏位しつつ閉口し、最終閉口時直前で最大咬頭嵌合位より後方外側の位置に移動し、そこから前内方に向かい最大咬頭嵌合位に戻っている。

CHAPTER 2　下顎運動パターン

● 図 2-1-4　咀嚼運動の図（水平面観 /Lundeen et al, 2005. より引用改変）

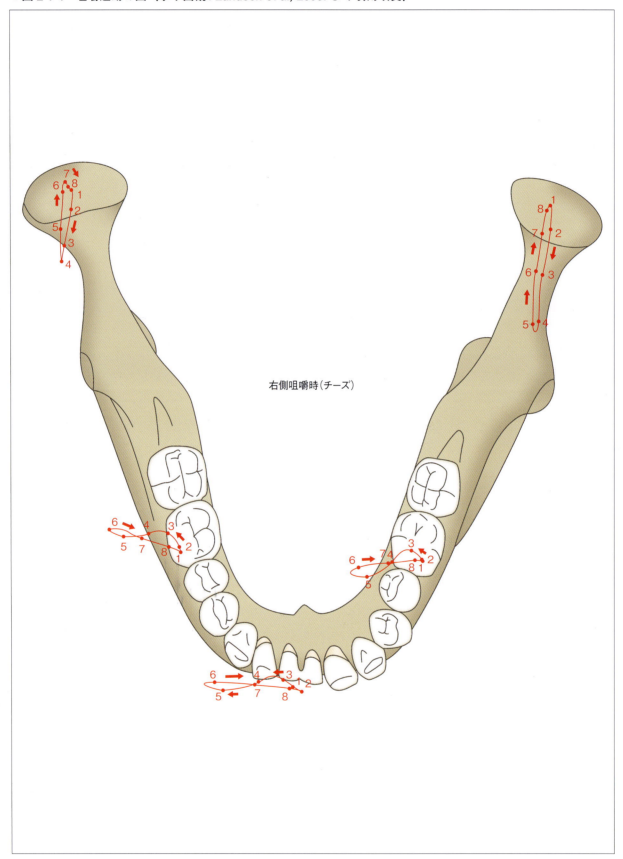

図 2-1-4　水平面観においては、最終閉口運動時に作業側の顆頭と大臼歯は後方外側から最大咬頭嵌合位に向かい、わずかに前内方に移動している。

● 図 2-1-5　咀嚼運動の図（矢状面観 /Lundeen et al, 2005. より引用改変）

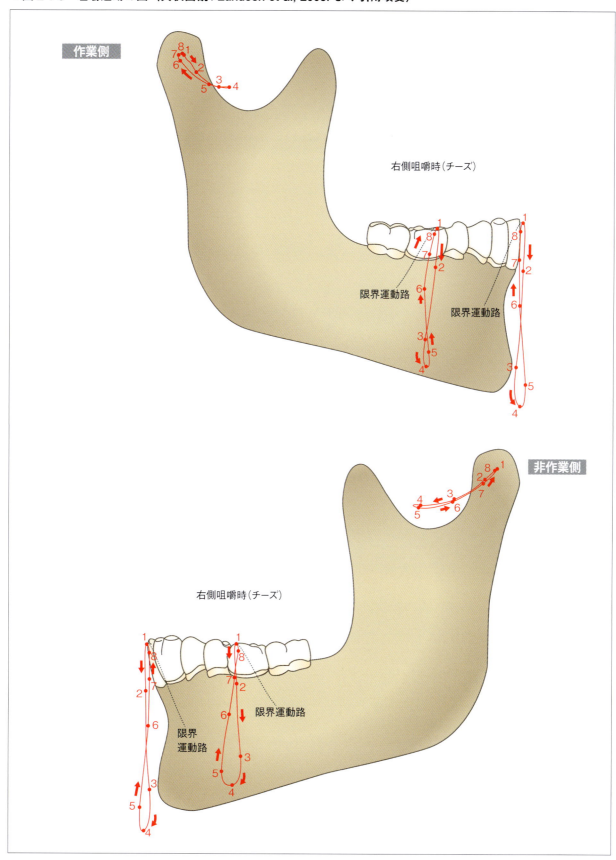

図2-1-5　矢状面からみた最終閉口時の作業側臼歯部は、前上方に向かうことがわかる。また、作業側顆頭は一番高い位置（8）から前下方に移動して最大咬頭嵌合位に至っているが、非作業側の臼歯部はやや前方から閉口し、顆頭は開口時とほぼ同一の軌跡をたどり閉口している。

CHAPTER 2　下顎運動パターン

● 図 2-1-6　咀嚼運動の図（作業側顆頭と非作業側顆頭の動きの違い /Lundeen et al, 2005. より引用改変）

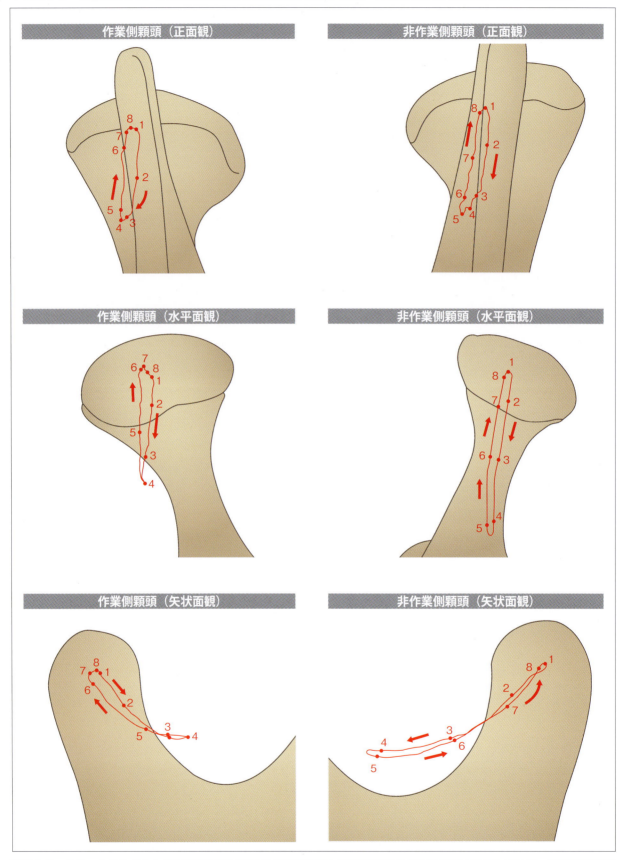

図 2-1-6　点7、8から点1への最終閉口時における作業側顆頭と非作業側顆頭の動きの違いを示している。非作業側の顆頭と大臼歯は、作業側よりやや遅れて閉口し、作業側顆頭と大臼歯は閉口直前で非作業側を待つように動き、互いに最大咬頭嵌合位に噛み込んでいる。咀嚼する食物が硬ければ硬いほど、咀嚼ストロークの閉口中、作業側顆頭はより外方に偏位することになる。

● **図 2-1-7　第一大臼歯限界運動路と咀嚼運動路（Gibbs et al, 1981. より引用改変）**

a. 正常咬合を有し、スライドのない患者の咀嚼運動路（軟らかい食物）

作業側（側面図）

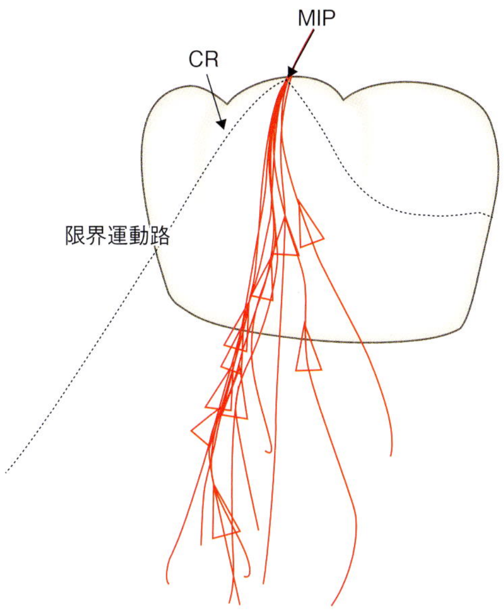

非作業側（側面図）

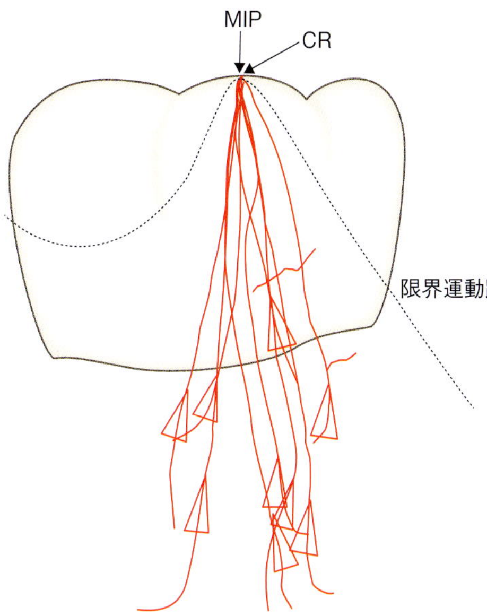

b. 不正咬合を有し、スライドを伴う患者の咀嚼運動路（軟らかい食物）

作業側（側面図）

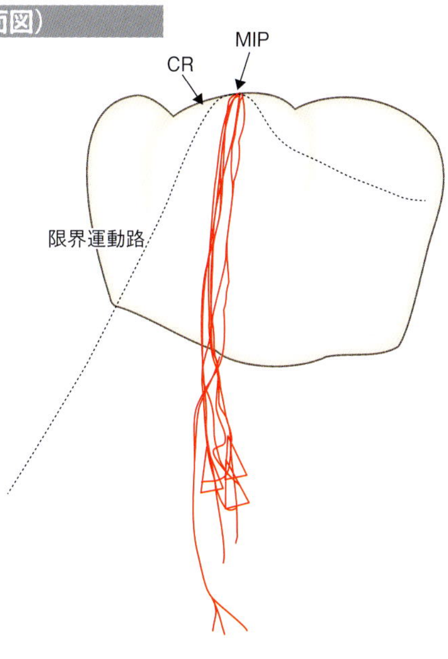

咀嚼運動中にもスライドが生じていることがわかる。より硬い食物を咀嚼する場合やパラファンクション時には、より限界運動路に近づくか一致することを考えると、スライドによる影響が大きいことが想定できる。

図 2-1-7　咀嚼運動の軌跡（赤線）と限界運動路の軌跡（点線）が一点に収束しているのに対し（**a**）、最大咬頭嵌合位直前で早期接触（スライド）を表す水平移動が確認される（**b**）。

Chapter 2-2

ベネット運動

　前述したとおり、人間の下顎運動は単純な直線的開閉運動ではなく、作業側に下顎骨が偏位し、想像よりダイナミックな運動を行っている（**図2-2-1**）。

　咀嚼時の作業側顆頭を水平面（**図2-2-2**）で拡大すると、後外側の位置から最終閉口位である最大咬頭嵌合位の手前の位置に留まり、そこから閉口し食片を粉砕していく。咀嚼する食物が硬くなるほど、この運動はより外側から行われる。また、食片の大きさ、性状、タイミングによって、その運動軌跡は異なる。つまり、ある運動範囲をもって咀嚼運動が行われるわけである。そして、作業側顆頭は矢状面および前頭面においても同様に外側への動きをみせ、その運動範囲は三次元的に**図2-2-3**のような円錐形を示す。この作業側顆頭の動きをベネット運動という[3, 4]。

　一方、非作業側顆頭を同じく水平面（**図2-2-4**）で拡大すると、開口時に前下内方に下がった非作業側顆頭が点Aから点Cの最大咬頭嵌合位へ、手前で変曲点Bを描きながら最終閉口する。下顎骨が一体であることから、この動きは前述した作業側顆頭の動きと連動して閉口していくこととなる。

　この最大咬頭嵌合位直前の一連の複雑な動きは歯の咬合面形態に大きく関与することから、多くの専門的用語が存在する。例えば、その点Aから変曲点Bの直線的軌跡を『プログレッシブサイドシフト（Progressive side sift）』、さらに点Bから点Cの曲線を『イミディエートサイドシフト（Immediate side sift）』、合わせて『トータルサイドシフト（Total side sift）』と名付けられている。

　なお、この点Bと点Cを結ぶ直線と点Cと点Pを結ぶ直線とが成す角（∠BCP）がいわゆるベネット角であり、咬合器での側方顆路角に相当する。加えて、このタイミングでの非作業側顆頭が描く矢状面での軌跡と咬合器の基準平面との成す角度を前方顆路角という[4~8]（**図2-2-5**）。

● 図 2-2-1　下顎運動の実際

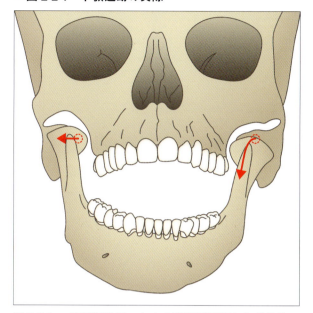
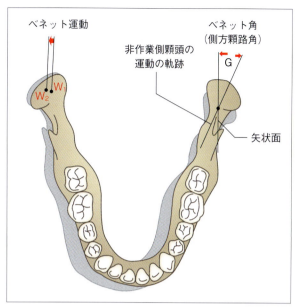

図 2-2-1a　下顎運動は、左右の顆頭が同調しながらそれぞれ異なる運動を行っている。下顎全体の側方移動（サイドシフト）は、作業側顆頭の外方移動（外方運動）と非作業側顆頭の正中方向への内方移動（内方運動）が組み合わされて起こる。

図 2-2-1b　下顎運動（水平面観）。下顎側方運動の際にみられる作業側顆頭の外方への移動（動き）$W_1 \rightarrow W_2$ をベネット運動といい、非作業側顆頭の運動の軌跡と矢状面との成す水平面上での角度（G）をベネット角という。

● 図 2-2-2　作業側顆頭の水平的運動範囲

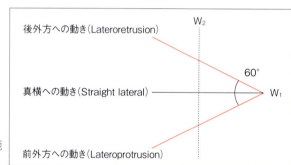

図 2-2-2　作業側顆頭の水平的運動範囲は前後的に約 60 度の範囲から最大咬頭嵌合位に閉口する。

● 図 2-2-3　三次元的ベネット運動

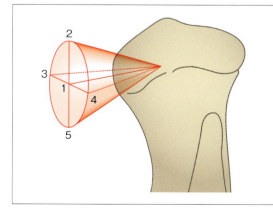

1. 真横への動き　：Straight lateral
2. 上外方への動き：Laterosurtrusion
3. 後外方への動き：Lateroretrusion
4. 前外方への動き：Lateroprotrusion
5. 下外方への動き：Laterodetrusion

図 2-2-3　作業側顆頭の外方への三次元的運動範囲を示す。このベネット運動は、臼歯部の咬合面形態に大きな影響を及ぼす可能性がある。

CHAPTER 2　下顎運動パターン

● 図2-2-4　非作業側顆頭の動き（ベネット角）

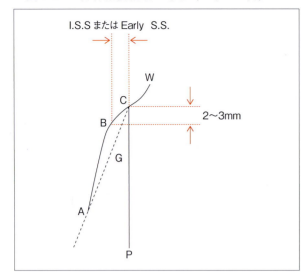

図2-2-4
AB：プログレッシブサイドシフト（非作業側運動時）
BC：イミディエートサイドシフト（非作業側運動時）
AC：トータルサイドシフト（非作業側運動時）
CW：後方へのベネット運動（作業側運動時）
CP：矢状面
G（∠BCP）：ベネット角（非作業側運動時）
C：最大咬頭嵌合位

● 図2-2-5　非作業側顆頭の動きと咬合器の相当部分

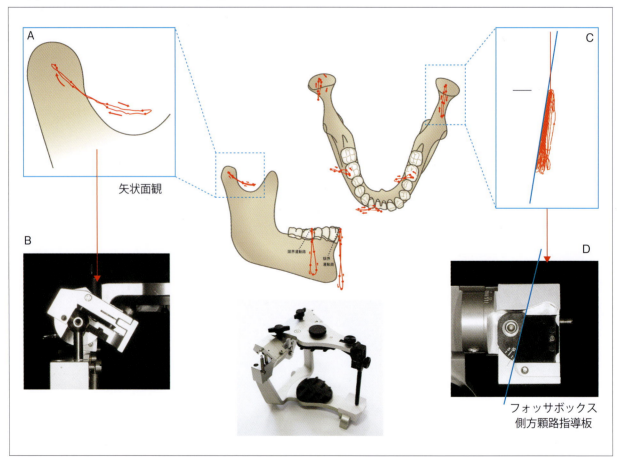

図2-2-5
A：矢状面における非作業側顆頭の運動の軌跡は、開閉口時にほとんど相違がなく、エミネンシアの彎曲に沿った軌跡を描く。これは咬合器のフォッサボックスの前方顆路に相当する（B）。
C：水平面においては、作業側顆頭を中心とした円弧状の軌跡を描く。これは、咬合器のフォッサボックスの側方顆路（D）に相当する。

36

Chapter 2/3

下顎運動の分析

　非常に複雑な咀嚼時の下顎運動は、歯、顎関節、筋（靭帯）、神経筋反射機構によって規制・決定されることがわかっている。なかでも咬合力をコントロールする筋以外で、運動の軌跡をコントロールする**左右顎関節、歯、神経筋反射機構**を『**下顎運動を決定する4要素**』と呼ぶ（**図2-3-1**）。一般的に左右の両顎関節の形態は、後方に位置する決定要素のため『**後方決定要素（ポステリアガイダンス）**』と呼ばれ、歯の接触関係を『**前方決定要素（アンテリアガイダンス）**』と呼ぶ。神経筋反射機構は、咀嚼する食物の硬さや大きさなどをさまざまな受容器で感知し、下顎の位置や咬合力を無意識にコントロールする働きを持つ。さらに、その下顎の基本的運動は、水平・垂直・矢状回転軸を中心とする回転運動と滑走運動により構成され、実際の下顎運動はそれらのコンビネーションにより三次元的に行われる[4, 5, 11]（**図2-3-2a**）。

　このような三次元的下顎運動は、とても複雑で理解が難しく、歴史的に矢状面、水平面および前頭面の3平面に投影することで分析し、研究されてきた背景がある[11]（**図2-3-2b**）。

図 2-3-1 下顎運動を決定する 4 要素

①＆② 後方決定要素　ポステリアガイダンス　　　　　　　　　　　　　　両顎関節

　左右両顎関節の形態、すなわち関節窩、顆頭、関節円板、下顎靭帯などの形状によって影響を受ける。これは通常の歯科治療においては変えることはできない。
　関節結節後壁の角度が急であれば、下顎はより下方に向かって移動し、内壁の形態によって側方への移動量と方向が決定される。

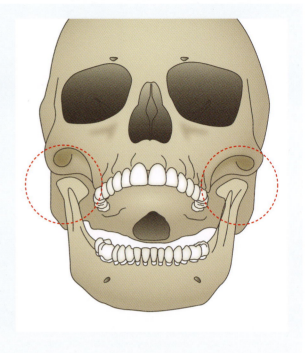

③ 前方決定要素　アンテリアガイダンス　　　　　　　　　　　　　　　上下顎の歯の接触関係

　上下顎前歯の垂直および水平被蓋と、上顎前歯部の舌面形態によって影響を受ける。これは補綴修復治療や矯正治療により変化させることが可能である。
　前方決定要素（アンテリアガイダンス）は、下顎運動の方向に大きく影響する。垂直被蓋が大きい時は、前方運動の初期や咀嚼運動の最終段階において下顎の運動路が垂直に近くなり、水平被蓋が大きい時は水平的な動きが大きくなる。

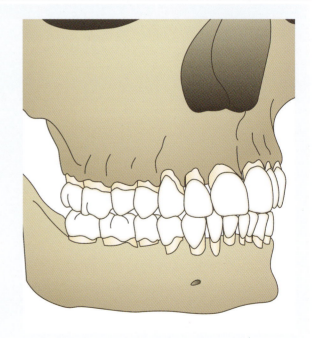

④ 神経筋反射機構······ 神経筋反射

【顎口腔領域からの求心性経路】

1. 口腔粘膜：機械受容器、温度受容器、侵害受容器
2. 歯髄神経：ポリモーダル受容器（機械的、温度的、化学的）
3. 味蕾：化学（味覚）受容器
4. 閉口筋：筋紡錘（筋の長さおよび伸張速度に対する受容器）、ゴルジ腱器官（筋の張力に対する受容器）
5. 歯根膜：圧受容器
6. 顎関節：関節受容器

以上の各受容器からの求心性インパルスのなかで、味蕾からのもののみは顔面および舌咽神経を介し、その他のものはすべて三叉神経を介して中枢神経系へ伝えられる。

【顎運動に関する脳神経核】

1. 三叉神経運動核：側頭筋、咬筋、内側翼突筋、顎二腹筋前腹、顎舌骨筋、外側翼突筋などのすべての咀嚼筋および一部の舌骨上筋
2. 顔面神経核：顎二腹筋後腹
3. 舌下神経核：顎舌骨筋

以上の脳神経以外に、脳幹網様体が顎運動コントロールにきわめて重要な役割を果たしている。

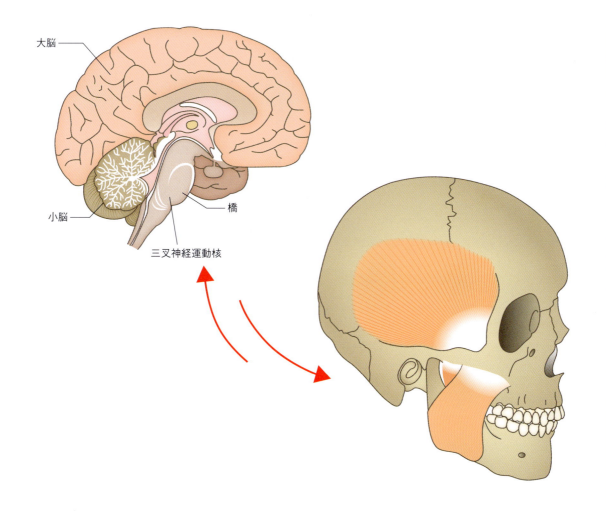

CHAPTER 2　下顎運動パターン

● 図 2-3-2a　下顎の基本的運動

矢状面における回転運動

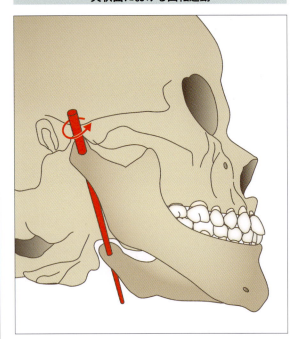

- 水平回転軸（ヒンジアキシス）を中心とする運動。
- 左右の顆頭の回転中心を結んだ仮想線（ヒンジアキシス）を中心に行われる。

水平面における回転運動

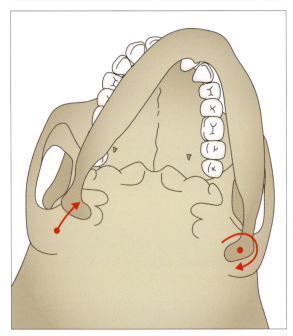

- 垂直回転軸を中心とする運動。
- 作業側顆頭を上下的に貫く軸を中心に行われる。
- その時、非作業側顆頭は関節窩内壁に沿って前内方へ移動する。

前頭面における回転運動

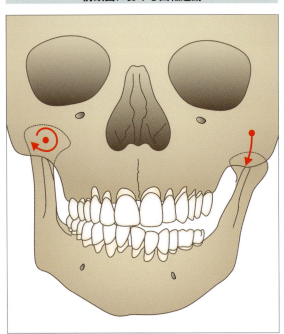

- 矢状回転軸を中心とする運動。
- 作業側顆頭を前後的に貫く軸を中心に行われる。
- その時、非作業側顆頭は関節窩内壁に沿って下内方に移動する

矢状面における滑走運動

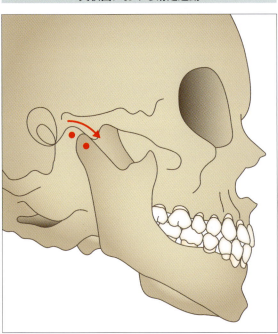

- 矢状面において、下顎は回転運動以外に関節結節後壁に沿って前下方への滑走運動が行われる。

● 図 2-3-2b　下顎運動の分析（Laney et al, 2001. より引用改変）

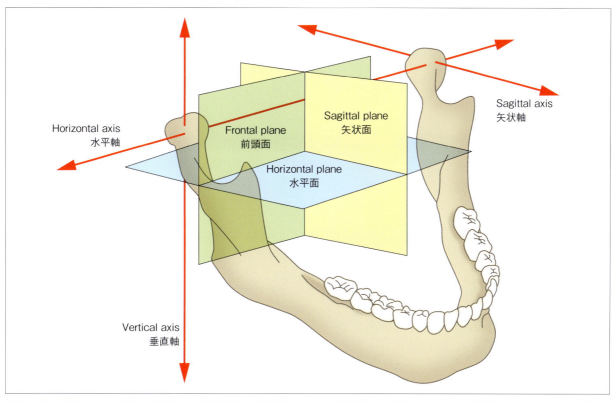

図 2-3-2b　下顎の三次元的な運動は、平行運動と回転運動の2つの構成要素に分解できる。この構成要素を、水平面・矢状面・前頭面の直交する3平面に投影し記録することにより、下顎運動の分析が行われてきた。

顎運動記録装置

　歴史的に、下顎の三次元的で機能的な運動を補綴物に反映させようと、多くの咬合器、機器、テクニックが開発されてきた。特に有名なものとして、ナソロジー学派が開発したパントグラフ、全調節性咬合器などがあげられる。
　今日では、デジタル機器によってその3平面を投影し、記録・分析することができるようになっている。

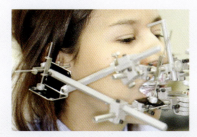

●ナソロジー学派が開発した顎運動記録装置（パントグラフ）。三次元的下顎運動を複数の平面的描記板に投影し測定する装置。

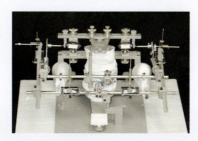

●全調節性咬合器（Stuart 咬合器）。上記パントグラフで得られた後方決定要素データを咬合器にトランスファーし、患者固有の下顎運動を再現できる。

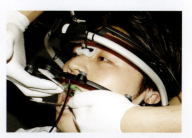

●デジタル顎運動記録装置（アルカスディグマⅡ／カボデンタルシステムズ）。今日では、患者の下顎運動や回転軸をデジタル機器を用いて実際に測定ができる。

Chapter 2/4 下顎運動の要素とその歯の咬合面に及ぼす影響

1　咬合干渉のない咬合面形態

　臨床歯科医師にとって大きな関心事の1つは、患者に歯冠修復物を提供する際、その患者の機能、つまり下顎運動がどのように咬合面（形態）に影響するのか、もしくは、どのようにその機能と形態を調和させるべきなのかという点である。

　例えば、下顎左側第一大臼歯を歯冠修復する場合、対合する上顎左側第一大臼歯の機能咬頭で、もっとも大きな咬頭である近心舌側咬頭は、どのような軌跡を描き、どのように下顎大臼歯に影響するのだろうか？　図 2-4-1 は、作業側運動と非作業側運動、さらに前方運動を行った際の近心舌側咬頭の水平面上での軌跡を示している。作業側運動では、上顎の近心舌側咬頭は下顎の近心舌側咬頭と遠心咬頭の間に存在する舌側溝を抜ける（Working pathway：ワーキングパスウェイ）。一方、非作業側運動では、遠心頬側咬頭と遠心咬頭の間の裂溝を抜け（Nonworking pathway：ノンワーキングパスウェイ）、前方運動の際には中央発育溝を遠心に抜ける（Protrusive pathway：プロトルーシブパスウェイ）。

　しかしながら、実際の下顎運動はとても複雑である。咬頭は、水平面上での3つのパスウェイに垂直的要素を合わせた立体空間内を通過して最大咬頭嵌合位に達するわけだが、さらに複雑なのは、他のさまざまな患者固有の条件によってその軌跡が変化すると

● 図 2-4-1　上顎第一大臼歯近心舌側咬頭の下顎第一大臼歯咬合面上での軌跡

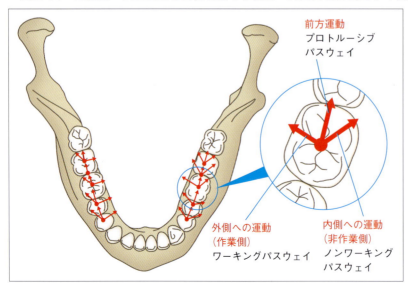

図 2-4-1　歯冠修復処置を行う際、対合歯の咬頭が描く各運動の軌跡によって、修復する歯の咬合面の隆線と裂溝の位置と方向が決定される。

いうことである。例えば、左側で食片を咀嚼する際の下顎運動を水平面で捉えた場合、上顎の左側第一大臼歯は作業側、右側は非作業側となり、それぞれ、左側顎関節を回転軸の中心とした回転運動の軌跡（赤線）として捉えることができる（**図 2-4-2a**）。一方で、患者の左側運動時にイミディエートサイドシフトが存在すると、その軌跡は**図 2-4-2b**の青線のように変化する[4, 5, 12]。つまり、イミディエートサイドシフトを持つ患者の下顎第一大臼歯を修復する際に、この咬合面上での軌跡の変化を考慮しない修復物を提供すると、咬合干渉のリスクが上がることになる（**図 2-4-3**）。

● **図 2-4-2　イミディエートサイドシフトが臼歯咬合面形態に与える影響**

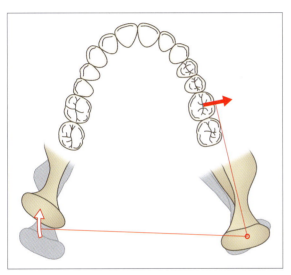
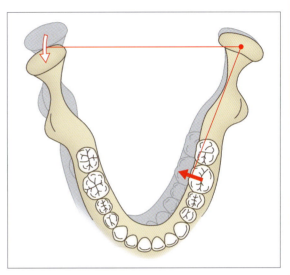

図 2-4-2a　イミディエートサイドシフトなし：上顎左側第一大臼歯（作業側）および下顎左側第一大臼歯（作業側）における対合歯の動きを➡で示す。⇨は下顎骨の動き。

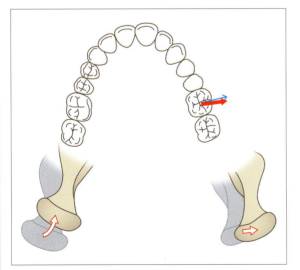
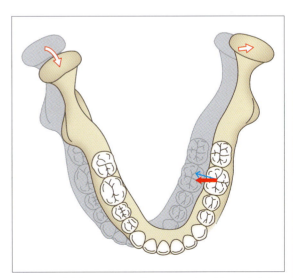

図 2-4-2b　イミディエートサイドシフトあり：上下顎両側第一大臼歯（赤矢印はイミディエートサイドシフトなし、青矢印はイミディエートサイドシフトあり）ではパスウェイの違いが大きいことがわかる。

図 2-4-2　イミディエートサイドシフトが存在すると、軌跡が赤→青に変化する。このことが補綴治療の際、咬合面形態に大きく影響することは容易に想像できる。

CHAPTER 2 下顎運動パターン

● 図 2-4-3 臨床例：下顎左側第一大臼歯歯冠修復のワックスアップ

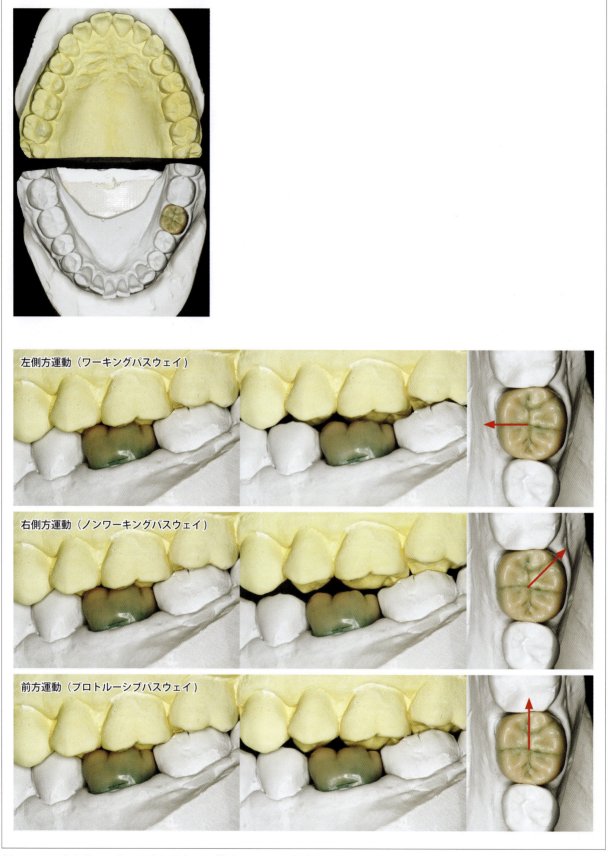

図 2-4-3a 咬合器にマウントされた上下顎模型において、対合歯である上顎第一大臼歯の近心舌側咬頭のパスウェイを示す。ワックスアップには、そのパスウェイに干渉しないような形態が付与されている。

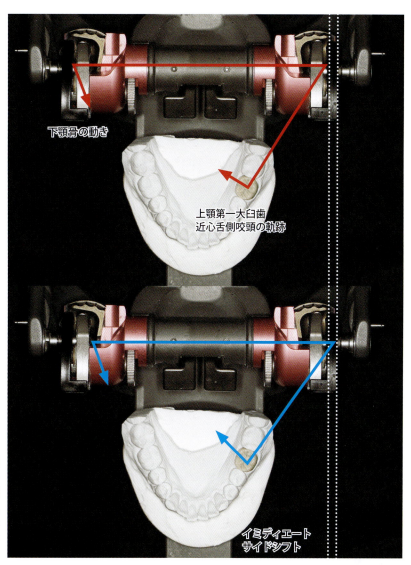

図 2-4-3b 上顎左側第一大臼歯近心舌側咬頭の、下顎第一大臼歯咬合面上のワーキングパスウェイ（水平面で、左側顎関節を中心とした回転運動とみなされる）。上段はイミディエートサイドシフトがない場合。下段はイミディエートサイドシフトが存在すると仮定した場合。

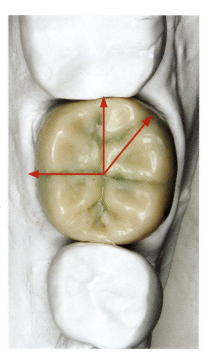
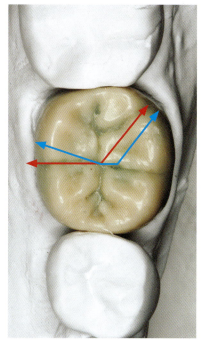

図 2-4-3c 左は対合歯である上顎第一大臼歯の近心舌側咬頭が描く3つのパスウェイ（ワーキング、ノンワーキング、プロトルーシブ）。右は、上図が示すようなイミディエートサイドシフトが存在する場合のワーキングパスウェイとノンワーキングパスウェイを、イミディエートサイドシフトがない場合のパスウェイと重ねたもの。咬合面の形態に大きく関わることがわかる。

CHAPTER 2　下顎運動パターン

2　咬合面形態に影響を与える垂直的因子と水平的因子

　　イミディエートサイドシフト以外にも、咬合面に影響するいくつかの因子がわかっている。咬合面の形態を垂直的因子と水平的因子に分けて考えた場合、垂直的因子は咬頭の高さと窩の深さに影響し、水平的因子は裂溝と咬頭隆線の位置と方向に影響する[11]。以下に、それぞれに関与する因子を列挙する（**表 2-4-1**）。過去の文献には、それらの因子がどの程度、どのように優先的に影響するのか、咬合器を改変したメカニカルプロッターを使用し報告している[12〜14]（**図 2-4-4**）。

　　Price によれば、その影響する程度は、後方決定要素ではイミディエートサイドシフトがもっとも大きく、順に側方顆路角、両側顆頭間距離、前方顆路角となるが、もっとも大きく影響するのが前方決定要素であるアンテリアガイダンスであることは他の多くの研究でも一致している[13、14]。

　　Lundeen は、平均的（イミディエートサイドシフトが 0.75mm）もしくはそれ以下のベネット運動で、適度なアンテリアガイダンスを持つ患者の修復治療においては、半調整性咬合器での歯冠修復物の製作で、偏心運動での干渉リスクを最小限に減らすことが可能であることを示唆している[12]。ただし単冠の治療では、その後方決定要素の影響はわずかで、平均的数値を若干補償するように設定された平均値咬合器の使用で、咬

●**表 2-4-1　下顎運動要素とその歯牙咬合面に及ぼす影響**

1．咬頭の高さと窩の深さに影響を及ぼす因子（垂直的因子）	関連する付加的器材・方法
①顆路曲面（エミネンシア）の角度	クイックアナライザー、チェックバイト法 全もしくは半調整性咬合器
②前歯部被蓋の程度	———
③サイドシフトの量および方向とタイミング	クイックアナライザー、全もしくは半調整性咬合器
④咬合平面と顆路曲面（エミネンシア）の角度との関係	フェイスボウ
⑤スピーの彎曲	フェイスボウ
⑥作業側顆頭の外側方への動きの方向	全もしくは半調整性咬合器
2．咬合面溝と咬頭隆線の方向に影響を及ぼす因子（水平的因子）	関連する付加的器材・方法
①作業側顆頭（水平軸、垂直軸および矢状軸）に対する、下顎臼歯の位置および顆頭間距離	フェイスボウ
②サイドシフトの量および方向とタイミング	クイックアナライザー
③正中矢状面に対する下顎臼歯の位置	フェイスボウ
④作業側顆頭の移動方向	全もしくは半調整性咬合器

合干渉のリスクを十分に減らすことができると考えられている[2]。この考えかたを過補償（Overcompensation）と呼ぶ。

しかし臨床においては、広範囲の補綴治療や、アンテリアガイダンスが十分ではない、もしくはアンテリアガイダンスを新たに設定しなければならない症例、さらにはイミディエートサイドシフトが大きい症例などが存在する。このような症例では、より高度な咬合器の使用、もしくは正しい咬合学知識の理解と、それを患者の口腔内で調整しうる精度の高い正確な技術が要求されることになる[12,15,16]。つまり、症例に応じてフェイスボウ、クイックアナライザー、チェックバイト法などを駆使し、干渉のない補綴物を提供できるスキルが、その補綴物の永続性に繋がるというわけである[17〜21]（**図 2-4-5、2-4-6**）。

● **図 2-4-4　メカニカルプロッター**

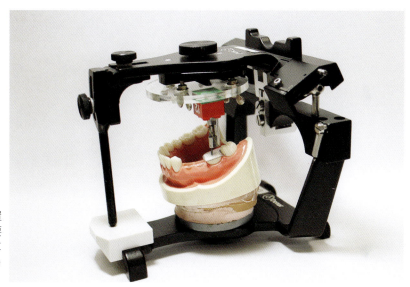

図 2-4-4a　藤本研修会では、同様な装置を使用して、下顎運動要素の前方決定要素と後方決定要素がどのように咬合面に影響するのか理解するために実習を行っている。

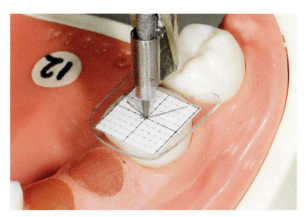

図 2-4-4b　イミディエートサイドシフトがない時のワーキングパスウェイとノンワーキングパスウェイ。

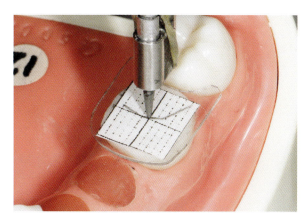

図 2-4-4c　イミディエートサイドシフトが1mmの時のワーキングパスウェイとノンワーキングパスウェイ。

図 2-4-5 アキシパスレコーダー（クイックアナライザー）

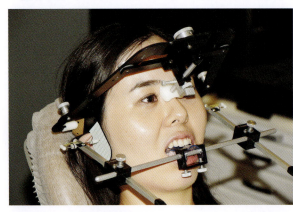

図 2-4-5a アキシパスレコーダー（クイックアナライザー）は、簡易的なパントグラフともいえる。補綴物咬合面製作に優先的に影響する要素（ヒンジアキシス、イミディエートサイドシフト、前方顆路角など）を計測できる。

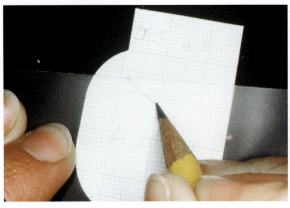

図 2-4-5b 前方顆路角の計測。基準平面（FH平面、眼軸平面）と前方運動時顆頭軌跡の成す角度を分度器を用いて計測する。

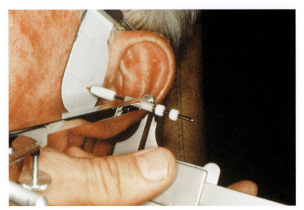

図 2-4-5c イミディエートサイドシフトおよびプログレッシブサイドシフトの計測。側方運動時に生じたリングとバーとの空隙を計測することにより計測できる。

図 2-4-6 フェイスボウ

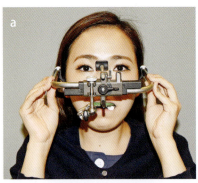
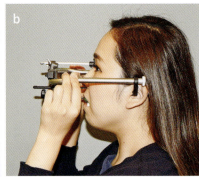

図 2-4-6a、b フェイスボウは、必要と判断した場合には正確にセッティングすることが重要である。

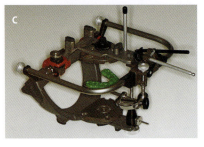

図 2-4-6c 不正確なフェイスボウはかえって咬合干渉を生むことに繋がる。正確な操作が条件となる。

Chapter

3

グローバルスタンダード
咬合理論の構成要素

CHAPTER 3 　グローバルスタンダード咬合理論の構成要素

Chapter 3-1

静的動的歯牙接触関係
（適切な咬合面形態）

下顎運動を規制・決定する要素として、

- 両側顎関節（TMJ：Temporomandibular joint）
- 神経筋反射機構（Neuromuscular mechanism）
- 歯牙接触関係（Tooth contact）

があげられることはすでに述べたとおりである。これらの各要素は互いに密接な関係を有しており、三者間の良好なバランスが顎口腔系の健康保持および装着された補綴物の保護のために不可欠である。

　臼歯の修復処置においては、患者固有の下顎運動に調和した、つまり相対する歯の咬合面の各構成要素が静的および動的状態において「衝突（咬合干渉）」を起こさないような咬合面形態を付与した修復物を製作することが大切である。

　臼歯の咬合面形態に影響を与える因子として、

- エミネンシアの角度
- イミディエートサイドシフトの量とタイミング
- 咬合平面およびスピーの彎曲がエミネンシアと成す角度
- 歯の顔面における位置関係
- 作業側顆頭の動き
- アンテリアガイダンス

などがあげられる。これらの要素を間接的に再現するために咬合器が用いられるが、患者の下顎運動を可及的に正確に再現することが、より生理学的な咬合面形態を製作するために重要であり、半調節性咬合器以上の調節機構を有する咬合器を臨床上使用することがその助けとなる。

　術者が咬合理論にいかに精通していようとも、患者から得られた情報を基に作業模型が一旦咬合器上にマウントされると、その咬合器が技工室においてどのように使われ、ワックスアップがいかに正確に行われるかが、その後の臨床結果を左右するもっとも大切なポイントになるわけである（**図 3-1-1**）。

　E. V. Payne によって Bilateral balanced articulation（両側性平衡咬合）を与えるために開発された Add on technique は、その後、F. V. Celenza、P. K. Thomas、R. J. Thornley、C. G. Hunt ら数多くの人々によって各々若干ニュアンスの異なる術式が次々に紹介され、そのテキストおよびマニュアルのたぐいは多数出版されているが、その基本はすべて同一と考えて大過ないといえる[1~4]。

●図 3-1-1　ファンクショナルワックスアップテクニックによってワックスアップされた臼歯部

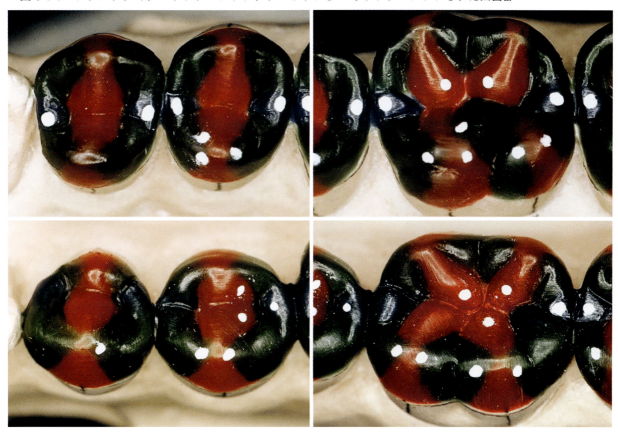

図 3-1-1　咬頭対窩の関係（Cusp to fossa relationship）を示す。咬合面を構成する咬頭、窩、隆線、斜面を色の異なるワックスを用いてワックスアップを行う。図中の白い点は接触点を示す。ファンクショナルワックスアップを行う目的の1つは、歯の対合関係を確認しながら咬合面の形態に対する理解を深めることにある。

CHAPTER 3　グローバルスタンダード咬合理論の構成要素

1　静的歯牙接触関係

　　Wiens が述べるように、左右同時同圧の咬合接触を持ち、疼痛・歯根膜の拡大・歯根吸収・歯髄炎などの咬合性外傷のない、歯軸に平行な荷重がかかる静的な歯牙接触関係がどのように成立するのか、古くから研究・報告されている。

　　一般的に、その条件を満たす歯牙接触関係は、1 歯に 1 歯が噛み込む Cusp fossa（1歯対 1 歯咬合）と、1 歯に 2 歯が噛み込む Cusp ridge（1 歯対 2 歯咬合）に分類される。それぞれに図 3-1-2 に示したような利点・欠点があると考えられているが、治療に際しては、患者の歯の排列によって選択するのが通常である。

　　Cusp fossa、Cusp ridge 各々の歯牙接触関係の詳細はとても複雑であることから、本書ではわかりやすくするために、上下顎の歯の各作業側咬頭を中心にみたものを図3-1-3 に示す。

　　また、その静的歯牙接触も、動的接触においては歯が側方力を負担しないよう、偏心運動で離開するように与えるべきと考えられている。冒頭に述べたとおり、そのテクニック・手法は多くの先人たちが提唱しているが、その基本に大きな違いは存在しない。ここでは、Lundeen が紹介する Functional wax-up technique：ファンクショナルワックスアップテクニックに基づいたワックスアップを紹介する。

● 図 3-1-2　**Cusp fossa と Cusp ridge の利点・欠点**

Cusp fossa	**Cusp ridge**
【利点】 • 咬合圧が歯の長軸方向にかかりやすい（側方圧が少ない）。 • 咬頭頂の摩耗が起こりにくい（三点接触の場合）。 【欠点】 • 比較的広範囲の治療に際してしか使えないことが多い。	【利点】 • 1 歯の治療から複数歯まで応用範囲が広い。 【欠点】 • 食片の歯間鉗入（Food impaction）や、歯の位置異常を起こす場合がありうる。 • 歯の長軸方向に咬合力がかかりにくい。

図 3-1-2　機能咬頭が噛み込む位置は、Cusp fossa は対合歯の咬合面窩のみであり、Cusp ridge は辺縁隆線と咬合面窩となる。天然歯列においては多くの場合 Cusp ridge の関係であり、Cusp fossa はきわめて稀にしかみられない。可及的に機能咬頭を対合する小窩に収まるように配置したほうが、力学的な観点から有利な点が多いと考えられる。

● 図 3-1-3　Cusp fossa、Cusp ridge における各々の歯牙接触関係（作業側咬頭を中心に見た図）

Cusp fossa

上顎舌側咬頭接触関係

A．舌側咬頭
a．遠心小窩

B．舌側咬頭
b．遠心小窩

C．近心舌側咬頭
c．中央窩

D．遠心舌側咬頭
d．遠心小窩

E．近心舌側咬頭
e．中央窩

F．遠心舌側咬頭
f．遠心小窩

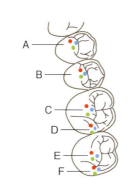

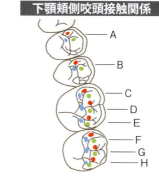

下顎頬側咬頭接触関係

A．近心小窩
a．頬側咬頭

B．近心小窩
b．頬側咬頭

C．近心小窩
c．近心頬側咬頭

D．中央窩
d．遠心頬側咬頭

E．遠心小窩
e．遠心咬頭

F．近心小窩
f．近心頬側咬頭

G．中央窩
g．遠心頬側咬頭

H．遠心小窩
h．遠心咬頭

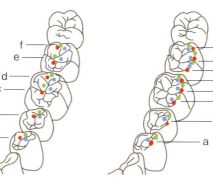

Cusp ridge

上顎舌側咬頭接触関係

A．舌側咬頭
a．遠心小窩

B．舌側咬頭
b．遠心小窩

C．近心舌側咬頭
c．中央窩

D．遠心舌側咬頭
d．近遠心辺縁隆線

E．近心舌側咬頭
e．中央窩

F．遠心舌側咬頭
f．近遠心辺縁隆線

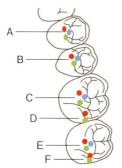

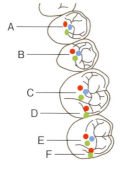

下顎頬側咬頭接触関係

A．近心辺縁隆線
a．頬側咬頭

B．近遠心辺縁隆線
b．頬側咬頭

C．近遠心辺縁隆線
c．近心頬側咬頭

D．中央窩
d．遠心頬側咬頭

E．近遠心辺縁隆線
e．近心頬側咬頭

F．中央窩
f．遠心頬側咬頭

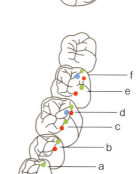

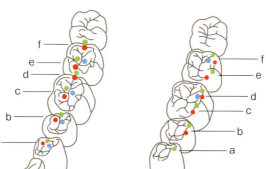

図 3-1-3　左側の図は下顎歯の咬合面に対する上顎舌側咬頭の接触関係。右側の図は上顎歯の咬合面に対する下顎頬側咬頭の接触関係。咬頭とそれが噛み込む対合歯における接触部に相対して同じアルファベットが順に付与され示されている。

ファンクショナルワックスアップテクニックに基づいたワックスアップの手順①

STEP 1　下顎模型の準備

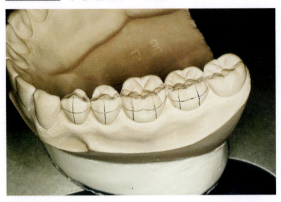

❶咬合面削除のために、下顎4臼歯の頬・舌側面に水平的に線を記入する。

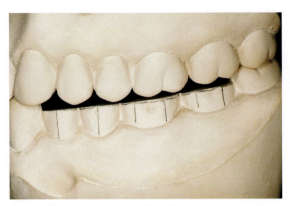

❷下顎模型咬合面削除後の対合関係。

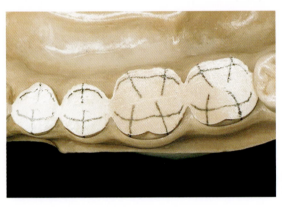

❸削除された咬合面に頬・舌側咬頭を連ねた線および各隆線を記入する。

STEP 2　下顎頬側咬頭頂の形成

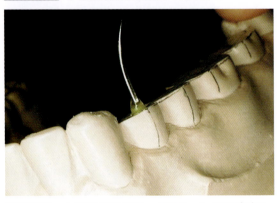

❹下顎第一小臼歯の頬側ワックスコーンを形成する。ワックスコーンの底面の幅は小臼歯の近遠心径の約1/3とする。

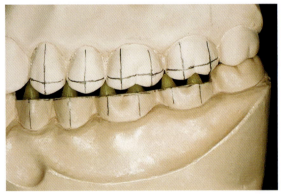

❺下顎臼歯部頬側ワックスコーンと上顎臼歯部の対合関係。対合歯近遠心辺縁隆線の中央に位置させるが、咬頭頂（ワックスコーン先端）は接触しない。

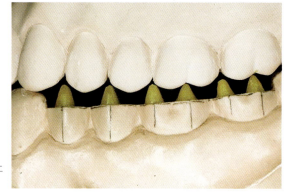

❻側方運動時の状態。ワックスコーンがワーキングパスウェイを通過している。

STEP 3 　上顎模型の準備

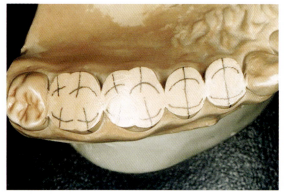

❼削除された咬合面に各線を記入する。

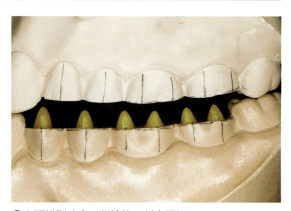

❽上顎模型咬合面削除後の対合関係。

STEP 4 　上顎頬側咬頭頂の形成

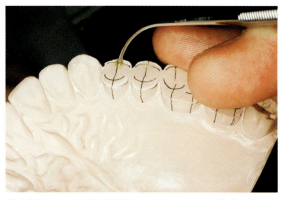

❾上顎第一小臼歯の頬側ワックスコーンを形成する。

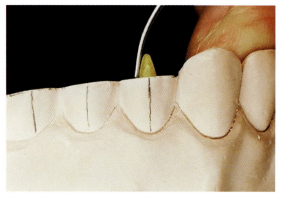

❿ワックスコーンの形態を付与および修正する。

STEP 4 は次ページに続く

ファンクショナルワックスアップテクニックに基づいたワックスアップの手順 ②

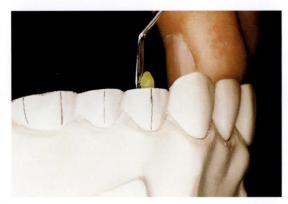

⓫余分なワックスを取り除き、ワックスコーンの基底面を小さく保つ。

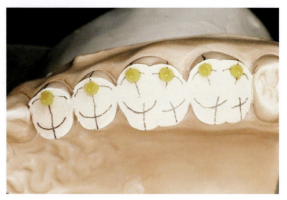

⓬完成した上顎臼歯部頬側ワックスコーン。後に形成される頬側隆線のために、ワックスコーンの頬側部に余地を残しておく。

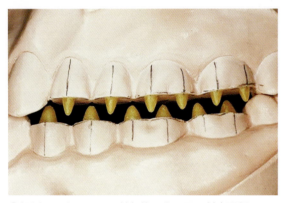

⓭頬側ワックスコーン付与後の上下顎の対合関係。

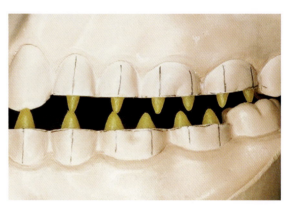

⓮偏心運動時の確認。ワックスコーンの先端は触れるか触れないかのギリギリの高さ。

STEP 5　上下顎頬側咬頭の頬側隆線の形成

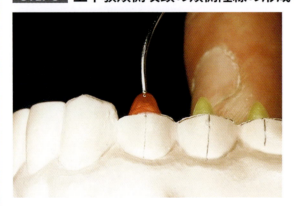

⓯下顎頬側咬頭の頬側隆線を形成する。

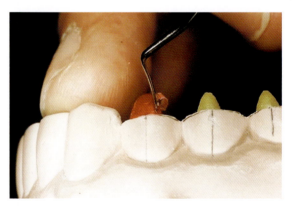

⓰形態を修正する。

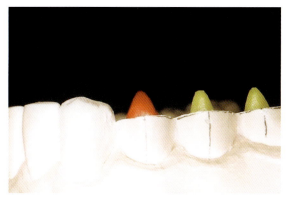

⓱完成した下顎第一小臼歯頬側咬頭・頬側隆線。

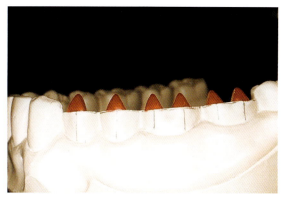

⓲頬側隆線の形成により、咬頭頂の長さに変化が生じないように注意する。

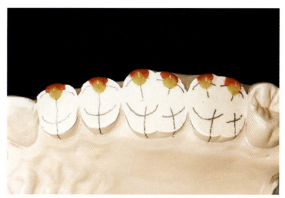

⓳完成した上顎臼歯部頬側咬頭・頬側隆線。

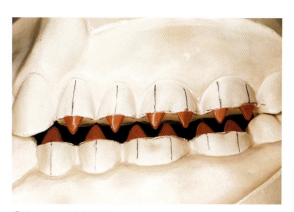

⓴上下顎の対合関係。

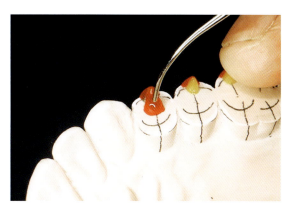

㉑上顎頬側咬頭三角隆線を形成する。

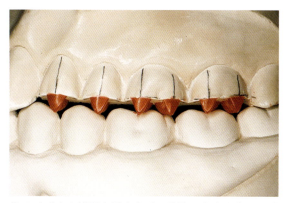

㉒オリジナル模型を嵌合させ、隆線の高さと位置を確認、修正する。

STEP 5 は次ページに続く

ファンクショナルワックスアップテクニックに基づいたワックスアップの手順 ③

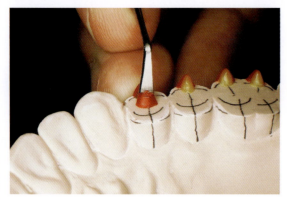

㉓頬側咬頭の三角隆線の形態を付与する。

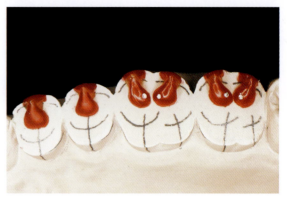

㉔完成した上顎頬側咬頭三角隆線および大臼歯部のセントリックストップ。

STEP 6　上下顎頬側咬頭の近心および遠心隆線の形成

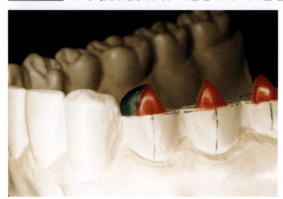

㉕下顎頬側咬頭、近・遠心隆線を形成する。

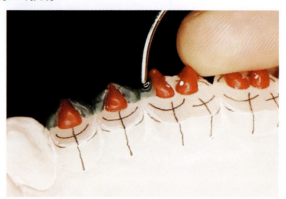

㉖上顎頬側咬頭、近・遠心隆線を形成する。

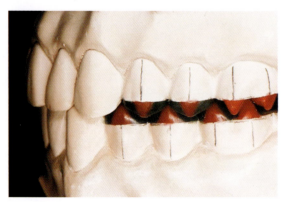

㉗小臼歯部頬側咬頭、近・遠心隆線付与後の上下顎の対合関係。

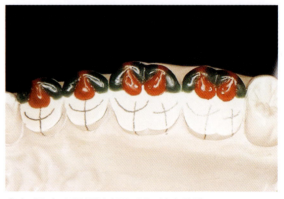

㉘完成した上顎頬側咬頭の近・遠心隆線。

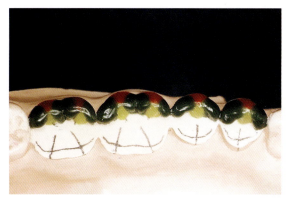
㉙下顎頰側咬頭の近・遠心隆線（咬合面観）。

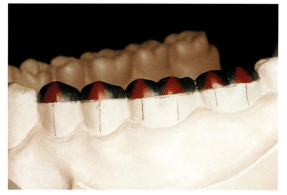
㉚下顎頰側咬頭の近・遠心隆線（側方面観）。

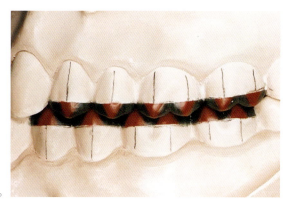
㉛頰側咬頭、近・遠心隆線付与後の上下顎の対合関係。

STEP 7 上顎舌側咬頭頂の形成

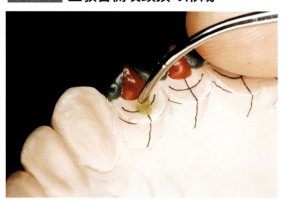
㉜上顎舌側ワックスコーンを形成する。

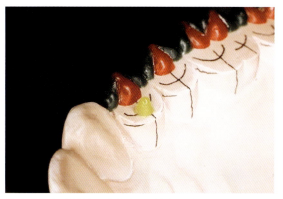
㉝完成した上顎第一小臼歯の舌側ワックスコーン。

STEP 7 は次ページに続く

ファンクショナルワックスアップテクニックに基づいたワックスアップの手順④

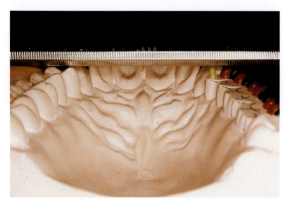

㉞ インスツルメントの柄を歯列弓に渡して舌側ワックスコーンの高さを確認する。

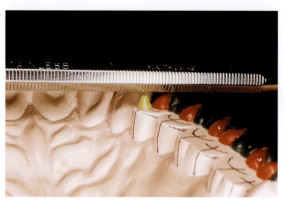

㉟ 上顎第一小臼歯舌側咬頭頂と頬側咬頭頂との関係。

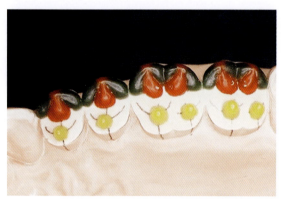

㊱ 完成した上顎舌側ワックスコーン（咬合面観）。

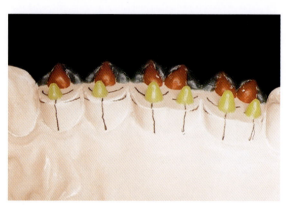

㊲ 完成した上顎舌側ワックスコーン（側方面観）。

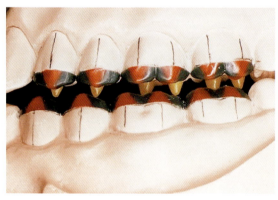

㊳ 上顎舌側ワックスコーン付与後の右側運動時（非作業側）上下顎の対合関係（頬側面観）。

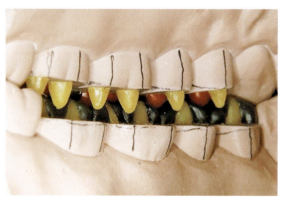

㊴ 上顎舌側ワックスコーン付与後の上下顎の対合関係（舌側面観）。

STEP 8 上顎舌側咬頭の形成

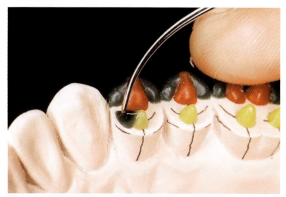

⓵上顎舌側咬頭、近心隆線を形成する。

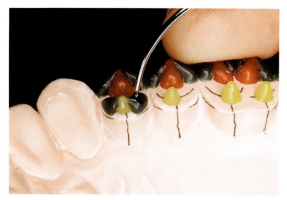

㊶上顎舌側咬頭、遠心隆線を形成する。

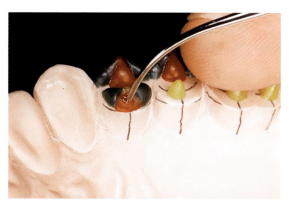

㊷上顎舌側咬頭、近・遠心隆線および舌側隆線を形成する。

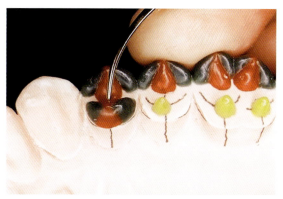

㊸上顎舌側咬頭三角隆線を形成する。

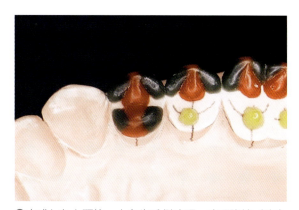

㊹完成した上顎第一小臼歯舌側咬頭、咬頭隆線（咬合面観）。

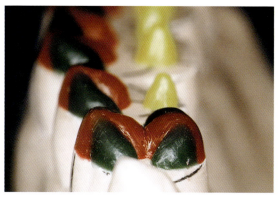

㊺完成した上顎第一小臼歯舌側咬頭、咬頭隆線。

STEP 8 は次ページに続く

CHAPTER 3　グローバルスタンダード咬合理論の構成要素

ファンクショナルワックスアップテクニックに基づいたワックスアップの手順⑤

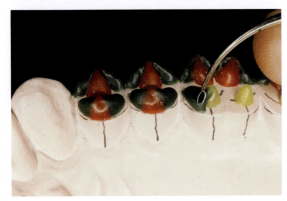

❹❻上顎大臼歯舌側咬頭、近心隆線を形成する。

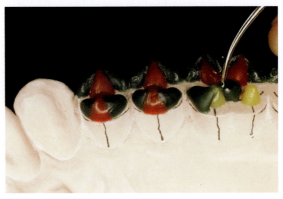

❹❼上顎大臼歯斜走隆線を形成する。

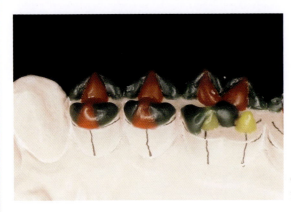

❹❽完成した上顎第一大臼歯、近心舌側咬頭の近心隆線および斜走隆線（咬合面観）。

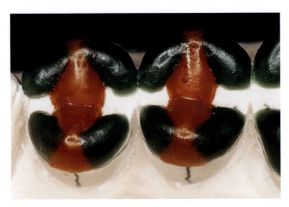

❹❾舌側咬頭隆線付与後の上顎小臼歯。

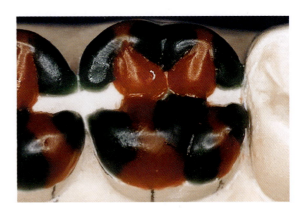

❺⓪舌側咬頭隆線付与後の上顎大臼歯。

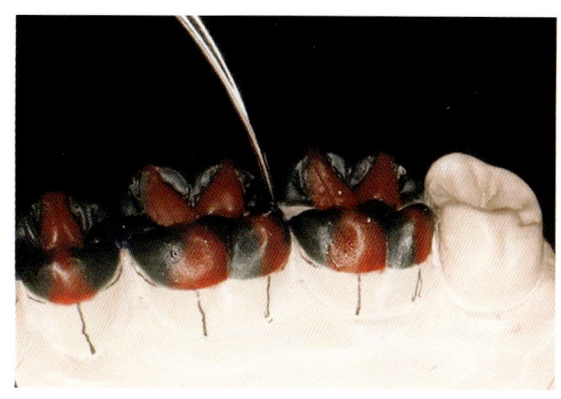

❺➊上顎辺縁隆線を形成する。

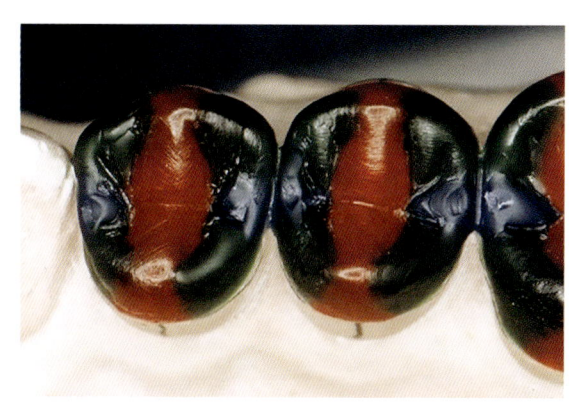

❺➋辺縁隆線付与後の上顎小臼歯。

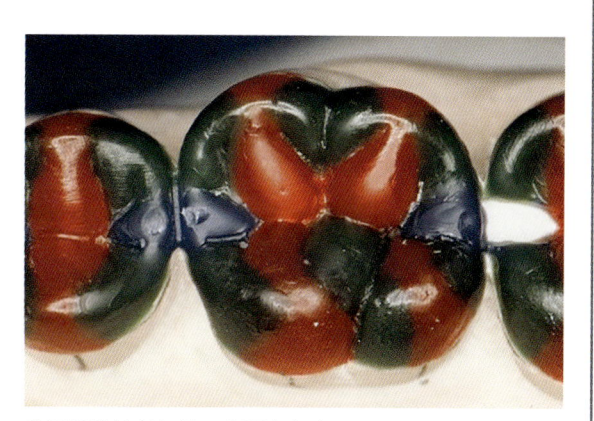

❺➌辺縁隆線付与後の上顎大臼歯。

STEP 10 下顎頬側咬頭の三角隆線の形成

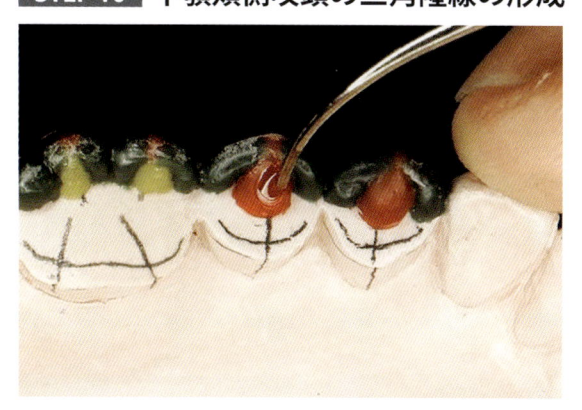

❺➍下顎頬側咬頭の三角隆線を形成する。

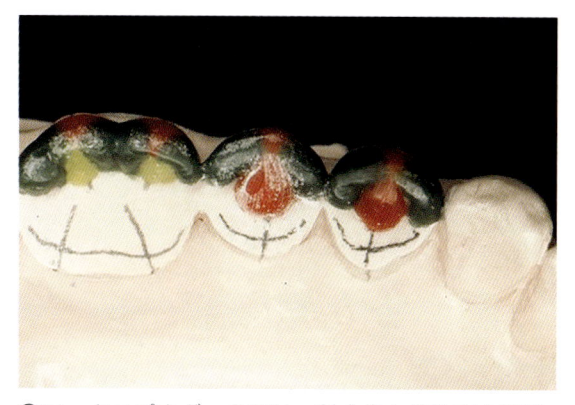

❺➎ワックスパウダーを用い、対合歯と接触面を確認、修正する。

STEP 10 は次ページに続く

CHAPTER 3　グローバルスタンダード咬合理論の構成要素

ファンクショナルワックスアップテクニックに基づいたワックスアップの手順 ⑥

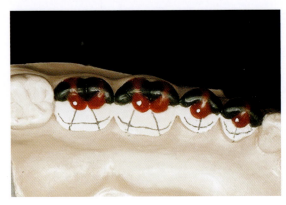

❺❻完成した下顎頰側咬頭三角隆線およびセントリックストップ。

STEP 11　下顎舌側咬頭の形成

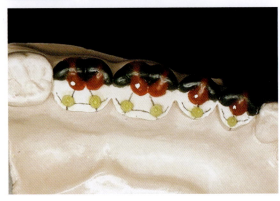

❺❼完成した下顎舌側ワックスコーン。

STEP 12　下顎舌側咬頭の咬頭隆線の形成

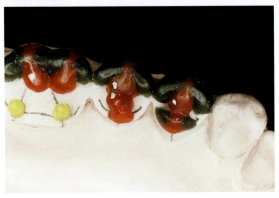

❺❽下顎舌側咬頭・咬頭隆線を形成する。

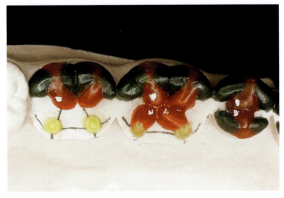

❺❾下顎大臼歯舌側咬頭・三角隆線。

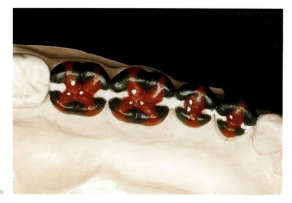

㉘舌側咬頭・咬頭隆線付与後の下顎臼歯部。

STEP 13　上下顎臼歯の近心および遠心辺縁隆線と仕上げ、完成

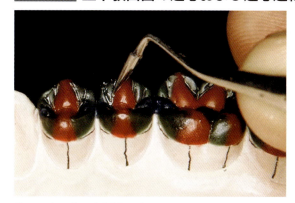

㉛ワックス表面を滑沢にする。

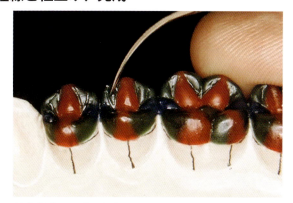

㉜発育溝、副溝を付与する。

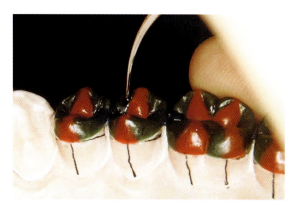

㉝発育溝、副溝は元の模型上のパターンを復元する。

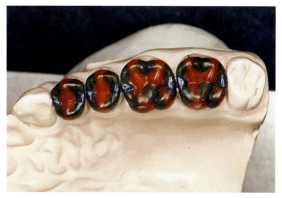

㉞完成した上顎咬合面。

STEP 13 は次ページに続く

CHAPTER 3　グローバルスタンダード咬合理論の構成要素

ファンクショナルワックスアップテクニックに基づいたワックスアップの手順⑦

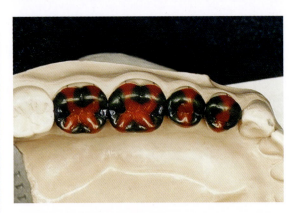

⑥完成した下顎咬合面。

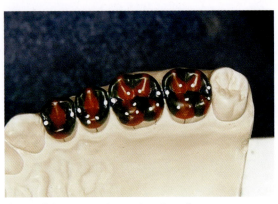

⑥上顎咬合面のセントリックストップ。

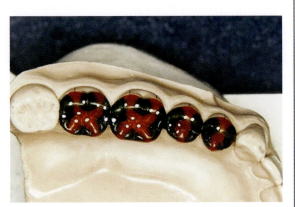

⑥下顎咬合面のセントリックストップ。

2　動的歯牙接触関係と咬合の分類（Type of occlusion）

　下顎が偏心運動する際にどの歯が接触するのか、つまり下顎運動（通常は閉口運動）時にどの歯から接触するべきなのか、もしくは、どのタイプの補綴物から接触するべきなのかについての意見はさまざまである。しかしながら、関連する専門用語・定義の理解は、いずれかの動的歯牙接触関係を実際に臨床応用する歯科医師にとっての基本である（図3-1-4）。

＊　＊　＊

　このような静的・動的歯牙接触関係を、理想的に咬合器上、さらに患者の口腔内で再現することはとても複雑で難しいことがわかる。**静的歯牙接触点については、臨床的に1歯に少なくとも1点存在し、歯軸に平行に同時同圧に接触すれば問題ないとの考えかたもあるが、**いずれにしても、そのクラウンブリッジのワックスアップ、とりわけ多数歯にわたるワックスアップを、下顎の生理的運動に適応させながら能率的に行うためには、咬合理論の正しい理解と精度の高い技術が要求される。

　また、臨床上見逃すことのできないきわめて重要な意義は、咬合器の取り扱いに馴

れるとともに、咬合器を正しく十分に使いこなす方法を習得することであろう。技工室において、または診察室のチェアーサイドにおいて、作業模型や診断用模型をマウントした咬合器を正しく操作できない歯科医師や歯科技工士がいるとすれば、彼らにとっての咬合理論の臨床的意義は大きく失われてしまうことを我々は肝に銘じておく必要がある。これは、今後、CAD/CAMテクノロジーの発展によりロストワックス法が臨床から消えるであろう将来においても、テクノロジーのエラーもしくは限界を調整し、基準を満たす最終補綴物を患者に提供する義務のある我々にとって、不可欠であることは変わらないと考えている。

図 3-1-4　動的歯牙接触関係と咬合の分類（Type of occlusion/GPT-9 より引用）

Bilateral balanced articulation（Full balanced occlusion）

【定義】

The bilateral, simultaneous posterior occlusal contact of teeth in maximal intercuspal position and eccentric positions.

最大咬頭嵌合位と偏心位における両側かつ同時に起こる臼歯部の咬合接触

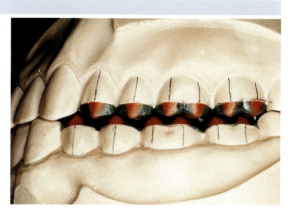

Unilateral balanced articulation（Group function occlusion）

【定義】

Multiple contact relations between the maxillary and mandibular teeth in lateral movements on the working-side whereby simultaneous contact of several teeth acts as a group to distribute occlusal forces.

咬合力を分散するためにグループとして働くいくつかの歯の同時接触で、作業側の側方運動における上下顎の歯の複数接触関係

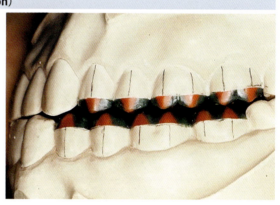

Canine protected articulation（犬歯誘導咬合）

【定義】

A form of mutually protected articulation in which the vertical and horizontal overlap of the canine teeth disclude the posterior teeth in the excursive movements of the mandible

下顎の偏心運動において、臼歯を離開させる犬歯の垂直的・水平的被蓋で、前歯と臼歯が相互に保護し合う咬合様式

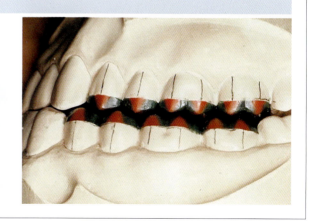

CHAPTER 3　グローバルスタンダード咬合理論の構成要素

Chapter 3-2

中心位

　中心位記録採得は、単に総義歯、局部床義歯、クラウンブリッジなどの補綴臨床に際して重要な意義を持つばかりではなく、歯科臨床の第一歩である咬合診断に際して、歯科医師としてまず第一に要求されるきわめて重要な臨床ステップであるといえる。口腔内診査の重要な部分を占める咬合診断およびその基礎となる中心位での咬合記録の採得法は、私たち臨床に携わる者にとって、とても重要な課題である。これほど日常臨床に直結した問題であるにもかかわらず、現実の臨床の場においては必ずしも十分な理解が得られているとはいい難い。そればかりか、中心位の定義も含めて、この中心位記録採得のための下顎の誘導法、記録製作法については実に数多くの意見があり、歯科学においてもっとも議論の多い問題の１つであるといえよう。

　歴史的に中心位記録採得法としては、

- 口腔内で直接塑性材料を使い、患者自身の筋力もしくは術者の誘導によって顎間記録を採る方法（チェックバイト法）（**図 3-2-1、3-2-2**）
- ゴシックアーチ描記法に代表されるグラフィック法
- リーフゲージ法
- FGP テクニックのような機能的な方法
- 頭部エックス線規格写真や顎関節規格撮影法を使用する方法
- 皮膚電極を介して閉口筋を電気的に刺激して顎位を決定する方法（筋肉位・マイオモニターの使用）

などがあげられる。

　一方、中心位記録製作のための材料としては、各種のワックス、石膏、レジン、ソフトメタル、グラスファイバー、和紙、酸化亜鉛ユージノールペースト、シリコーンラバー、ポリエーテルラバーなどが単味で、もしくはいくつかの組み合せで用いられ、実にさまざまな製作法が紹介されている。世界的な発表論文の多さに鑑みて、中心位咬合採得法については語り尽くされたかのようにも思われるが、逆にこのように多くの意見が存在してきたという事実は、それだけ定説がなかったためともいえよう。

　中心位記録採得法を日常臨床の場において正しく行うためには、

①「中心位とは何か」ということをはっきりさせておくこと
②中心位の臨床的意義を知ること
③下顎の中心位への誘導法ならびにその確認法を修得すること
④中心位記録の正確な製作法を知ること

が必要である。ここでは、中心位の定義ならびに臨床的意義について述べ、中心位への誘導法、記録の正確な製作法については Chapter 6 にて後述する。

● 図 3-2-1　中心位を用いて治療された全顎的補綴治療

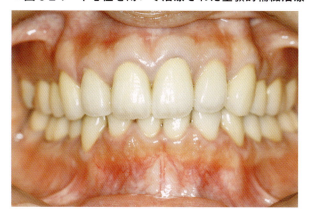
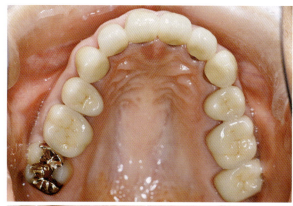
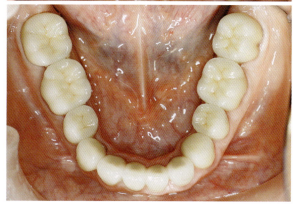

図 3-2-1　術前の最大咬頭嵌合位が治療によって失われるため、中心位において咬合再構成を行った症例（症例は藤本歯科医院・藤本浩平先生のご厚意による）。

● 図 3-2-2　中心位でマウントされた上下顎模型と全顎的補綴物

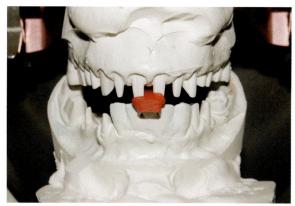
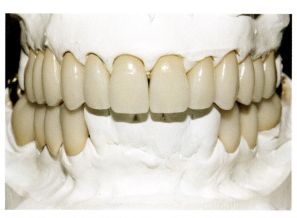
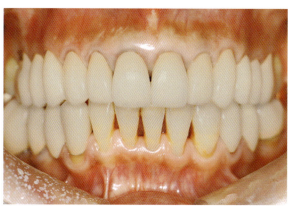

図 3-2-2　口腔内に装着しても、ほとんどの場合、咬合調整が必要なく再現性が高いことがわかる（症例は藤本歯科医院・藤本浩平先生のご厚意による）。

CHAPTER 3　グローバルスタンダード咬合理論の構成要素

1　中心位（Centric relation）とは何か

1　中心位の定義

　中心位記録採得を知る上ではっきりさせておかなければならない問題として、中心位の定義がある。中心位の正しい理解なくしては、正しい中心位咬合採得を行いうるはずのないことは当然であろう。

　頭蓋骨に対して下顎は、その機能運動中に三次元的にさまざまな位置関係をとるわけであるが、機能運動中は別として、最終的に閉口した際に下顎顆頭が側頭骨下面の関節窩内でどのような位置にあるべきなのかという問題は、咬合学にとって最大のテーマであるといっても過言ではない。過去の米国補綴用語集（Glossary of prosthodontic terms 5th ed.）をみると、中心位は**図 3-2-3a** のように定義されている。若干ニュアンスの異なる後退位の３つの定義が併記されていることをみても、中心位を定義することの難しさが容易に想像できる。我が国において、過去に中心位というものが一般的にならなかった理由の１つに、こういった背景が存在することはいうまでもない[5]。

　しかしながら、後述する多くの議論の末、現在の米国補綴用語集（Glossary of prosthodonitc terms 9th ed.）では、**図 3-2-3b** のように中心位の定義が統一された。中心位とは、『歯牙接触に依存しない、下顎顆頭が関節斜面に対し前上方に位置する上下顎関係で、下顎運動は純粋回転運動に限定される。そのストレスがかからない生理的な上下顎関係から、患者は上下方・側方・前方運動ができる、臨床的に便利で再現性のある基準の位置』と定義づけられたのである。この定義の統一は、これまでの混乱から脱するよい傾向で、今後我が国においても中心位の真の定義・意義の理解が普及していくことを望む[6]。

● **図 3-2-3　米国補綴用語集（Glossary of prosthodontic terms）にみる中心位（Centric relation）の定義の変遷**

1. The jaw relation when the condyles are in the most posterior,unstrained position in the glenoid fossae at any given degree of jaw separation from which lateral movement can be made.

2. The most posterior relation of the mandible to the maxillae at the established vertical dimention.

3. The relation of the mandible to the maxillae when the condyles are in their most posterior position in the glenoid fossa from which unstrained lateral movements can be made at the occluding vertical dimention normal for the individual.

A maxillomandibular relationship, independent of tooth contact, in which the condyles articulate in the anterior-superior position against the posterior slope of the articular eminences; in this position, the mandible is restricted to a purely rotary movement; from this unstrained, physiologic, maxillomandibular relationship, the patient can make vertical, lateral or protrusive movement; it is a clinically usefully, repeatable reference position.

図 3-2-3a　5th edition では若干ニュアンスの異なる後退位の３つの定義が併記されていた。

図 3-2-3b　9th edition では中心位の定義が統一され、『歯牙接触に依存しない、下顎顆頭が関節斜面に対し前上方に位置する上下顎関係で、下顎運動は純粋回転運動に限定される。そのストレスがかからない生理的な上下顎関係から、患者は上下方・側方・前方運動ができる、臨床的に便利で再現性のある基準の位置』とされた。

2 中心位の考察（なぜ中心位なのか）

　Mccollum、Stallard、Stuart、Posselt 以来、過去に語られてきた中心位の定義において重要な要素である Rear most（最後退位）の考えかたを反映した「下顎を前方より押して中心位に誘導する方法」に対して、Hoffman および Silverman は「顆頭が後方へいくほど下へ下がる傾向がある」と報告した。また、Dawson も後退位を得るべく下顎を前方から押すことによって、下顎靱帯を支点として下顎顆頭が顎関節窩後壁に沿って下へ下がるために、「このようにして得られた中心位での補綴的処置には問題がある」と指摘している。

　また Dawson は、「閉口筋によって顆頭は閉口時に関節窩内の最上方位へ引き上げられる」と述べている。この理由から、中心位の定義は「骨と靱帯によって支えられた、顆頭の関節窩内における最上方位である」としている。さらに Dawson は、「解剖学的特徴からみても、関節窩の前壁を構成するいわゆるエミネンシアの部分こそが、骨壁も厚く、耐圧性に優れている」としている。したがって、「最上方位で、なおかつ前方へ力のかかった状態が好ましい」という考えかたを示している。この Dawson の意見は、その臨床上の下顎の誘導方法であるバイラテラル・マニピュレーション法とともに、欧米においては次第に支持されるようになってきている（図 3-2-4、3-2-5）。

図 3-2-4　Bilateral manipulation（Bimanual/ バイラテラル・マニピュレーション）法

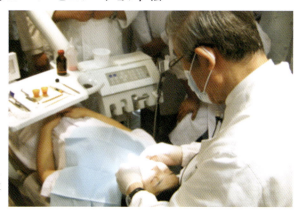

図 3-2-4　現在、Dawson が提案したバイラテラル・マニピュレーション法は、世界中に広く普及している（誘導法の詳細は Chapter 6 にて後述）。

図 3-2-5　総義歯製作のための中心位咬合採得

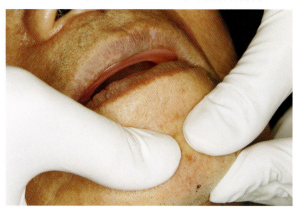

図 3-2-5a　最大咬頭嵌合位を失った無歯顎治療において、下顎の基準位を決定するために中心位での顎位採得が必要となる。

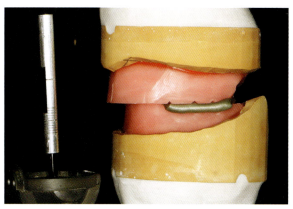

図 3-2-5b　中心位にて咬合採得され、咬合器にマウントされた上下顎作業模型。

一方、Gibbsらがレプリケーターを使用して咀嚼運動中の下顎顆頭の動きを調べていることはChapter 2で述べたとおりであり、作業側顆頭の動きは水平面、矢状面、前頭面上で、それぞれ非作業側顆頭のそれとはまったく異なっていることを指摘している。咀嚼運動中の作業側顆頭は、閉口運動初期の段階では最大咬頭嵌合位よりもやや外側かつ後方へ振り、その後、最大咬頭嵌合位における位置よりも後方でより高い位置に達する（図3-2-6）[7,8]。閉口運動は歯が最大咬頭嵌合位に達することによって完了するが、もし、中心位と最大咬頭嵌合位が一致していないとすると、その間に早期接触によるスライドが起こると考えられる（図3-2-7）。

● 図3-2-6　作業側顆頭の咀嚼運動軌跡（左：前頭面、右：矢状面 /Lundeen et al, 2005. より引用改変）

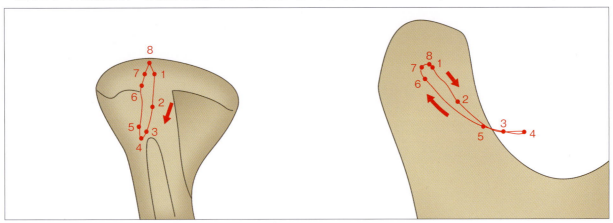

図3-2-6　点1はいわゆる最大咬頭嵌合位であり、咀嚼運動のスタート地点。開口運動を始め点2、3…と移動し、点4付近で閉口運動に変化する。注目すべきポイントは、完全閉口直前の点7はすでにゴール地点でもある最大咬頭嵌合位と上下的には同等、前後的には後方に位置し、かつ点8では上方に位置する。

● 図3-2-7　下顎限界運動路上に示す下顎切端の中心位（中心位咬合）と最大咬頭嵌合位の位置関係

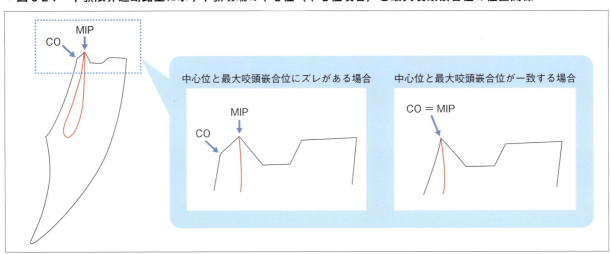

図3-2-7　CO（中心位咬合）とMIP（最大咬頭嵌合位）間の距離が、早期接触によって生じる下顎のスライドの量に相当する（COとは、下顎位がCRに位置している際に歯牙接触が生じた位置）。

このような機能時の下顎の運動、とりわけ顆頭の運動路は中心位の定義を考える上でとても重要な意義を持っている。すなわち、上下の歯が咬頭嵌合して閉口運動が完了する直前の段階で、作業側顆頭が関節窩内で閉口筋の働きおよび中枢神経からの指令によって、最大咬頭嵌合位における位置よりも後方かつ上方に引き上げられるとすれば、下顎顆頭が関節窩内の最上方位に位置した時に歯が接触し、最大咬頭嵌合位に達するまでの間、下顎は歯によって誘導されることになる。その歯・修復物には当然力学的負担がかかることになる。前下方へ移動する前の段階をもって顎位を考え、中心位とすることは、補綴学的に妥当であるといえる。

　Celenzaは、中心位を最上方前方位とする根拠として、円板の後部および後方付着部位には**組織学的**に荷重を受ける部位に存在するべきではない血管や神経が存在しているため、関節部位としてふさわしいとはいえず、逆に下顎骨顆頭前上方部および関節窩から結節にかけて関節軟骨が存在することから、「関節部位として荷重を受ける準備がある」と述べている（**図3-2-8**[9]）。また、**生理学的**に同部位に骨のリモデリングが起きるという事実から、「最適な部位とはいえないが、患者に生理学的に受け入れられると考えられる」と述べている[10]。さらに、限界運動路上の回転軸に相当することから、「バイラテラル・マニピュレーション法によって再現性を確保することが可能であり、顎関節症の合併がなく、最大咬頭嵌合位を失った症例には**補綴学的**に便利である」と述べている。

　これらを整理すると、**最大咬頭嵌合位をなんらかの理由で失ったもしくは治療上失うことになる患者に対して、中心位という顎位を使用し、複数回の咬合採得を必要とする複雑な補綴治療を行う場合、その再現性と簡便性が大きな利点となる**。しかも、機能的に見過ごされがちな新たな咬合干渉を生じさせない補綴治療を行うことができる、という点も補綴学的に重要な要素である。さらに、組織学的にも生理学的にも受け入れられる顎位であり、その位置は最上方前方位と考えられている。

● 図3-2-8　顎関節の組織学的断面図

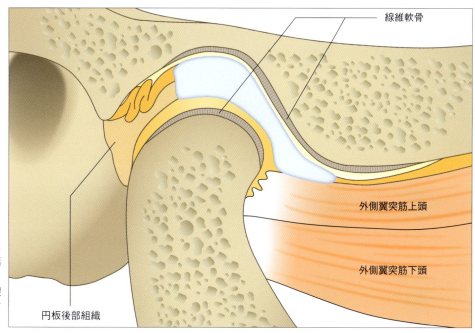

図3-2-8　円板後部組織には血管、神経を含む疎性結合組織が存在する。また、関節窩と顆頭の表層には線維軟骨を含む層が存在する。

CHAPTER 3　グローバルスタンダード咬合理論の構成要素

2　中心位の臨床的意義

1　咬合診断上の意義

　現在では口腔診査にあたり、単に歯牙疾患、粘膜疾患、顎骨疾患などを対象とするだけではなく、咬合ならびに顎関節、咀嚼関連筋群の診査を行うことが欠くべからざる条件となっている。

　かつては、咀嚼運動中に下顎が本来閉じようとする位置に歯が並んでいない場合、いい換えれば中心位と最大咬頭嵌合位との間にズレがある場合、または下顎の偏心運動時に咬合干渉がある場合などが、顎関節症の主たる症状である疼痛の原因の１つになりうると考えられてきた。しかし、最近の文献で「咬合に関する要素として臼歯支持の喪失と片側性クロスバイトが何らかの影響があるのではないか」という報告は存在する[11]が、顎関節症の発症と進行に関して咬合の影響は小さいことが示唆されている[11,12]。また、大きなオーバージェット、不十分な前歯部の被蓋関係と前歯部の開咬、片側性臼歯部のクロスバイト、2mm以上のスライド（中心位と最大咬頭嵌合位間のスライド）、臼歯部歯牙接触の喪失に関しては、それらの状態が対照群と比較して顎関節症患者群により頻繁に認められることから、顎関節症の原因というよりむしろ、顎関節症という疾患の進行過程で下顎顆頭の位置が変化した結果生じるのではないかと考えられている[11,13,14]。つまり、「顎関節症の結果、顎位に変化が起き、咬合干渉もしくはスライドといった咬合の不調和が生じるのではないか」という考えに変わってきている[15]。

　ここで考えなければならないことは、顎関節症の疫学として「咬合の顎関節症への影響（Contribution）が小さいということが、臨床的にまったくの無関係であると証明しているわけではない」ということである。American Academy of Orofacial Pain（AAOP）のガイドラインでは、多くの筋骨格系のなかで、顎関節症の症状・徴候は、深刻な長期間にわたる影響はなく、おそらく一時的であり自然に治癒するものと記されている[16,17]。また、「三叉神経支配領域での構造的整合性の喪失、機能の変化、生体力学的荷重が、顎関節症症状に対する適応能力の減少につながる可能性」、もしくは「それらが機能異常もしくは疾患発症の可能性自体を増加させるのでは」と述べられている[18]。それゆえに、「早い段階での複雑な咬合療法や外科的対応といった不可逆的かつ積極的な治療を避けるための配慮と努力がまず行われるべきである」とある。

　つまり、顎関節症の治療目的（予防目的でさえ）としては不可逆的な補綴・咬合治療は正当化されないかもしれない。しかし、実際の臨床においては咬合面に変化を与える補綴治療が避けられず、かつ顎関節症を合併している患者に遭遇するジレンマに直面することがある。原則的に顎関節症治療を優先させるべきであるが、その後は十分に咬合に留意した補綴治療が必要であることはいうまでもないと考える。

　このような解釈は、歯周・歯内療法学や矯正学との間にも存在し、EBMにおけるエビデンスレベルの低い補綴・咬合学の難しさともいえるのではないだろうか[19～25]。

　いずれにしても、**咬合の診査もしくは治療が必要と判断した場合**（図3-2-9、3-2-10）、**中心位と最大咬頭嵌合位との間のズレ**（顎関節症患者は中心位の定義から外れるが）**や偏心運動時の咬合干渉を発見し診断するためには、口腔内を肉眼的に診査するだけでは限界があり、患者の診断用模型を半調節性咬合器以上の咬合器にマウントして口腔外で診査する必要が生じる。**

● 図 3-2-9　中心位マウントを行い、咬合診断、治療を行った症例 ①
　　　　　矯正治療終了後の後戻りと思われる歯牙移動により最大咬頭嵌合位を失った症例

　患者の主訴は「噛みたい」である。軽度の顎関節症状もあり、再矯正治療は受け入れられなかった。十分にインフォームドコンセントを行い、咬合調整によって咬合の回復を行った。慎重な対応が必要なため、中心位でマウントされた模型上でシミュレーションを行い、綿密な調整計画を立て、そのステップを忠実に実際の口腔内での再現した。

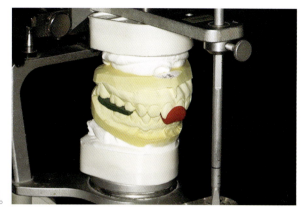

図 3-2-9a　中心位でマウントされた上下顎模型。

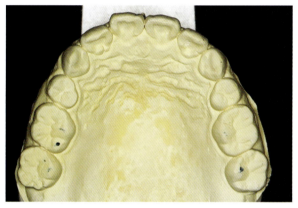

図 3-2-9b、c　中心位における早期接触。

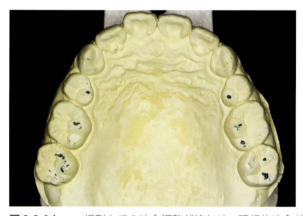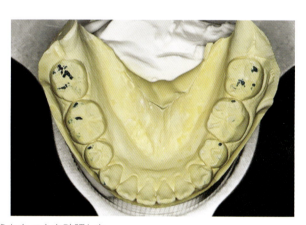

図 3-2-9d、e　模型上での咬合調整が終わり、理想的咬合が得られたことを確認した。

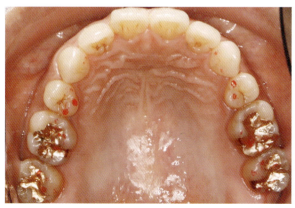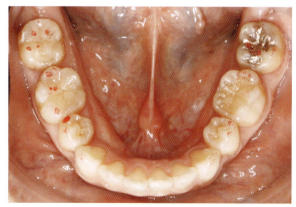

図 3-2-9f、g　口腔内で咬合調整が終わった時点。ほぼシミュレーションと同じ結果が得られた。

CHAPTER 3 グローバルスタンダード咬合理論の構成要素

● 図 3-2-10　中心位マウントを行い、咬合診断、治療を行った症例 ②
他歯科医院で装着された 6 7 オールセラミッククラウンの支台歯が歯髄炎を発症し、歯内療法専門医から咬合診査と歯内療法後の補綴治療を依頼された症例

　最大咬頭嵌合位も安定せず、中心位に誘導すると 6 7 および 5 に早期接触が存在した。中心位で診断用マウントを行い、模型の咬合調整後、診断用ワックスアップを行い、そのワックスアップに基づくプロビジョナルレストレーションを製作し、口腔内で抜髄、全顎的咬合調整、プロビジョナルレストレーション装着を経て、最終クラウンを製作した。

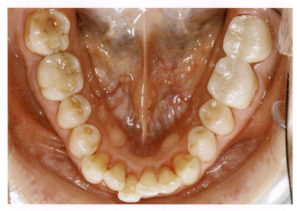
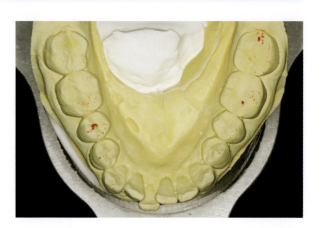

図 3-2-10a、b　中心位における 6 7 および 5 の早期接触。

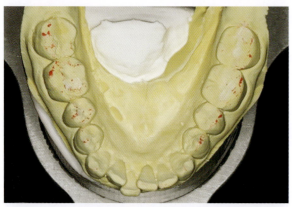

図 3-2-10c　中心位で診断用マウントを行い、咬合調整後の状態。

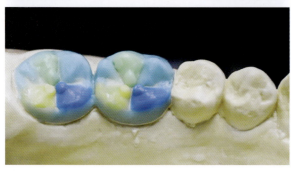

図 3-2-10d、e　診断用ワックスアップならびにプロビジョナルレストレーションの製作。

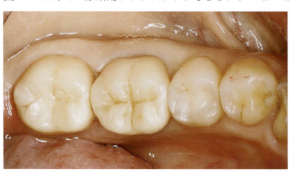

図 3-2-10f　最終クラウン装着時の状態。

2 補綴臨床上の意義

　補綴臨床における中心位の意義を考える上でよく問題となることは、「中心位を補綴治療上の顎位として用いるかどうか」ということである。特に我が国においては中心位に対する批判が多く聞かれるようであるが、大切なことは、「中心位を補綴治療上の顎位として採用するかどうかに関わらず、中心位咬合採得を確実に行う臨床力を持たなければならない」ということである。「中心位を補綴治療上用いるのは不適当であるから中心位を知る必要はない」と考えるならば、それは大きな間違いである。すなわち、中心位においてのみ歯が咬頭嵌合するような咬合の再構成を行うことが、補綴臨床において中心位を用いる唯一の目的ではなく、例えばロングセントリックの場合のように、臼歯部のワックスアップもしくは人工歯排列に際して自由度を与えようとする時、咬合面の自由度がどこから始まるのかという問題は、取りも直さず中心位での咬合採得をどう行うかという点に帰結するわけである（**図3-2-11**）。

　患者の口腔内に充填以上の補綴処置を施す場合、上下顎の歯が咬頭嵌合した際に、常

●図3-2-11　Class 2患者（顎関節症合併）：歯周専門医から全顎的補綴治療を依頼され、ロングセントリックにて対応した症例

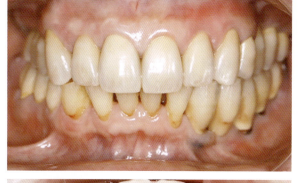

図3-2-11a～e　下顎左側臼歯部は以前から埋入されていたインプラントを使用。上顎両側臼歯部はサイナスリフトを伴うインプラントおよび|2部にもインプラント治療が施され、全顎的治療にて中心位にて咬合挙上を行った。

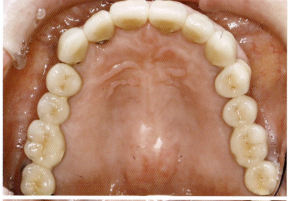

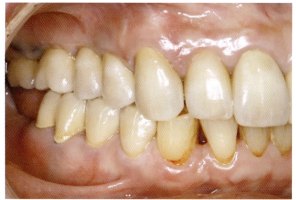

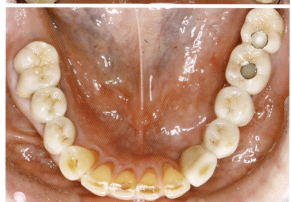

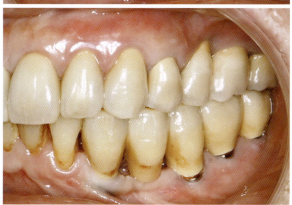

に顎関節窩内の顆頭の位置がどこにあるのか、またはあるべきなのかを考えておく必要がある。中心位以外のいかなる顎位で補綴処置を行おうとも、機能時の咬合干渉を作らないようにするには、**必ずすべての限界運動領域でのチェックを行っておくべきである。よって正確な中心位咬合採得もしくは口腔内で咬合調整を行う場合には、下顎の中心位への誘導を正しく行うことが前提となる。**

中心位で補綴治療が行われる場合、中心位記録を基に作業模型が咬合器にマウントされるが、その際、中心位記録の正確さが臨床上きわめて問題となる（**図 3-2-12**）。クラウンブリッジをはじめとする各種補綴物を患者の口腔内に試適する際に、どの程度の調整を必要とするかということは、単にチェアータイムの問題のみでなく、ワックスアップの段階で綿密に計画された歯牙接触関係、咬合のタイプ、カントゥアなどの装着される補綴物が備えるべき精度、およびその予後の点から重要な意味を持っている。また、過度な調整をしなければならなかったために、患者の術者に対する信頼が失われてしまう場合もありうるであろう。

● 図 3-2-12　局部床義歯を含む全顎的補綴治療

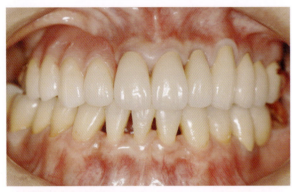

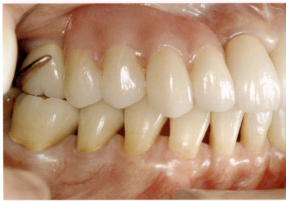

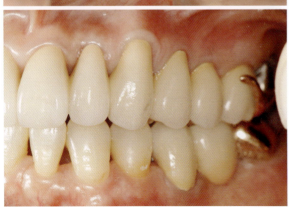

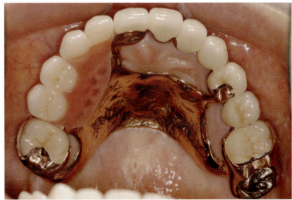

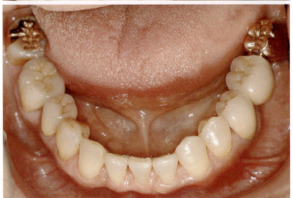

図 3-2-12a〜e　クラウンブリッジ製作のための咬合採得、ろう付け後の咬合調整、局部床義歯製作のための咬合採得、最終的咬合調整のそれぞれのステップで中心位が応用された。中心位の再現性と補綴物の精度が前提となる（症例は藤本歯科医院・藤本浩平先生のご厚意による）。

このような歯冠補綴物の試適に際して過度の咬合調整が必要になる場合、とかく埋没材の膨張率による鋳造誤差や印象材の収縮といったマテリアルの特性がその原因であるかのような錯覚を抱くことがあるが、そのような場合は実際にはとても少ない。一般に咬合調整をしなければならなくなった原因の大部分は、中心位もしくは最大咬頭嵌合位への作業模型のマウントの正確さに問題があると考えられる。つまり、中心位でマウントした場合であれば下顎の中心位への誘導、もしくは記録の製作ならびにマウント操作に問題があったということになる。このようなマウントの誤差によって生じた最終補綴物の誤差は、補綴歯の数が多くなればなるほど影響が大きくなり、まして補綴されるべき歯が咀嚼運動に際しての誘導歯である場合には、事態はさらに深刻となる。

　また、いかに高度な下顎運動再現能力のある咬合器や、その咬合器の調節に必要な優れたパントグラフ、各種センサーを利用したエレクトリックパントグラフなどの下顎運動記録装置を用いたとしても、フェイスボウによって咬合器上弓にマウントされた上顎模型に対し、中心位記録を介して下弓にマウントされる下顎模型の位置が、下顎運動記録採得の起始点である中心位と異なった場合には、その下顎運動記録はすべて無意味なものになることを忘れてはならない[26]。

　局部床義歯においても、歯牙負担型、粘膜負担型を問わず、義歯床下粘膜の潰瘍形成、義歯装着後の歯槽堤の急速な吸収、動揺をはじめとする鉤歯のさまざまな問題なども、単に補綴前処置の不備や局部床義歯設計上のミスなどの基礎的問題から引き起こされるばかりでなく、中心位へのマウントが正しく行われなかったことが原因となっている場合がある。つまり、咀嚼運動中に中枢神経からの指令と、筋の働きによって挙上してきた咀嚼運動ストロークの最終段階にある下顎が、上顎歯列に対してどのような位置関係にあり、その結果、上顎の歯と下顎の歯が閉口時にズレないで咬頭嵌合するのか、もしくはズレを生じているのかによって、その局部床義歯の予後が大きく変わってくるといえる。総義歯患者の治療にあたってもまったく同じことがいえる（図 3-2-13）。

　中心位を生理学的位置と考えるか否か、または中心位を治療上の位置として用いるか否かといった問題に関わりなく、口腔内における咬合干渉の診断、咬合調整、補綴物の調整に際しては、下顎を中心位へ誘導する能力が要求される。また、咬合器にマウントされた顎模型上での診断、補綴物の製作に際しては、誘導能力に加え正しい中心位記録の採得が不可欠となる。顎位を再現するのは咬合器ではなく、中心位記録であり、それが正確に行われてはじめて咬合器の機能が正しく発揮されるわけである。

●図 3-2-13　中心位でのクリニカルマウントにより咬合調整される総義歯

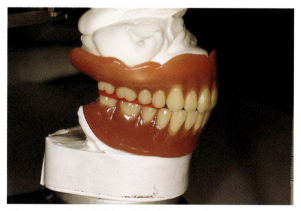
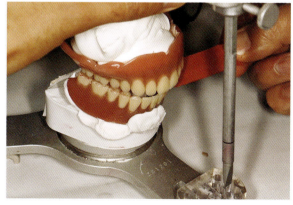

図 3-2-13a、b　総義歯の装着時、さまざまな原因（重合収縮、咬合床、咬合採得のエラーなど）によって生じた咬合接触の誤差は、粘膜面を調整した後に、新たな中心位によってマウントされた咬合器上で調整することで、適切な咬合接触関係を付与することができる。

CHAPTER 3　グローバルスタンダード咬合理論の構成要素

Chapter

3

3

アンテリアガイダンス

　『咬合』は、古くから長きにわたり歯科臨床の中心的テーマとして取り上げられてきた。当初、咬合の概念の形成は、無歯顎患者の義歯製作にあたりどのような顎位や咬合様式を与えるべきかといった臨床上の必要性から始まった。その後、顎関節の運動を精密に測定し、それを咬合器上で再現することによって理想的な咬合関係を作り上げようとするナソロジー学派と、それに対して咬合の基準を少し緩やかに捉えた機能主義的な学派とが 2 つの流れを作る。そして、「それらの総義歯に対する考えかたをそのまま天然歯に応用していいのだろうか」という臨床的疑念・反省と、人類学の研究とが相まって議論されることになる[27]。

　D'Amico[28] と Beyron[29] は、それぞれ別の研究において、食物をすり潰す食生活から過度の咬耗を持つオーストラリア・アボリジニを調査・研究している。その著しい咬耗は結果としてアンテリアガイダンスと臼歯部支持の喪失を起こすリスクが高いわけであるが、D'Amico は「その破壊的な過程と臼歯の咬耗を減ずるために犬歯誘導が必要である」と述べた。また、Beyron も同様に、「いずれグループファンクションになることは避けられないだろうが、臼歯部の離開が必要である」と報告した。両者の主張はさまざまな議論を引き起こすが、犬歯誘導かグループファンクションにより側方ガイドを与え、両側もしくは非作業側の臼歯部にディスクルージョン（Disclusion：離開咬合）を与える、つまりアンテリアガイダンスという考えかたは共通していた。

　こういった人類学の影響もあり、1960 年代にナソロジー学派と機能主義的な学派の考えかたが統合する形でミューチュアルプロテクション（Mutually protected articulation/ **図 3-3-1**）という概念が生まれる。つまり、前歯部が臼歯部を、臼歯部が前歯部を互いに保護し合う、という概念が現代の咬合についての基準となっていく[30]。

● 図 3-3-1　ミューチュアルプロテクション[6]

最大咬頭嵌合位において、臼歯が前歯の過剰な接触を避け、偏心運動においては前歯が臼歯を離開させる。

mutually protected articulation (occlussion)
an occlusal scheme in which the posterior teeth prevent exessive contact of the anterior teeth in maximal intercuspal position, and the anterior teeth disengage the posterior teeth in all mandibular excursive movements. (GPT 9th)

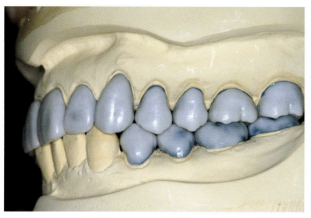
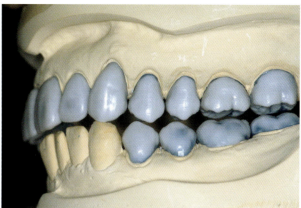

図 3-3-1a　犬歯誘導。左側方運動時、犬歯以外のすべての歯がディスクルージョン（離開）している。

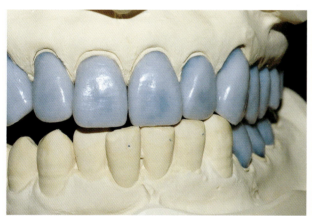
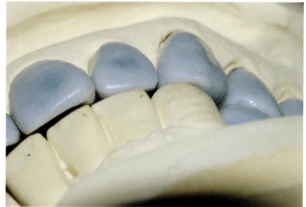

図 3-3-1b　（アンテリア）グループファンクション。左側方運動時、左側犬歯に加え、側切歯が接触している。

1　なぜ、前歯にガイドを求めるのか

　これまで述べたとおり、上下顎の歯列が下顎運動において、「どの歯から最初に接触（ガイド）して最大咬頭嵌合位に閉口するべきなのか」という議論については、多くの幾何学的、生物学的研究・原則を基に歴史的変遷を経て、現在のアンテリアガイダンスの考えかたが定着してきたといえる。これは、人間の動的歯牙接触関係が、「必ずしもその条件を満たさなければならない」といった科学的根拠が存在するというものではなく、Chapter 1でも述べたとおり、「患者がどのような咬合の不調和をきたし、またその治療範囲をどこまでとするのか」という、治療計画に反映されなけらばならない概念であると筆者は考える。

　次ページから、現在まで語られてきた「なぜ前歯にガイドを求めるべきなのか」という根拠を、解剖学的理由と生物学的理由に分け整理する。治療計画に反映させる情報として理解してほしい。

CHAPTER 3　グローバルスタンダード咬合理論の構成要素

前歯部にガイドを求める【解剖学的理由】

1 前歯は臼歯より閉口筋から遠くに位置するため、臼歯に比べて力学的負担が少ない（図3-3-2）。

2 前歯は下顎を作用点と考えた場合、支点である顎関節より遠くに位置しているため、側方運動に際しての歯牙接触による力学的負担が臼歯部に比べ少ない（図3-3-5）。

3 前歯／臼歯間は、顎関節／臼歯間距離より前後・左右ともに短い。したがって前歯部での誘導は、後方決定要素である顎関節に比べてより効果的である（図3-3-3）。

4 臼歯は歯牙支持組織、神経筋反射機構ともに水平力に対する抵抗力が弱いため、機能中は臼歯部歯牙接触を避けることが望ましい。

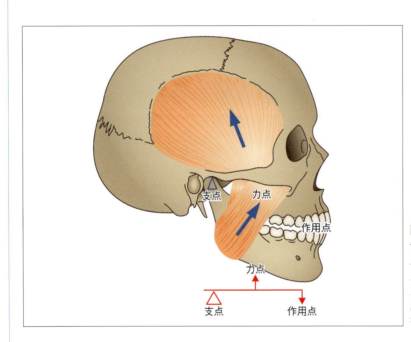

図 3-3-2　顎関節・閉口筋・歯の位置関係と、梃子の原理。下顎はⅢ級の梃子の原理が応用できる。Ⅲ級の梃子とは、支点の位置が力点と作用点の外側に、かつ力点に近い位置にあるもっとも力学的に厳しい梃子の関係を示し、例としては釣竿があげられる。

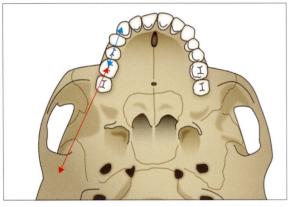

図 3-3-3a　前歯／臼歯間と顎関節／臼歯間距離。臼歯部でのディスクルージョンを得るためには、顎関節よりも臼歯部により近い前歯部でガイドを与えることが、より効果的である。

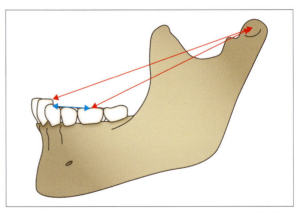

図 3-3-3b　閉口筋で力が発現された際に、歯の接触がより前方（より遠い位置）であるほど、歯に加わる荷重負担は小さくなる。

5 犬歯は最大最長の根を有し、もっとも望ましい歯冠歯根比を有するため、他の前歯に比べて力学的に有利である。

6 犬歯は臼歯に比べ密度の高い歯槽骨に支持されているため、同じく力学的に有利である（図 3-3-4）。

7 アンテリアガイダンスの角度の個人差はばらつきが大きいが、ポステリアガイダンスの個人差は、アンテリアガイダンスのそれよりも少ない[31]（図 3-3-5）。

8 アンテリアガイダンスは歯科医師によって変更可能であるが、顎関節の解剖学的特徴であるポステリアガイダンスは変更することができない。

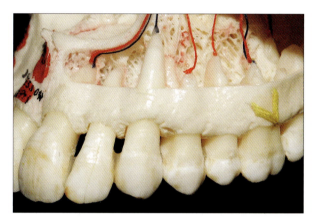
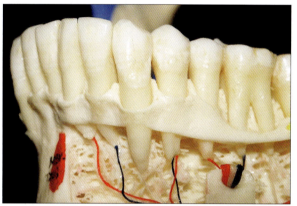

図 3-3-4　犬歯部周囲の歯槽骨密度。アンテリアガイダンスを付与する歯は、荷重に耐えうるために、密度の高い歯槽骨に支持された十分な長さの歯根を有していることが条件となる。その点、犬歯は有利であると考えられている。

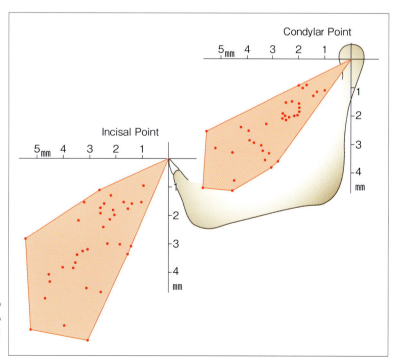

図 3-3-5　図中の点は、Edge to edge の位置における顆頭と切歯の位置のばらつきを示す（Kohno S et al, 1987. より引用改変）。

前歯部にガイドを求める【生物学的理由】

歯に加わる圧、または機械的刺激は歯根膜中の圧感覚受容器を刺激し、その結果、インパルスは求心性の情報として、三叉神経知覚核を介して三叉神経運動核に伝達される。

三叉神経運動核からは遠心性回路を介して開口筋の運動ニューロンを刺激し、開口筋の運動ニューロンを遮断する反射（場合によっては反対の反射）が起こり、この反射が歯を過重負担や非生理的負荷から保護することが知られている[32]。前歯にガイドを求める生理学的理由として以下の項目をあげることができる。

1 犬歯で誘導した場合には、臼歯で誘導した場合よりも閉口筋にかかる力が低下することが報告されている。歯に加わる圧に対する歯根膜の感覚は、垂直圧では中切歯で1gを感知することができるが、大臼歯では8～10gと鈍化する。また、前歯における水平圧に対する感覚は、垂直圧の場合よりも2～5倍前歯のほうが鋭敏であるとしている[33]。

2 グループファンクションと犬歯誘導の閉口筋筋活動をEMGを用いて比較した研究によれば[34]、作業側・非作業側ともにグループファンクションのほうが筋活動量が大きいことが報告されている（図3-3-6）。

3 フルバランス的咬合接触状態を有する被験者の、左右側頭筋ならびに咬筋の機能中の活動をEMGを用いて調べた研究[35]によると、前歯誘導要素を付与した安定型スプリント装着前は下顎の側方運動に際して左右の側頭筋・咬筋のすべてが明瞭に緊張活動するのに対し、スプリント装着時には、同じく側方運動に際してスプリントに付与された前歯誘導面がその機能を発揮しはじめると同時に、左右の側頭筋ならびに咬筋の緊張が低下することが示されている。

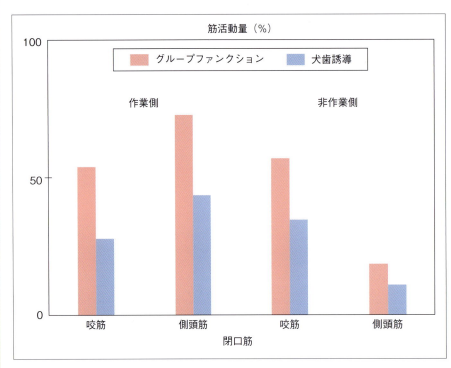

図3-3-6 グループファンクションと犬歯誘導による閉口筋の筋活動量の差を示すグラフ（Manns A et al, 1987.より引用改変）。

2　ディスクルージョン（離開咬合）

アンテリアガイダンスとポステリアガイダンス

1　アンテリアガイダンス

　アンテリアガイダンスとは、前歯部で噛み切るような下顎骨の前後的運動での前歯のガイダンスと、臼歯部の咀嚼、つまり下顎骨の側方運動でのガイダンスにより構成される。側方運動でのガイダンスには犬歯誘導とグループファンクションがあり、犬歯誘導では作業側犬歯が単独でガイドすることで下顎側方運動において両側臼歯部を離開させる[36,37]。一方、グループファンクションでは、臼歯の頬側咬頭が同側の犬歯と調和を持って下顎側方運動で接触することで非作業側臼歯部を離開させる[38]。つまり、さまざまな下顎運動において、前方・側方のガイダンスが適時機能することにより臼歯部を離開させるように働くと考えられている。

　犬歯誘導にするか、グループファンクションにすべきかという問題は、現在のところ既存の咬合関係、歯冠歯根比、歯の動揺度などといった臨床的条件によって左右されるので、症例に応じて決定するのが最良と考えられている（図3-3-7）。

　筆者は基本的に犬歯誘導を選択するが、症例によっては以下のようにグループファンクションを適応する。

●図3-3-7　グループファンクションを適応した症例

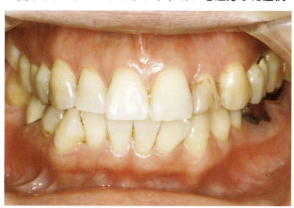

図3-3-7a　初診時の正面観。他歯科医院にて複数歯のう蝕処置、根管治療を行うも、なかなか治療が終わらず不安に思い来院した。

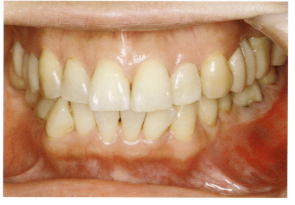

図3-3-7b　カウンセリングを行い治療計画を決定し、初期治療を終了した状態。上下顎左右側の臼歯部にプロビジョナルレストレーションが装着されている。顎位は中心位を用いて、グループファンクションのアンテリアガイダンスを付与する計画を立てた。

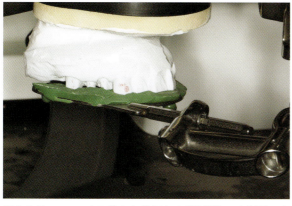

図3-3-7c　フェイスボウを使用し上顎模型の咬合器マウントを行った。

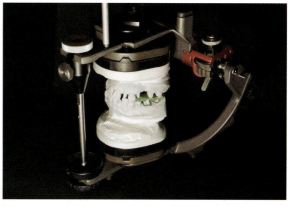

図3-3-7d　中心位で下顎模型をマウントした状態。

図3-3-7は次ページに続く

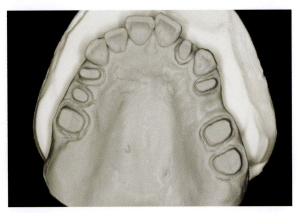

図 3-3-7e　上顎作業模型。

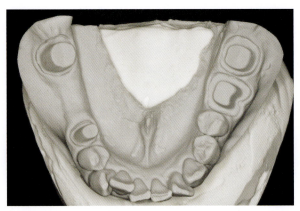

図 3-3-7f　下顎作業模型。

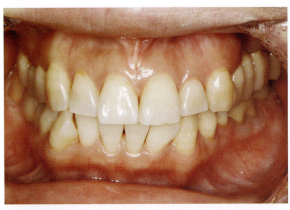

図 3-3-7g　術後の正面観。

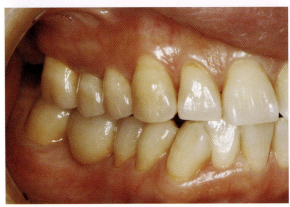

図 3-3-7h　術後の右側方面観。

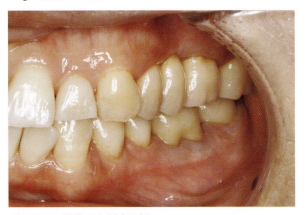

図 3-3-7i　術後の左側方面観。

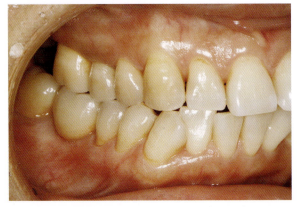

図 3-3-7j　作業運動時の右側方面観。グループファンクションでガイドしている。当然、反対側は離開している。

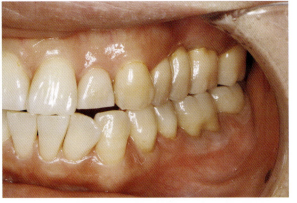

図 3-3-7k　作業運動時の左側方面観。右側と同様にグループファンクションでガイドしている。この時、右側臼歯部は離開している。

2 ポステリアガイダンス

ポステリアガイダンス（コンダイラーガイダンス）は、「下顎骨が前方もしくは側方運動する際の、顆頭が関節窩の前方から内方にかけての傾斜に沿って関節円板を介し接触・滑走する誘導路」[6]であり、その動きには前方要素と側方要素がある（**図 3-3-8**）[39]。

有歯顎患者において上顎前歯の舌面は凹面で、一般的にアンテリアガイダンスの角度は凸面のポステリアガイダンスより大きな角度を成す。その凸面カーブの軌跡を描く関節斜面の傾きが、下顎のあらゆる動きで臼歯部の離開を許し、その離開が干渉のない咬合面（咬頭）を許すのである（**図 3-3-9、3-3-10**）。つまり、臼歯部補綴物の咬合面形態（咬合接触関係）にもっとも影響する前方決定要素であるアンテリアガイダンス（**Chapter 2 参照**）と、後方決定要素であり顎関節の解剖学的特徴でもあるポステリアガイダンスとが連動して、臼歯部のディスクルージョン（離開）のタイミングと量を決定することになる。

実際の臨床では、既存の咬合様式を変更する必要があるのか、もしくは主訴、経済的制限、治療の必要性などを踏まえ、治療範囲内での生理的咬合を目指し、補綴物に離開咬合を与えることが多い（図 3-3-11、3-3-12）。

● **図 3-3-8** 前方要素と側方要素（ポステリアガイダンス）（Lundeen, 1982. より引用改変）

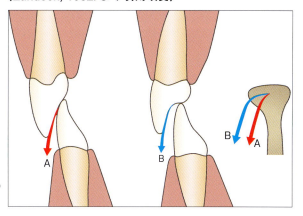

図 3-3-8a ポステリアガイダンスの側方要素。非作業側顆頭の前下内方への動きも、小さい患者（A）と大きい患者（B）がいる。

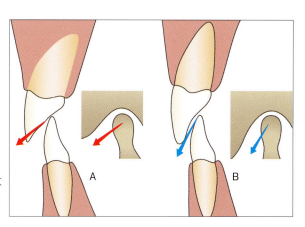

図 3-3-8b ポステリアガイダンスの前方要素。前方要素にも大小があり、それぞれに調和したアンテリアガイダンスが存在し、臼歯部を離開させる。

● 図 3-3-9　アンテリアガイダンスとポステリアガイダンス

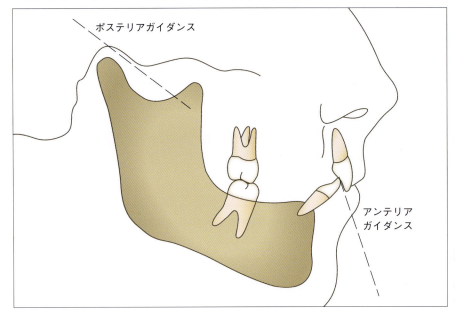

図 3-3-9　アンテリアガイダンスとポステリアガイダンスの角度の差が、臼歯部の離開を生じさせる。

● 図 3-3-10　アンテリアガイダンスの条件と定義

アンテリアガイダンスの条件[40]	アンテリアガイダンスの定義[41]
1. 前方運動では、下顎切歯が上顎前歯に接触し臼歯を離開させるべきである。 2. 前側方運動では、上下顎切歯と犬歯が接触するべきである。 3. 側方運動では、上下犬歯のみが接触すべきである（ただし、不可能な場合は部分的または全体的グループファンクションとする）。 4. 最大咬頭嵌合位では「前歯はわずかに離開すべきである」とされている[29]。 ＊以上のほかにも、審美的に満足が得られること、発音上問題がないことなどがアンテリアガイダンスの条件として追加されるべきであるが、臨床的術式は図 3-3-13、3-3-14 にて後述する。	1. 下顎運動範囲のなか、特に歯に誘導される部分についての上下顎前歯の接触面の影響。 2. 咬合器の運動における咬合器ガイドピンとアンテリアガイドテーブルとの接触面の影響。 3. すべての偏心運動時の臼歯の接触を防ぐような前歯の接触関係の確立。 ＊目的は、咀嚼機能中に生じる応力に対しての臼歯および顎関節の保護、さらには神経筋反射機構の保護をあげることができる。

図 3-3-10　アンテリアガイダンスとは「必ずその条件を満たさなければならない」ものではなく、治療計画に反映されなければならない概念と考える。また、口腔内のみでなく、咬合器においても用いられる用語であることに注意が必要である。

● 図 3-3-11　既存のアンテリアガイダンスにより上顎臼歯部ブリッジにディスクルージョンを与えた症例

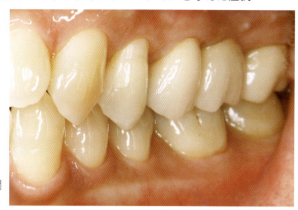

図 3-3-11a　|5 6 7 ブリッジ。最大咬頭嵌合位での歯牙接触関係。

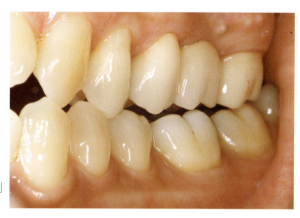

図 3-3-11b　既存のアンテリアガイダンス|3 4 により、作業側でブリッジがディスクルージョンしている。

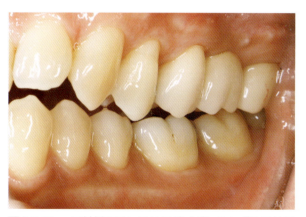

図 3-3-11c　反対側のアンテリアガイダンスとポステリアガイダンスによる、非作業側でのディスクルージョン。

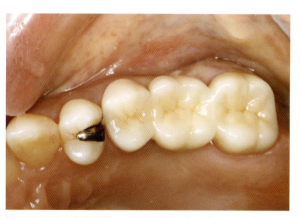

図 3-3-11d　患者の持つアンテリアガイダンスとポステリアガイダンスにより決定される咬合面形態。

● 図 3-3-12　既存のアンテリアガイダンスを考慮して前歯部に複雑な咬合様式の補綴物を応用した症例

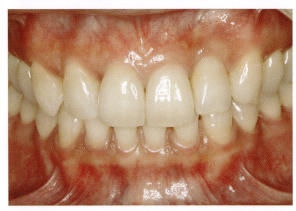

図 3-3-12a　1|にラミネートベニア、|1にジルコニアクラウン、|2部にはインプラント支持の陶材焼付鋳造冠が応用された難しい症例。

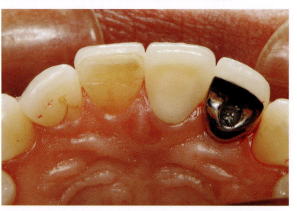

図 3-3-12b　3種類の補綴物咬合面観。特に1|のラミネートベニアへの荷重負担に十分配慮すべき症例である。患者には十分にそのリスクを伝え納得していただく必要がある。

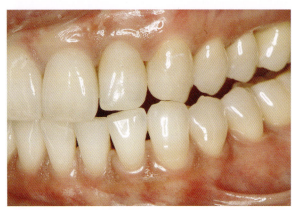

図 3-3-12c　既存の犬歯誘導を保存し、側方運動で臼歯部のディスクルージョンが確認できる。前歯の補綴物にもディスクルージョンを与えている。

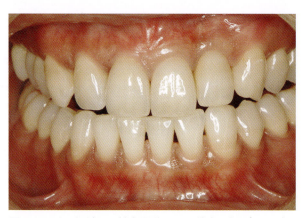

図 3-3-12d　ただし、前方運動では天然歯に加え|1のジルコニアクラウンもガイドに参加させることとなる。

3　アンテリアガイダンスの臨床

アンテリアガイダンスの角度はどのように決定すればよいのか

1　平均値より求める方法

　アンテリアガイダンスの角度の決定法については、過去多くの意見や研究報告がなされてきたが、いまだ十分な科学的根拠を持って決定できる方法は存在しないといえる（**表3-3-1**）。まず一般的な考えかたとしては平均値より求める方法があり、前方顆路角を基準にする方法や頭部エックス線規格写真分析から求める方法が報告されている。

　しかしながら、どの報告も平均値を求めるデータにばらつきが多く、数学的証明はされていない。また、健康な被験者の平均値を参考にすることはできるが、平均値より外れた角度が機能上問題であると証明しているわけではない。さらに、前方顆路角が小さい症例やサイドシフトの大きい症例などの場合、咬合の後方決定要素の条件次第では、単に平均値を基準にするだけでは不十分かもしれないといえる。

2　具体的臨床方法

　現在、患者個人に理想として提供できるアンテリアガイダンスの決定法は存在しない。そこで、改めてアンテリアガイダンスの主目的を考えると、臼歯および修復物の保護といえる。臼歯および修復物の保護とは、下顎機能中の臼歯に必要のない、もしくは臼歯に何らかの為害作用を与えるような歯牙接触を避けることを意味している。

　そこで、実際に遭遇すると思われる臨床ケースを想定すると、以下のような2つの場合があげられる。

　　①術前のガイドを変える必要がない前歯部補綴もしくは前歯および臼歯部補綴治療
　　②術前のガイドを変える必要がある前歯部補綴もしくは前歯および臼歯部補綴治療

　①については、その生理的咬合を維持するため、術前のガイドを保存する工夫・テクニックが必要となり、②については、その目的である臼歯・修復物を保護する適切な方法が必要となる。

　Brodersonは、アンテリアガイダンスを決定する4要素として、審美、発音、下顎限界運動、上下顎前歯の位置関係をあげている[45]（**表3-3-2**）。つまり、咬合器にマウントされた模型上で診断用ワックスアップによって製作された審美的条件を満たすプロビジョナルレストレーションにおいて、臼歯部にディスクルージョンを与える舌面形態を付与し、その角度については、神経筋反射機構、顎関節、筋肉、歯牙支持組織の適応状態、また咀嚼、発音などの機能上の適応状態を見極めながら決定すべきである。

　また、臨床的観察から、アンテリアガイダンスの変化に対する適応能力も、極端な急角度を与えた場合や強度のブラキサーを除いてかなり高いものと考えられてはいるが、いずれにしても治療進行中に試行錯誤的に判断されるべきである（☞**92**ページ参照）。

● **表3-3-1　過去に報告されたアンテリアガイダンスの決定法（平均値）**

Kohno & Nakano [31]	前方顆路角から25°を超えない範囲
Mchorris [41、42]	前方顆路角＋5°
Pelletier & Campbell [43]	前方顆路角＋13.5°
Brose & Tanquist [44]	前方顆路角以上

● **表3-3-2　アンテリアガイダンスの4つの決定要素 [45]**

1	Esthetics（審美）
2	Phonetics（発音）
3	Condylar border movements（下顎限界運動）
4	Positional relationship of the maxillry and mandibular anterior teeth（上下顎前歯の位置関係）

アンテリアガイダンスの角度の決定法【a. 術前のガイドを変える必要がない場合】

STEP 1 術前診断用模型を全もしくは半調節性咬合器にマウントする。

STEP 2 術前のアンテリアガイダンスを記録するためのカスタムアンテリアガイドなどの記録を製作する。

STEP 3 形成・印象後、作業模型を咬合器にマウントする。

STEP 4 ガイド歯の歯冠形態のワックスアップを行い、舌側面の形態はカスタムアンテリアガイドを用いて、術前の状態を再現する。

●図 3-3-13　全顎的なう蝕治療と審美的改善を目的に広範囲のクラウン処置を計画した症例

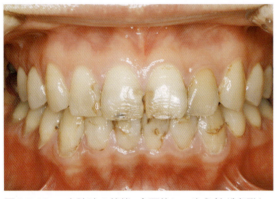
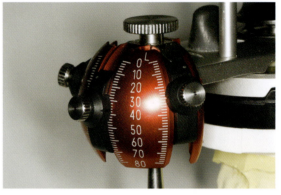

図 3-3-13a　来院時の状態。全顎的に二次う蝕が多発し、根本的なう蝕治療と審美的改善を目的に広範囲のクラウン処置を計画した。

図 3-3-13b　術前の模型を咬合器にマウントし、写真に示したようなパーツを使って、既存のガイドを記録しておく。

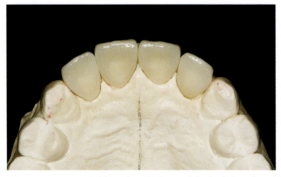
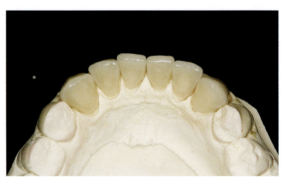

図 3-3-13c、d　術前のガイドが再現された咬合器上の前歯部歯冠補綴物。

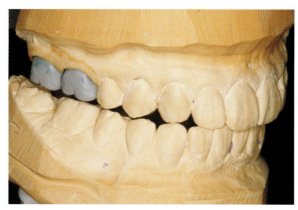 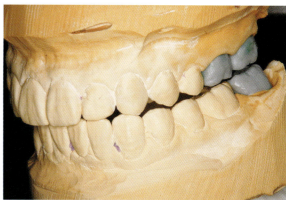

図 3-3-13e、f 上記補綴物を装着後、保存されたガイドと臼歯部歯冠補綴物製作にあたっての咬合器上でのディスクルージョン。

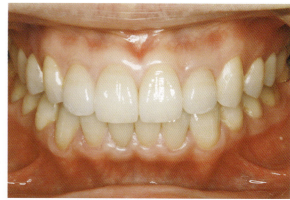

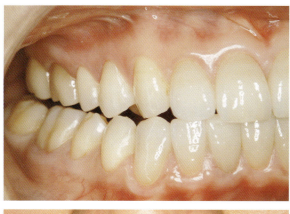 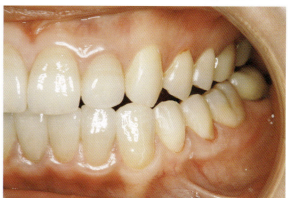

図 3-3-13g〜k 術後の状態。審美・発音・ディスクルージョンが確保されたアンテリアガイダンス。術前のガイドが保存されている。

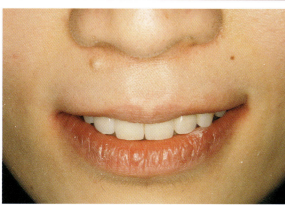 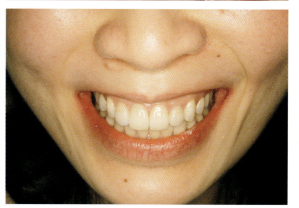

アンテリアガイダンスの角度の決定法【b. 術前のガイドを変える必要がある場合 ①】

STEP 1 術前診断用模型を全もしくは半調節性咬合器にマウントする。

STEP 2 診断用模型の前歯部を形成し、診断用ワックスアップを行う。

STEP 3 咬合器を偏心運動させ、まず臼歯部が明瞭に離開することを確認後、審美・発音の指標を考慮した診断用ワックスアップを行う。

STEP 4 診断用ワックスアップによって決定したアンテリアガイダンスを、カスタムアンテリアガイドに記録し、これに従ってプロビジョナルレストレーションを製作する。

STEP 5 口腔内でプロビジョナルレストレーションのアンテリアガイダンス、形態、審美性を評価する。最低1～2週の間に必要に応じて調整し、患者が適応することを確認する。

STEP 6 再びアルジネート印象を行い、上下顎石膏模型を製作後、これを基にカスタムアンテリアガイドを製作する。

STEP 7 上顎最終補綴物のガイド歯舌側面、または頬側咬頭内斜面の形態をカスタムアンテリアガイドを用いてワックスアップし、対合歯切縁または咬合面の性状に応じて、メタルまたはポーセレンで仕上げる。

●図 3-3-14　過去に受けた審美補綴治療のやり替えを行った症例

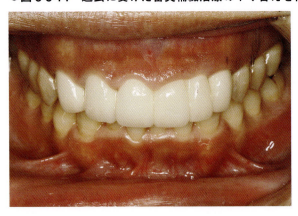

図 3-3-14a　来院時の状態。患者は過去の審美補綴治療のやり変えを主訴に来院した。

STEP 1〜4

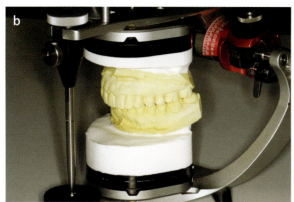
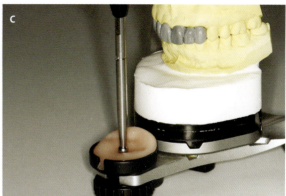
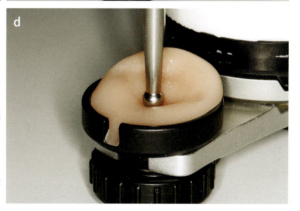

図 3-3-14b 咬合器にマウントされた術前診断用模型。

図 3-3-14c 診断用ワックスアップによって変更したアンテリアガイダンスを保存するため、カスタムアンテリアガイドを製作する。レジンが硬化する前に咬合器で各偏心運動を行い、その軌跡を印記する。

図 3-3-14d 咬合器のインサイザルテーブルに製作されたカスタムアンテリアガイドに従い、プロビジョナルレストレーションの（切縁の位置を決定し）舌面形態を製作する。

STEP 5

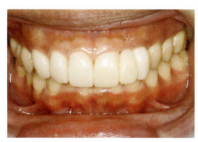
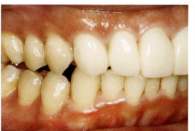
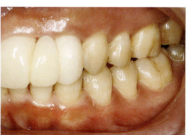

図 3-3-14e 診断用ワックスアップを基に製作されたプロビジョナルレストレーションを装着した最大咬頭嵌合位と、側方運動。右側方運動ではディスクルージョンが得られているが、左側方運動では十分なディスクルージョンが得られておらず、チェアーサイドでアンテリアガイダンスを急角度に調整した。

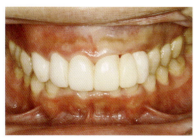
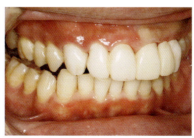
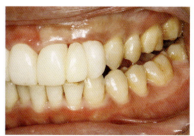

図 3-3-14f アンテリアガイダンスを変更したプロビジョナルレストレーションを2週間使用した状態での最大咬頭嵌合位と、左右側方運動時の状態。ディスクルージョンが得られている。

アンテリアガイダンスの角度の決定法【b. 術前のガイドを変える必要がある場合】は次ページに続く

CHAPTER 3 グローバルスタンダード咬合理論の構成要素

アンテリアガイダンスの角度の決定法【b. 術前のガイドを変える必要がある場合 ②】

STEP 6

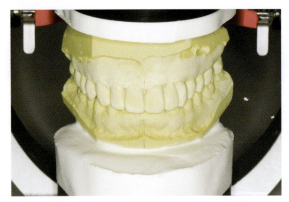
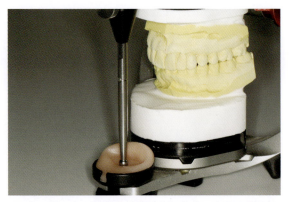

図 3-3-14g、h 一定期間、口腔内で使用し、新たなアンテリアガイダンスへの適応が確認された後、参考用模型を製作し咬合器マウントを行う。最終的に口腔内で形態づけられた上顎前歯舌面形態（と切縁の位置）をカスタムアンテリアガイドとして保存する。

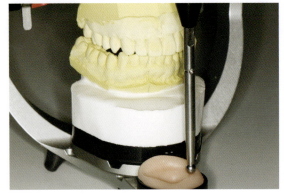
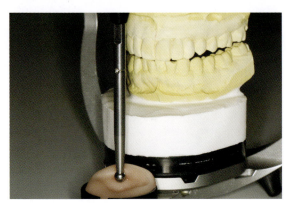

図 3-3-14i 左側方運動時のディスクルージョンとカスタムアンテリアガイドの成形。

図 3-3-14j 前方運動時のディスクルージョンとカスタムアンテリアガイドの成形。

STEP 7

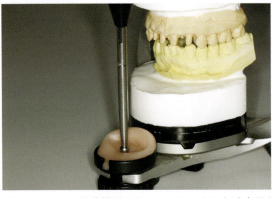
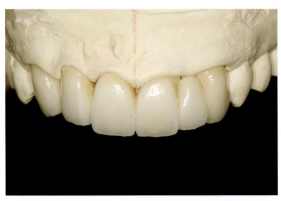

図 3-3-14k、l 作業模型をクロスマウントした咬合器と、そのカスタムアンテリアガイドに従って舌面形態を付与して製作された最終補綴物。

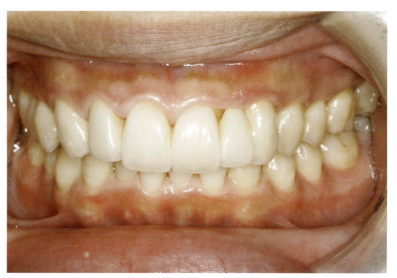
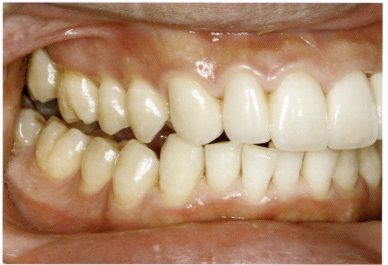
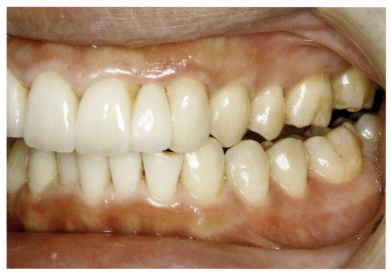

図 3-3-14m 〜 o 術後の口腔内写真。審美・発音・ディスクルージョンの条件を満たし、アンテリアガイダンスは生体の許容範囲内の変化に留められている。

CHAPTER 3　グローバルスタンダード咬合理論の構成要素

Chapter

3
4

咬合高径

　一般的に咬合高径といえば、Vertical dimension of occlusion の定義である「最大咬頭嵌合位時の選択された解剖学的もしくはマークされた２点間の距離」を示すと考えるが、米国補綴用語集第９版によると咬合高径に関連する用語がいくつか存在する[6]（図3-4-1）。なぜ複数の関連する用語が存在するのか、まず過去に咬合高径がどのように語られてきたのかをレビューしたい[46]。

　1771 年、Hunter は、「他関節と同様に顎関節が作動しようとする時にはその筋肉や靭帯は緊張し、睡眠時には均等にリラックスした状態になるのが自然である」と主張した[47]。そして Wallisch は 1906 年に、「下顎位とはすべての筋肉動作のない無抵抗に吊るされた状態」と、はじめて生物学的な下顎安静位を提唱する[48]。それを受け、Niswonger は 400 名を対象に軟組織測定を行い、85%の対象者に下顎安静位で 3.175mm の顎間距離が生じたことから、「下顎安静位は一生涯一定で、この理論から人間の顔面の高さは一生不変である」と主張した[49, 50]。同時期に Costen は、「その下顎安静位から得られた咬合高径は生涯一定であるべきで、安静位を超えて咬合高径を増大させると筋の過緊張を起こし、顎関節・筋肉・歯牙および歯周組織に何らかの障害を及ぼす可能性がある」と報告した[51]。

　その後、多くの研究者が「下顎安静位・咬合高径は不変なのか」、もしくは「どの程度咬合高径を増大できるか」など、咬合高径をテーマとする議論がスタートする。

● 図 3-4-1　米国補綴用語集第９版にみる咬合高径に関する用語

- **Vertical dimension**
  the distance between two selected anatomic or marked points (usually one on the tip of the nose and the other on the chin), one on a fixed and one on a movable member

- **Vertical dimension of occlusion**
  the distance between two selected anatomic or marked points (usually one on the tip of the nose and the other on the chin) when in maximal intercuspal position

- **Speaking space**
  the space that occurs between the incisal and/or occlusal surfaces of the maxillary and mandibular teeth during speech

- **Rest vertical dimension**
  the postural position of the mandible when an individual is resting comfortably in an upright position and the associated muscles are in a state of minimal contractual activity

- **Interocclusal distance**
  the distance between the occluding surfaces of the maxillary and mandibular teeth when the mandible is in a specified position

1 安静位は不変なのか、それとも変化するのか

　Niswonger が下顎安静位の不変性を報告した後、その理論を支持する多くの研究・調査が報告された。

　例えば、Brodie は生後 3 か月から 8 歳の子どもを対象にその頭蓋発育を研究し、「下顎の位置は筋肉の緊張により一定に維持される」と述べた。また Thompson は、頭部エックス線規格写真を用いた 8 年のフォローアップ研究から安静位時に平均 2 ～ 3 mm の顎間距離を認め、「その安静位は歯の存在に関わらす安定している」と報告した[52～57]。

　一方、Atwood は長期間の総義歯患者に対する頭部エックス線規格写真を用いた研究から、安静位は頭位・歯の欠損・補綴物の有無・心理状態などによって影響を受けると報告した。他にも頭部エックス線規格写真を使用した多くの研究が同様の結果を報告し、下顎安静位・咬合高径の不変性についての疑念が多くの文献によって支持されるようになった[58～60]。

2 咬合高径の増大は咀嚼システムに影響を与えるのか

　いくつかの動物実験にて、歯を覆い咬合を挙上することによる咬合高径の増大が咀嚼システム（例えば顎関節・咀嚼筋・歯周組織・歯）に影響を与えるかが研究されてきたが、いずれも「極端な量の挙上でなければ、比較的小さな変化を示すものの、最終的には咀嚼システムに適応反応が起きる」と報告されている[61、62]。

　倫理的な観点から数に限りがある人間を対象とした実験では、Christensen と Carlsson が全部被覆型と部分被覆型のスプリントを使用し、見かけ上の咬合高径を増大して実験を行っている。その結果によると、「ともに頭痛・クレンチング・グライディング・筋肉と関節の疲労感・歯の痛み・咬頬・咀嚼障害・発音障害が初期に生じた」とのことであった。しかしながら、Carlsson らは 6 人の対象者のうち 1 人を除いて、「そのすべての症状は 1 ～ 2 日で消失した」と述べている。同様に、Rosas らは総義歯を使用し、咬合高径を 7 mm 低下させたグループと増大させたグループを調査しているが、Christensen らの研究とほぼ同様の結果を報告している[63、64]。

　これらの研究は統計学的に不十分ではあるが、「咬合高径の増大が咀嚼システムに影響を与え、何らかの症状を発症する」という Costen の仮説を支持する十分な根拠は存在せず、Carlsson が主張するように、動物実験同様、人間の咬合高径増大に対する適応能力がその影響を上回る可能性を示唆しているといえる。

3 グローバルスタンダードにおける咬合高径の概念

 Chapter 1で述べたとおり、有歯顎者では歯の萌出を伴う顎顔面の成長と歯槽骨形成により、上下の歯が互いに咬合するまで垂直的に成長する。その安定した咬合接触関係が失われると、大抵の場合、咬合平面を超えた歯の挺出につながる。この現象は有害な咬合干渉や顎顔面筋肉によって増長される。一般的に、歯の咬耗が進むにつれてその歯の挺出と歯槽骨の挺出が並行して生じ、閉口筋の収縮した長さによって生理学的に咬合高径は維持されると考えられている[65〜67]。しかし、一生涯において多くの問題が天然歯に起こりうる。例えば、**いくつかの歯は歯周病やう蝕によって失われ、またいくつかの歯は過度の咬耗によってその歯冠を短くし、さらには、誤った歯科治療によってその本来の歯冠長を失うものもある**（図3-4-2）。

 この概念の理解はとても重要である。単に見かけ上補綴スペースが不足している患者や咬合平面にズレがある患者すべてを、形態学的理由から「咬合高径の挙上が必要」と判断するのではなく、「現在の咬合高径が生理的適応範囲を超えて低下しているのか否か」を評価できる診断能力が問われると考える。

 歯科医師は、咬合を再構成する必要があると判断した場合、「その咬合高径が生理的に患者に受け入れられているか」を評価し、また「補綴治療上、咬合高径を改変する必要があるのか」を判断して、最終治療において実際に咬合高径を決定しなければならない。

1 咬合高径の評価法

 臨床では、有歯顎および無歯顎患者ともに咬合高径を評価もしくは決定する必要がある場面に遭遇する。そのため、歴史的に安静位を利用する方法が提案され、その安静位

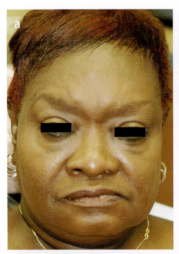
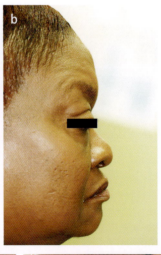

図3-4-2a、b 咬合高径の低下が疑われる顔貌。正面観（a）と側方面観（b）。

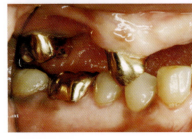
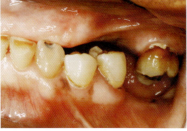

図3-4-2c、d 同一患者の口腔内。複数歯の欠損を認め、歯および歯槽骨の挺出を認める。

から任意に3mm減じて無歯顎患者の咬合高径を模索するよう提案された。しかしながら、前述したとおり、いくつかの文献では「安静位での垂直的距離は天然歯を失った後に明らかに変化する」と主張している。そして、痛みもしくはストレス、上下顎の位置関係、歯槽骨の吸収、姿勢など、さまざまな条件の違いが安静位や咬合高径をわかりにくくし、間違って評価・決定されることにつながるとしている。その変動性と変化に対する人間の適応能力が安静位を利用する方法を疑わしいものとし、基準としては信頼できないものとなる。いい換えれば、安静位により咬合高径を評価するための算定数値化は難しいともいえる。

これまで他の多くの咬合高径の決定・評価方法が提唱、報告されてきた [50、52、56、68〜96]（次ページ**表3-4-1**）。しかし、「適正な咬合高径を、すべての患者に信頼を持って決定できる単独の方法は存在しない」というのが現実である。それゆえに、「**1つもしくは1つ以上の方法でおおよその決定を行い、他の方法でその適正を評価して、必要があれば調整し最終決定する**」というのが適当であると考えられている。また、「咬合高径にはある一定の範囲というものが存在し、閉口筋の収縮の長さで制限される侵されない終点のようなものかもしれない」と考えられているのも事実である。

見境ない咬合高径の増大は咀嚼時の筋力を増加させ、患者の神経筋反射機構は咬合面を元の状態に、あるいは咬合高径を生理的な状態に戻そうと働くかもしれない。逆に、あまりに低い咬合高径が適応された場合は、不適切な閉口力が生じるかもしれない。つまり、その高低にかかわらず、範囲を超えた咬合高径は咀嚼筋の機能や顔面のプロポーションを変え、通常の舌機能や発音機能に影響を与えるかもしれないというリスクを忘れず、慎重に咬合高径を評価・決定しなければならない [97]。

2 咬合高径の評価の実際

無歯顎もしくは有歯顎患者において欧米でもっとも一般的に使用されている歯の三次元的位置の評価法（咬合高径の評価）は、クローゼストスピーキングスペース（Closest speaking space：最小発音空隙）であり、「安静空隙や顎間距離とあわせて複合的に判断する」ことがスタンダードである [49、58、75、82、93]。なぜなら欧米では、摩擦音や歯擦音を発音する際のクローゼストスピーキングスペースは、「安静位を使った方法に比べ、より信頼でき安定している」と考えられているからである。一般的に、上顎切歯の長さ・位置は、口唇のプロファイル（側面）・歯の露出度・摩擦音発声時の下唇ウエット‐ドライライン（Wet-dry line）への接触によって決定されるが、口唇の長さ・性別・年齢・不正咬合などによってバリエーションが生じる [98]。それに対し、歯擦音（S音）発声時に下顎が下方かつ前方に移動して作られるクローゼストスピーキングスペースは、大抵の場合、上下切歯間で垂直的にも水平的にも1mm以下である。このスペースを観察することで、下顎切歯の垂直的・水平的位置を知る糸口とする[*1]わけである [86]。

しかし、下顎後退患者では、「クローゼストスピーキングスペースを計測する際により大きな水平的移動をする傾向があり、咬合高径を計測する際には顎間距離が大きくなる傾向がある」といわれている。反対に下顎前突患者では、最小の水平的および垂直的移動と、最小の顎間距離を示す傾向が存在する [97]。

[*1] このような評価法を使用する際、有歯顎患者においては、上下前歯の垂直的・水平的位置関係や、歯牙接触を必要とするアンテリアカップリングやアンテリアガイダンスの必要性を考慮すべきであるが、無歯顎患者には必要のないポイントかもしれない。また、「日本語には歯擦音が存在しない」という事実を指摘されるかもしれないが、筆者は『サ行』か『シュー』といった音を患者に発音させることで、1つの参考にしている。

CHAPTER 3　グローバルスタンダード咬合理論の構成要素

● 表 3-4-1　咬合高径の評価法（参考文献 50、52、56、68 〜 96 より作成）

抜歯前の顔貌記録の採得	Turrell（1955）	抜歯前の最大咬頭嵌合位の上唇小帯と下唇小帯の距離を計測。
抜歯前の顔貌形態の複製	Swenson（1959）	クリアレジンによる下顔面の複製。
	Olsen（1964）	石膏を使用し顔面正中の cut-out 模型を製作。
	Turner（1969）	パントグラフを使用し、顔面正中の豊隆を描写。
顔面計測	Goodfriend（1933） Willis（1935）	咬合状態の鼻下点から下顎先端までの距離は、瞳孔から口角までの距離に等しい。後に Harvey（1948）、Bowman and Chick（1962）によって不正確性が示唆される。
	Wright（1939）	抜歯前の記録がない場合には、患者の抜歯前の写真から瞳孔間と眉から顎までの距離を計測し、現在の計測値と比較する。
	McGee（1947）	1：瞳孔 - 口角間距離　2：眉間－鼻下点間距離　3：安静時の口唇の口角間距離は、咬合高径と相関する。
	Pleasure（1951）	鼻とあごに人工的ランドマークを貼りつけ、下顎安静位と最大咬頭嵌合位のランドマーク間距離を測定。最大咬頭嵌合位と下顎安静位のランドマーク間距離の差が顎間距離であり、約 3 mm であった。顎間距離はすべての患者で同じではなく、1.5 〜 6 mm の範囲であった。
	Hurst（1962）	天然歯列の口唇の長さ、上顎中切歯の垂直的位置、最大咬頭嵌合位の相関に基づく方法を提案。
生理的安静位 （下顎安静位・顎間距離の普遍性を支持）	Niswonger（1934）	顎中央点から人中・鼻中隔交点までの距離を測定し、3.175mm の下顎安静位での顎間距離を被験者 400 名のうちの 85％で発見。
	Brodie（1941, 1942）	生後 3 か月〜 8 歳までの小児における頭蓋の発達を研究し、下顎位の普遍性は筋肉の張力によって維持されていると報告。
	Thompson （1942, 1946）	頭部エックス線規格写真を使用した下顎安静位の長期経過観察研究（生後〜 8 歳）を報告。下顎安静位は安定しており、平均の顎間距離は 2 〜 3 mm で、歯の有無に影響を受けないと報告。
生理的安静位 （下顎安静位の普遍性を否定）	Atwood（1956）	下顎安静位の不安定さ、咬合接触を取り除いた後の安静時顔面高径の減少を報告。
	Tallgren（1957）	安静空隙によって咬合高径、安静位は変化が生じることを報告。安静時の垂直的高径は、有歯顎、無歯顎の咬合高径の変化に適応すると結論。
	Garnick J & Ramfjord（1962）	実験開始から終了まで（45 分）に、被験者 20 名中 13 名の安静位の変動（平均 1.5mm）を報告。
	Thompson & Kendrick（1964）	22 〜 34 歳の 71 名被験者全員において、1 年以内の安静時高径・咬合高径の有意な変化を報告。
	Sheppard & Sheppard（1975）	下顎無歯顎の安静位は、頭部エックス線規格写真検査後の短時間で変化する傾向があることを報告。
咬合力	Boos（1940）	最大咬合力は下顎安静位で発揮されるという前提から、Boos の Bimeter を開発。最大咬合力を測定することにより咬合高径を決定。
	Boucher（1959）	Boos の Bimeter の使用は、痛み、不安といった精神的影響からも制限を受けるため、Bimeter による咬合力の記録は、咬合高径決定の客観的方法としてみなすことはできないと結論。

患者感覚	McGee（1947）	軟らかいワックスを設置した下顎の咬合堤で上顎咬合堤に咬合させる方法。触覚により、天然歯が存在していた時の開口量を認識できると考えた。患者は低下した咬合高径をより快適であると感じるため、低い咬合高径を記録する傾向があることを発見。
生理的方法：嚥下法	Shanahan（1956）	咬合高径と中心位を決定する生理的方法について記述。嚥下運動中の下顎運動パターンは無歯顎乳児と無歯顎成人と同じであることを示唆。総義歯の製作時、咬合堤上に設置したソフトワックスが嚥下中に低下することで、正確な咬合高径が付与されると考えた。
	Ismail（1968）	無歯顎患者の咬合高径決定に対する嚥下法を評価するため、頭部エックス線規格写真で調査。嚥下法は無歯顎患者の垂直的顎間関係を決定する信頼できる方法として推奨されると結論。
生理的方法：発音法	Silverman（1953）	発音利用法を提唱。最小発音空隙を利用することで、咬合高径のガイドとなり、咬合高径を総義歯に正確に再現できる。また最小発音空隙は再現性が高く、安静空隙の使用と比較すると、利便性が高いと考えた。
	Pound（1976, 1977）	S音の発音を利用して前歯を配列し、咬合高径を決定する方法を記述。困難症例にはAnalytical control chartを応用することを推奨。
	Rivera-Morales（1991）	最小発音空隙の平均分散は安静空隙よりも小さいことを確認したが、数値的な差（0.5mm）は臨床的意義としては小さい値であり、咬合高径の確立や評価に、歯擦音を使用することを強く推奨しないと結論。
審美的外見	Turrell（1968）	外見による咬合高径の推測は、顔面上2/3に対する下1/3との調和、口唇の外形と下唇縁からオトガイ縁までの皮膚のみえかた、Labiomental angleに基づく。
Open-rest method	Douglas and Maritato（1965）	咬合高径の確立にOpen-rest methodを提唱。下顎をOpen-rest position（リラックスした口呼吸位）にした患者の抜歯前頭部エックス線規格写真から、咬合堤の小臼歯部において上顎は口角より3mm上方に、下顎では口角より2mm下方であるべきことを示唆。
頭部エックス線規格写真	Pyott（1954）	無歯顎患者の頭部エックス線規格写真を撮影し、NasionとPogonionの距離から下顎安静位高径を計測。
	Atwood（1966）	下顎安静位の決定に頭部エックス線規格写真を利用した方法がもっとも正確であると報告したが、測定値の多様性についても報告。
	Ellinger（1968）	上下顎粘膜翻転部の粘膜上にエックス線不透過ペーストを注入し、側貌頭部エックス線規格写真による天然前歯と口唇粘膜の関連性の研究を提案。上顎切歯切端から粘膜翻転部までの距離が平均20mm、下顎では平均16.33mmであった。
患者の模型分析	McGrane（1949）	患者の模型を計測し、上顎中切歯切端から上唇小帯に接する唇側前庭までの距離が22mmであり、下顎では18mmであったことから、患者に対し40mmの咬合高径を設定。
	Fayz（1987）	最大咬頭嵌合位の天然歯列患者の印象から、上下顎間粘膜翻転部の深さを計測。McGraneの報告よりも小さい測定値を報告。理由として、McGraneの研究では前歯のオーバーバイトが測定されていなかったこと、印象の圧迫により粘膜が移動したことを示唆。

CHAPTER 3　グローバルスタンダード咬合理論の構成要素

　また、他の成長・発育異常が開咬を生じたり、高いもしくは低い FMA（下顎下縁平面角 Mandibular plane angle：下顎下縁平面とフランクフルト平面のなす角）値を示す患者はよりわかりにくい計測結果を生じたりする。一般的に低い FMA 値を示すいわゆる Angle 2級2類患者は、より大きいアンテリアガイダンスと大きい筋力を示し、咬合高径が増加する傾向を制限すると考えられている。また、高い FMA 値を示す患者は、開咬に近い傾向があり、筋力は小さく、アンテリアガイダンスやアンテリアカップリングの視点から不利な状況とも考えられる [99、100]。

　いずれにしても、前述したとおり咬合高径は複数の方法によって評価・決定がなされるべきである。特に、上記のような複雑な症例においては、その組み合わせや優先順位を変更するなど柔軟な対応が求められる。

　以下は、筆者が咬合高径の決定に際してもっとも頻繁に使用している方法であるので参考にしてほしい（**図 3-4-3、3-4-4**）。ただし、改めて強調しておきたいが、症例によって**表 3-4-1** に示すあらゆる方法を臨床で活用している。

　　1．安静空隙：フリーウェイスペース（Freeway space）
　　2．審美的顔面サポートの判断
　　3．発音時の観察：クローゼストスピーキングスペース

● 図 3-4-3　インプラント治療を含む全顎的補綴治療が計画された患者

来院時の状態

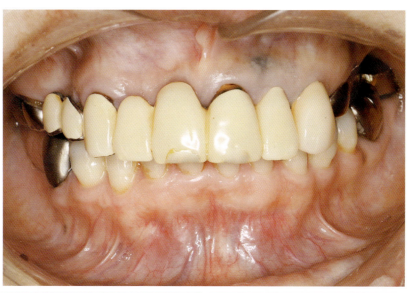

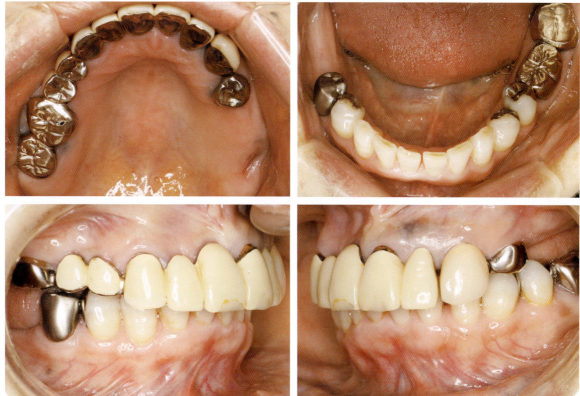

図 3-4-3a 〜 e　来院時の口腔内の状態。上顎残存歯はすべて失活歯であり、歯肉縁下に及ぶ二次う蝕が認められた。7 6|以外は、残存歯質量が少なく、感染も著しく、患者との協議の結果、抜歯を選択し、欠損部にはインプラントを応用する治療を計画した。

図 3-4-3 は次ページに続く

CHAPTER 3　グローバルスタンダード咬合理論の構成要素

咬合高径の評価（現行の咬合高径を維持したプロビジョナルレストレーションが装着された状態での評価）

【1．安静空隙：フリーウェイスペース】

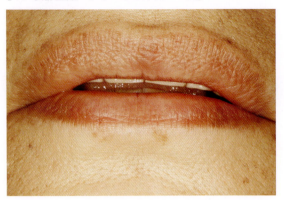

図 3-4-3f　上下顎前歯部に約 5 mm の空隙が確認された。

【2．審美的顔面サポートの判断】

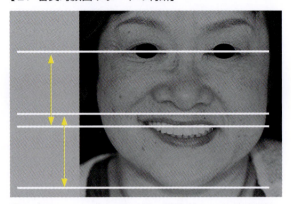

図 3-4-3g　いわゆる Willis 法（瞳孔線と口角を結ぶ線との距離と、鼻下点とオトガイ下点を結ぶ線との距離が一致するという法則）を筆者は好んで使用する。本症例では、上顔面と下顔面の差はほとんどなかった。

【3．発音時の観察：クローゼストスピーキングスペース】

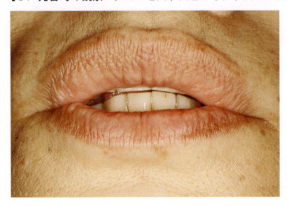

図 3-4-3h　『ミシシッピー、シュークリーム、さしすせそ』など、実際に発音してもらい参考にする。約 2 mm の空隙を観察することができる。

咬合高径の仮決定

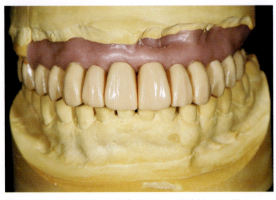

図 3-4-3i　咬合高径の総合的評価・判断として約 1 mm 低下していると仮決定し、中心位でマウントされた咬合器上で実際に咬合高径を挙上し、2つ目のプロビジョナルレストレーションが製作された。5̲+̲7 および 7̲6̲| はインプラント治療が施された。

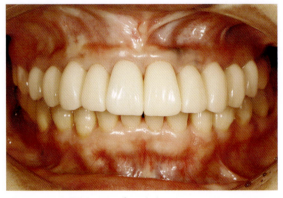

図 3-4-3j　新製されたプロビジョナルレストレーションを患者に装着し、実際に使用することで、挙上された咬合高径が臨床的に受け入れられるかどうかを確認する。

咬合高径の決定

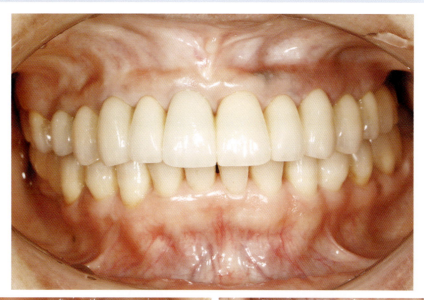

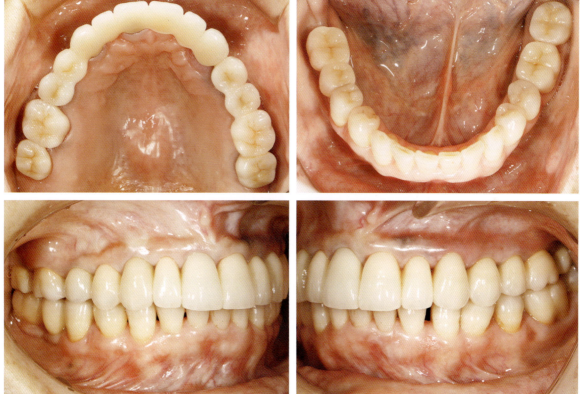

図3-4-3k〜o 新製されたプロビジョナルレストレーションで適応が確認され、新しく挙上された咬合高径で製作された最終補綴物。

CHAPTER 3　グローバルスタンダード咬合理論の構成要素

● 図 3-4-4　総義歯による咬合再構成が計画された患者

咬合堤の試適と上顎咬合堤の修正

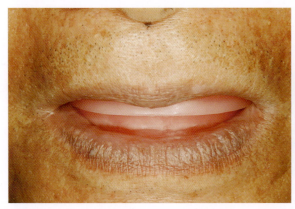
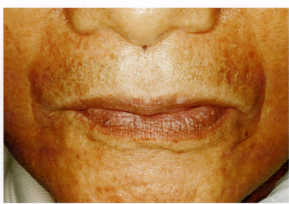

図 3-4-4a、b　解剖学的ランドマークを参考に、平均的な高さを考慮して製作された咬合堤の試適。リップサポート、前歯部の露出度などを確認し、上顎咬合堤の修正から始める。

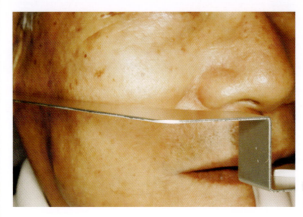

図 3-4-4c　咬合平面基準板を使用し、上顎咬合堤の修正を進め、仮の仕上げを行っていく。

咬合高径の決定および上下顎の咬合堤の修正

【1．安静空隙：フリーウェイスペース】

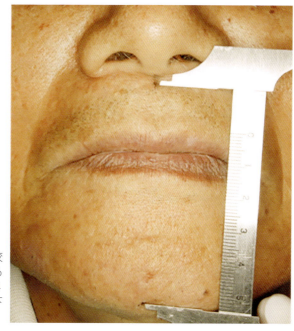

図 3-4-4d　鼻下点とオトガイ部にマーキングを行い、咬合時と安静時の距離を計測し、その差を安静空隙とする（口唇を閉じて、周囲の筋肉・皮膚を安静に）。約2〜4 mm の空隙を確認できるよう、他の評価法を含め、上下顎咬合堤を修正しつつ咬合高径を決定していく。

【2．審美的顔面サポートの判断】

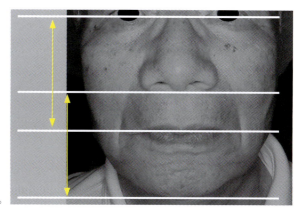

図 3-4-4e　Willis 法の応用（表 3-4-1 参照）。

【3．発音時の観察：クローゼストスピーキングスペース】

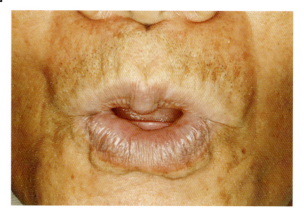

図 3-4-4f　咬合堤が安定することが条件ではあるが、可能なかぎり発音時の顎間距離を観察し、咬合高径の決定に役立てる。

図 3-4-4 は次ページに続く

決定した咬合高径の確認

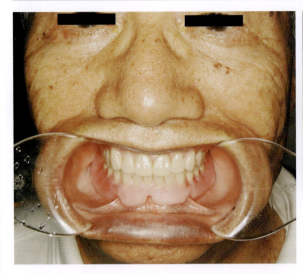
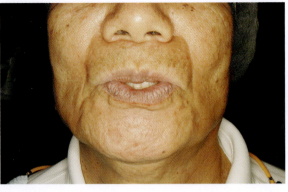

図3-4-4g、h　ろう義歯試適時、決定した咬合高径の確認を行う。人工歯が排列されたことで発音時の観察もより行いやすくなる。

総義歯の完成

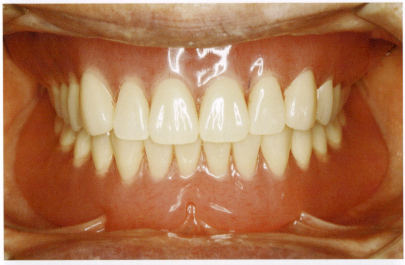
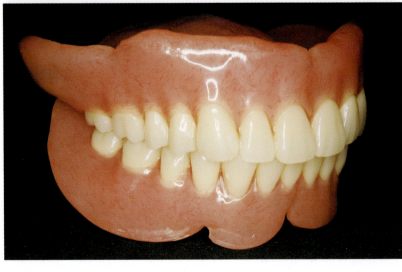

図3-4-4i、j　適正な咬合高径が3つの評価法で複合的に決定され、完成した総義歯。

歯冠形成

CHAPTER 4　歯冠形成

Chapter 4-1　歯冠形成を成功に導くための原則

　歯冠形成とは、口唇・頬に囲まれ、さらには舌が存在し、なおかつ気道に近いという特殊で限られた空間のなかで、硬組織である歯を一定の形態に整形するという、きわめて正確性を要求される不可逆的な外科処置である（図4-1-1〜4-1-3）。高速切削器具や照明装置の発達によって歯冠形成は以前と比べかなりやりやすくなったとはいうものの、難易度の高いストレスを伴う治療手技であることに変わりはない。

　歯冠形成手術は補綴治療結果の成否、つまり支台歯の予後、歯髄に対する影響、歯周組織への影響、審美的結果などに決定的な影響を及ぼすことになる。ここではまず、歯冠形成を学ぶにあたり、歯冠形成を成功に導くための原則として考慮すべき3つの条件から述べる（図4-1-4）。つまり、生物学的条件、機械的条件、審美的条件についての理解が補綴治療結果の成否を決定するといっても過言ではないと考えている。

● 図4-1-1　口唇・頬に囲まれる環境

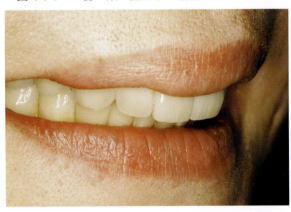

図4-1-1　口唇・頬・舌・咽頭・気道に覆われた難しい環境で、条件を満たす歯冠形成が行われてはじめて、治療の成功、もしくは患者の満足が得られる。

● 図4-1-2　限られた空間で行われる歯冠形成

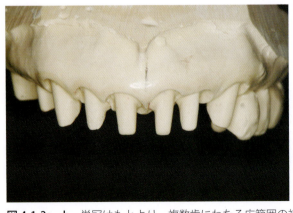 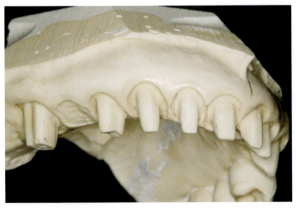

図4-1-2a、b　単冠はもとより、複数歯にわたる広範囲の補綴治療には、さらに難易度の高いストレスを伴う歯冠形成が求められる

● 図 4-1-3　舌・気道・咽頭などにも配慮する必要がある広範囲な歯冠形成

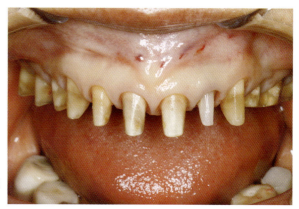

図 4-1-3　全顎的補綴治療の再治療を余儀なくされ、適切で正確な形成を完了した口腔内写真。

● 図 4-1-4　歯冠形成を成功に導くための原則

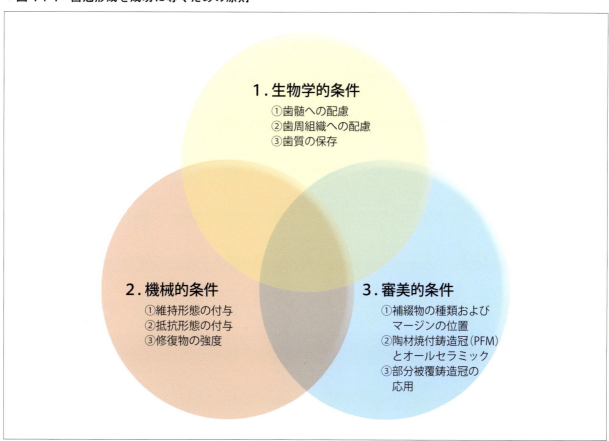

CHAPTER 4　歯冠形成

1　生物学的条件

歯冠形成において考慮されるべき生物学的条件として、歯髄への配慮、歯周組織への配慮、歯質の保存があげられる。

1　歯髄への配慮

過熱、化学的刺激、細菌などが原因となって不可逆性の歯髄炎を引き起こす可能性がある[1]。

Soheininら[2]はネズミを用いた歯髄内温度上昇の影響に関する実験により、5～7℃の温度上昇により毛細血管の透過性が増し、46℃以上になると血栓や鬱血などの不可逆的変化を起こすと報告している。また、ある種の歯科材料（止血剤・ベース材・修復用レジン・合着材）の化学作用によって歯髄損傷を引き起こすことがある。さらに、残留細菌や修復物装着後の微小漏洩による細菌感染を起こす場合もある。歯科医師は歯冠形成時の歯髄の温度上昇を抑えるような器具・術式を選択し（**表4-1-1および4-1-2、図4-1-5**）、適切な使用薬剤の選択、う蝕処置の遂行、およびできるだけ再感染の可能性が少ない補綴治療を実行する技術を身につける必要がある[3]。

● 表4-1-1　歯髄の温度上昇に関わる因子

1．窩洞の深さ
2．バーの回転速度
3．バーのサイズ
4．バーの形と性状
5．バーの圧と方向
6．バーの接触時間
7．術野の湿度
8．冷却方法と注水の方向
9．切除部位の性状

● 表4-1-2　歯髄に配慮した形成

1．歯質の削除量は最小限とする
2．高速で形成、低速で仕上げる
3．残存象牙質の厚さは0.5mmまで
4．形成は必ず注水下で行う
5．バーの動かしかたはブラシストローク
6．注水は2方向以上から正確に行う
7．歯質の過乾燥に注意する
8．エアーシリンジを過度に用いない
9．生活歯形成面に薬剤をできるだけ用いない

● 図4-1-5　歯冠形成時の歯髄の温度上昇を抑えるような器具・術式

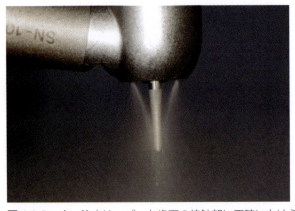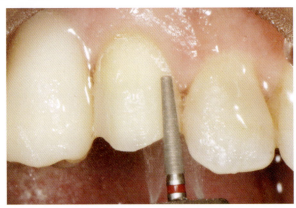

図4-1-5a、b　注水は、バーと歯面の接触部に正確に向けられていなければならない。

2 歯周組織への配慮

歯冠形成時の歯周組織へ配慮すべき点として、マージンの位置・形態・適合があげられる。

1）マージンの位置

前提として、歯周組織はいわゆる歯周基本治療によってプラークコントロールが確立され、炎症がない健康な状態であるべきである。そして、可能であればマージンは歯肉縁上に設定するべきである。歯肉縁上マージンの利点として、

1. 軟組織を損傷させずに容易に仕上げることができる
2. プラークのない状態に保ちやすい（二次的感染の予防）
3. 印象採得が容易で、軟組織に損傷を与える可能性が少ない
4. 装着時、リコール時に修復物の評価が容易である

などがあげられる（図 4-1-6）。

実際の臨床においては、歯肉縁下う蝕の存在、旧修復物マージンの位置、歯冠高径が低い、審美的要求など、マージンを歯肉縁下に設定せざるを得ない場合もある。歯肉縁下マージンを形成する際は、圧排糸を歯肉溝に挿入するなどして、辺縁歯肉の損傷を防止する（図 4-1-7、4-1-8）。

そして、生物学的幅径についても考慮し、形成限界は歯肉溝底部から 0.5mm 以上離すことが推奨される[4]（図 4-1-9）。

● 図 4-1-6　歯肉縁上マージンの歯冠補綴物

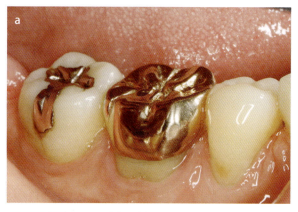

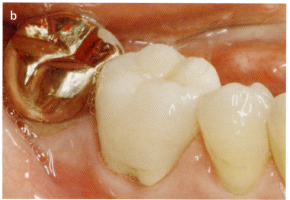

図 4-1-6a、b　下顎第一大臼歯に応用されたゴールドクラウン（a）とオールセラミッククラウン（b）。ともに歯肉縁上マージンで形成されている。

CHAPTER 4　歯冠形成

● 図 4-1-7　圧排糸を巻いて歯肉縁下マージン形成を行った症例

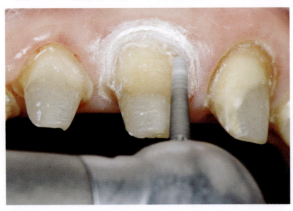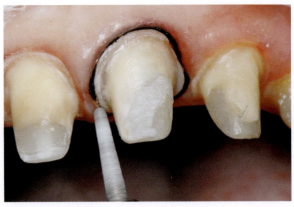

図 4-1-7a、b　審美的理由で歯肉縁下マージンを適応する上顎前歯部の形成。形成用圧排糸は、白い歯質とコントラストを得るような濃い色のものを選択するとよい。

● 図 4-1-8　歯周組織に配慮した歯冠形成

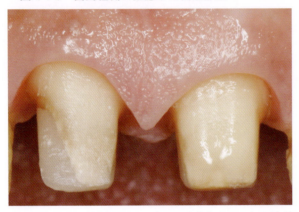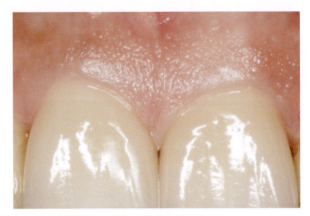

図 4-1-8a、b　歯肉縁下マージンの形成時は、できるだけ辺縁歯肉の損傷を避け、健康な歯肉を維持する。

● 図 4-1-9　Biologic width

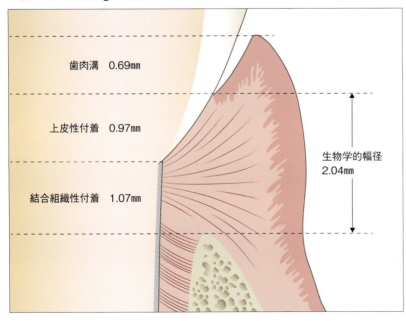

図 4-1-9　形成マージンは、左図が示す生物学的幅径を侵襲する深さまで縁下にしてはならないという大原則が存在する。

116

2）マージンの形態

　これまでマージン形態について多くの分析・議論がなされ、さまざまな形態が提唱されてきた。また、選択する補綴物に対し、それぞれに適応する形態も検討されてきた[5]。結論から述べると、ある特定の形態がそれ以外の形態と比較し臨床的に優れるという科学的根拠は存在しない。Goodacreら[6]の報告では、全部被覆鋳造冠のマージン設計は、クラウンの種類、審美的要求、形成の容易さ、術者の経験に基づき選択されるべきとしている。Fujimotoは図4-1-14にあるようなマージン形態を選択している。

　そのなかで、歯周組織への配慮としてもっとも避けなければならないことは形成量不足と考える。形成量が少ないことは、歯質に対しては保存的であるが、マージン部では十分な厚みが確保できない。歯科技工士はワックスパターンを変形させずに取り扱うために、本来のカントゥアよりも厚みを持たせる必要に迫られ、歯肉に炎症を引き起こす可能性のあるオーバーカントゥアの修復物になることが多い[7]。それゆえに、全部被覆鋳造冠や陶材焼付鋳造冠の金属マージン部に関しては、フェザーエッジ型やチゼルエッジ型より、明瞭で確認しやすく、修復材料の十分な厚みと解剖学的に適切なカントゥアが付与できるシャンファー型が適していると考える。ただし、シャンファー型の形成時には、遊離エナメル質を残さないよう注意が必要であることを忘れてはならない（図4-1-10、4-1-11）。

●図4-1-10　シャンファー型で形成された支台歯

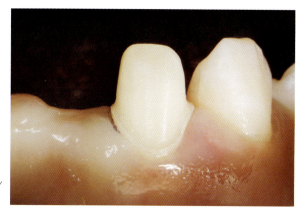

図4-1-10　均一のマージン幅で連続性が保たれた適切なシャンファー型のマージン形成。

●図4-1-11　遊離エナメル質の確認と除去

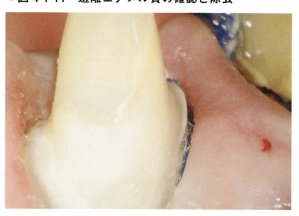 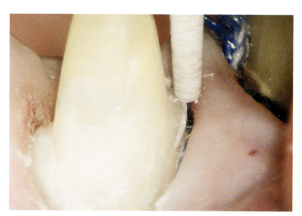

図4-1-11a、b　遊離エナメル質の確認は、水分を十分に乾燥し、あらゆる角度からマージンを覗き確認、除去する。

3）マージンの適合

口腔内に合着された修復物と歯が接合するマージン部は、本質的に面が粗造なためプラークが堆積しやすく、常に二次う蝕や歯周疾患の発生する可能性がある部位である。それゆえに、マージン精度が精密であればあるほど、二次う蝕や歯周疾患が生じる可能性が低くなることが示唆されている[8]。形成が適切であれば、熟練した歯科技工士は模型上において鋳造冠で10μm、ポーセレンマージンで50μm以内の辺縁適合精度でマージンを仕上げることが可能であることがわかっている。また、過去においてマージン精度の臨床的な許容範囲について多くの議論がなされてきたが、現在、文献的には約120μm以下のマージン辺縁適合精度が臨床的に許容される条件として認識されているといえる[9]。

Fujimotoは、上記の生物学的見地はさることながら、咬合の見地から、咬合器上での咬合接触関係を口腔内での咬合関係とできるだけ一致させ、術後の咬合干渉のリスクを可及的に減らし永続性を持った補綴物を提供するためにも、鋳造冠の場合、模型上で20μm、患者の口腔内で50μm以内のマージン辺縁適合を院内におけるクオリティーコントロールのための条件としている（図4-1-12）。ただし、もっとも重要なことはその精度の高さではなく、自身もしくは自院がどの程度のマージン精度を目指すのかを明確にし、治療に関わるスタッフ全員が、なぜ精度を維持する必要があるのか、その実現のために何が必要であるのかを共有することであると考える（図4-1-13、4-1-14）。

● 図4-1-12　精度を追求した補綴物を提供するための精密な技工過程

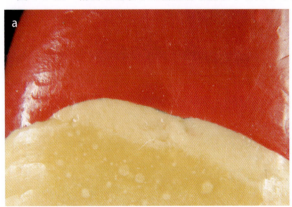 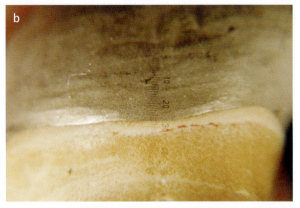

図4-1-12a、b　模型上で20μm以下の辺縁適合を実現するためのワックスアップ（a）と、ダイ上での鋳造体の確認（b）。

● 図4-1-13　精度の高い補綴物の口腔内での辺縁適合チェック

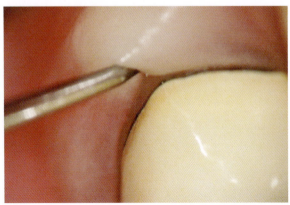

図4-1-13　口腔内で50μm以下の辺縁適合を確認するための探針によるチェック（先端を80μm以下に研磨）。

● 図 4-1-14　マージン形成のポイント（Rosenstiel et al, 2010. より引用改変）

1. マージン形態
   - 全部被覆鋳造冠、部分被覆鋳造冠……シャンファー型
   - 陶材焼付鋳造冠…………………………唇側ショルダー型、舌側シャンファー型
   - オールセラミッククラウン……………ヘビーシャンファー型

2. 形成範囲を拡大しすぎることなく、遊離エナメル質を残さないで形成する

3. 印象面およびダイ上で形成の確認が容易にできる

4. 境界が明瞭で、ワックスパターンを境界に沿って仕上げることができる

5. マージン部分の厚さが適切である
   - 変形させずにワックスパターンを取り扱うことができ、修復物に十分な強度を与えることができる
   - ポーセレンを用いる場合には、修復物に十分な審美性を与えることができる
   - CAD/CAM システムにおいてスキャンしやすい状態となる（図 4-1-15）

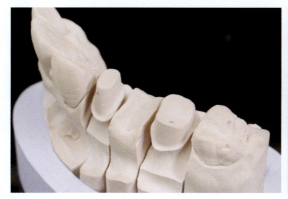
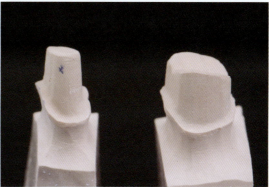
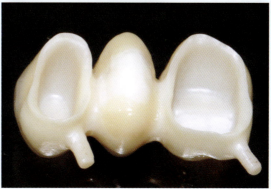

図 4-1-15a〜c　CAD/CAM を使用したクラウンブリッジにおいても、図 4-1-14 で示すようなポイントを押さえる必要がある。

5. 歯質が保存されている（他の条件を満たした上で）

3 歯質の保存

　歯冠形成の基本原則実践の難しさは、歯冠形成の機械的および審美的条件を満たすデザインを維持しながら、なおかつ可及的に歯質の保存に努めなければならないところにある。残存象牙質の厚みと歯髄反応が反比例することや、細胞核から離れていても象牙細胞の突起のあらゆる損傷は象牙質－歯髄の境界面の細胞核に有害な影響を与えるといった報告からも、歯質保存の重要性を確認することができる[10, 11]。特に、生活歯に対して全部被覆冠の形成を行う際は十分注意しなければならない。歯質保存のためのポイントを図4-1-16に示す。

● 図4-1-16　歯質保存のためのポイント（Rosenstiel et al, 2010. より引用改変）

1. 部分被覆鋳造冠の利用

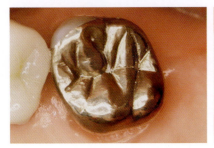

● 天然歯質というもっとも審美的な歯質を部分的にでも残すことができる部分被覆鋳造冠。

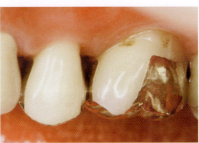

2. 軸面形成の収束角度（TOC）（両側テーパー）

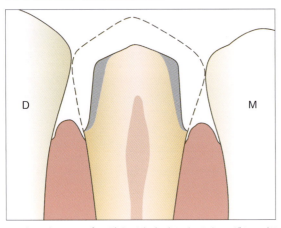

●（TOC）テーパーがより急角度になると、グレー部相当量の歯質が余分に失われる。

3. 歯の解剖学的形態

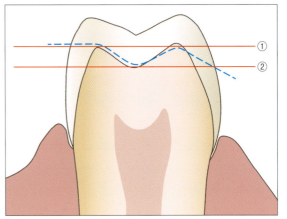

● 咬合面の削除は、修復物の厚さが均一になるように解剖学的形態に従って形成することで、歯質を過剰に削除することなく適切なクリアランスが得られる。

● 咬合面を平坦にすると、
　①クリアランスが十分に得られないか
　②削除量が過剰になる
という結果を招く。

4．着脱方法の選択

- 歯周組織の周囲に残存歯質の厚みが最大限に維持されるように軸面を形成する。例えば、歯の排列が適切ではない場合には、形成のために軸面の形成を傾斜させる。

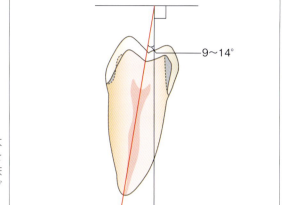

A 着脱方向は歯の長軸方向に一致させるべきである。下顎大臼歯では長軸は舌側に 9～14°傾斜している。下顎大臼歯を下顎咬合平面に垂直に形成してしまうのはよくみられる臨床的誤りであり、不必要に歯質削除量が増える結果となる（グレー部）。

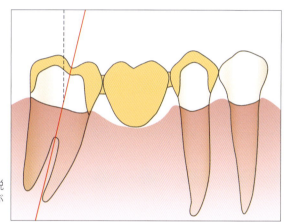

B 大臼歯の近心傾斜など歯列不正の場合は、ブリッジの着脱路を得るために後方支台歯の近心面の削除量を増やす必要がある。

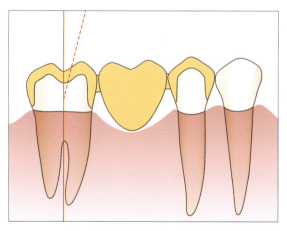

C 形成前に後方支台歯を矯正的にアップライトさせると、より保存的な形成が可能になる。

5．フィニッシュライン（マージン形態）の選択

- 歯冠形成の他の原則と矛盾しない保存的なマージン形態を選択する。

6．マージンの上下的位置の決定

- 形成を不必要に根尖方向に延長するのは避ける。

時として、咬合に対しての配慮および歯の破折防止を考える際、歯質の保存と相反する決断をせざるを得ない場合もある。例えば、完成した修復物に機能的な咬合面形態を付与するのに十分なスペースを得るために歯内療法まで必要になることもあるが、このような状況下では歯質を保存するという原則において妥協しても、補綴物の強度の低下や外傷性咬合によって損傷を受ける可能性を残すよりは好ましい。いうまでもなく、最適な咬合を作り上げるために必要とされる歯質削除量を正確に決定するためには注意深い判断が必要であり、診断用歯冠形成・ワックスアップが不可欠である[5]（図 4-1-17）。

2　機械的条件

固定性補綴物のための歯冠形成において、一定の機械的原則を無視した設計は補綴物の脱離、変形、破折などを招く可能性がある。これらの機械的原則は論理的・臨床的観察から発展したもので、実験的研究によって確認されている。この機械的原則とは、維持形態の付与、抵抗形態の付与、修復物の強度（変形の防止）からなる。

● 図 4-1-17　診断用ワックスアップ

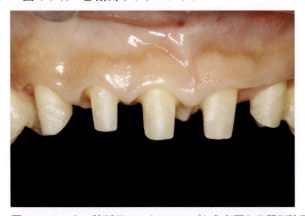 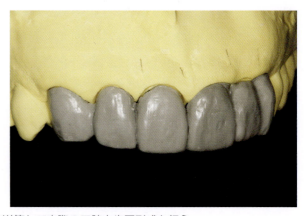

図 4-1-17a、b　診断用ワックスアップから必要な歯質削除量を逆算して実際の口腔内歯冠形成を行う。

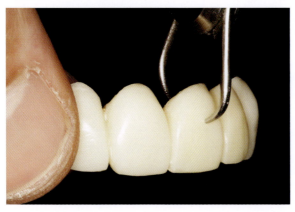

図 4-1-17c　診断用ワックスアップに基づくプロビジョナルレストレーションの厚みの確認。必要な削除が行われているか慎重に判断する。

1 維持形態（Retention form）の付与

　着脱方向に沿う力、いわゆるキャラメルのような粘着性の高い食物を食べた時にかかる力によって修復物が脱離するのを防ぐために必要な形成の特徴を『維持』という。

　セメントは歯と修復物の面どうしが滑ることを防ぐが、合着した片方の面が持ち上がることを防ぐことはできないため、修復物の自由な動きを制限する必要がある。維持には、

- 着脱方向の自由度を制限することによる維持（例としてボルト＆ナット）
- 支台歯表面積の広さによる維持
- 摩擦力による維持

などがあり、歯冠形成においては軸面傾斜（テーパー）、表面積、形成の種類について十分考慮しなければならない（図 4-1-18）。

　Jørgensenら[12]の軸面の傾斜度と維持力に関する実験によると、テーパーが増大す

● 図 4-1-18　維持形態を意識した形成

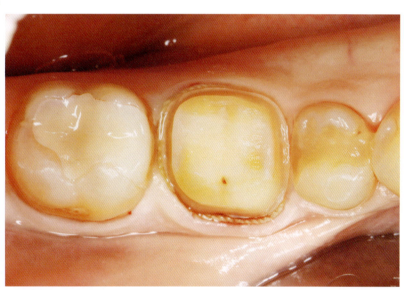

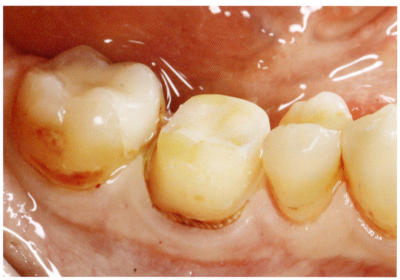

図 4-1-18a、b　アンダーカットもなく理想的な維持形態が付与されている。

CHAPTER 4　歯冠形成

るとそれに反比例して維持力は大きく低下した（図 4-1-19）。ここで注意しなければならないことは、テーパーが小さければ小さいほど維持力は向上するが、同時に形成の難易度も増すことになる、という点である。テーパーがあまりにも小さいと好ましくないアンダーカットを生じる可能性があり、支台歯のアンダーカットは、そのあとの技工操作を考えるともっとも存在してはならない形成の失敗である。

現在、口腔内において現実的に達成されるべきテーパー角度に関してはさまざまな意見が存在する（表 4-1-3）[5、13〜15]。

● 図 4-1-19　維持力と収束角との関係（Jørgensen, 1955. より引用改変）

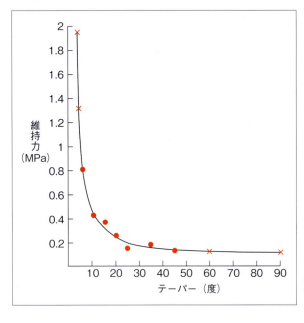

● 表 4-1-3　現在のテキストで推奨されるテーパー角度

Dykema et al	3〜5°
Malone et al	10〜14°
Rosenstiel et al	6°
Shilingburg et al	6°

図 4-1-19　軸壁のテーパーがわずかに増加しても維持力を大きく減少させる（●は実験値、×は実験の範囲外の計算値を示す）。

● 図 4-1-20　部分被覆鋳造冠と全部被覆鋳造冠の維持力の違い（Potts et al, 1980. より引用改変）

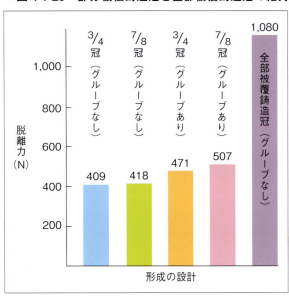

図 4-1-20　全部被覆鋳造冠の維持量は、どのタイプの部分被覆鋳造冠と比較しても高い維持力を示している。

また、修復物の着脱方向が限定されている場合には、修復物の維持は着脱方向の長さに依存しており、形成の高径などの他の因子が同じであれば、維持力は制限されたテーパーを有する軸面の表面積にほぼ比例する。したがって、小臼歯より大臼歯のほうがクラウンの維持力は大きく、全部被覆鋳造冠の維持力は部分被覆鋳造冠の2倍以上になる[16]（図4-1-20、4-1-21）。

● 図 4-1-21　適切な形成が下顎前歯部補綴のために施されている症例

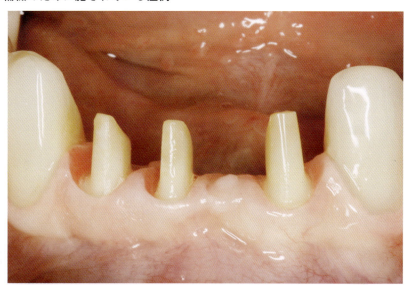

図 4-1-21a　維持形態を十分に考慮した形成。テーパーだけでなく、高径も維持力に影響する。

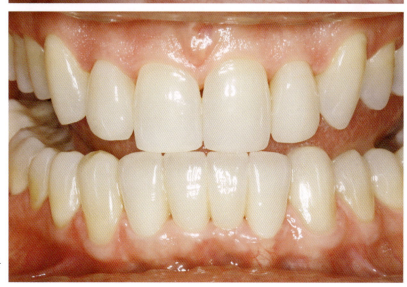

図 4-1-21b　支台歯上に装着された最終補綴物。

2 抵抗形態（Resistance form）の付与

「抵抗形態」とは、修復物の安定を高め、着脱方向以外の軸に沿った脱離に抵抗する形成の特徴と定義される。咀嚼や異常機能運動によって補綴物に加わる可能性のある水平方向や斜め方向の力は、通常維持によって克服できる力よりずっと大きい。したがって、完成した歯冠形成および修復物は歯軸方向の力だけでなく、水平方向や斜め方向の力による回転力にも耐えることができなければならない。臨床的耐久性の観点から、十分な抵抗形態は形成の全般的な維持形態よりも重要かもしれない。

抵抗は、軸面のテーパー、軸面の高さ、マージン部の歯冠幅径の相関関係として表される。すなわち、テーパーの増加、軸面の高さの減少、歯冠幅径の増加により抵抗は減少する[17]（図4-1-22）。実際の臨床では、形成する歯種の幅径を踏まえ、**テーパーと軸面の高さから抵抗を考慮する必要がある。**

ちなみに、Annerstedt[18]の調査によると、歯科医師が行った歯冠形成の平均的両側テーパー（両側軸壁が成す角度）は22.1°だったと報告している。またWeedら[19]は、歯の直径が10mm、軸面の高さが3.5mm、テーパー（両側）22°の時に十分な抵抗を示さなかったと報告し（図4-1-23）、Goodacreら[6]は、すべての歯において許容されるテーパーで形成された場合、適切な抵抗力を発揮するための軸面の高さと歯の幅径の比率は0.4以上が推奨されるとしている（図4-1-24）。つまり、直径10mmの大臼歯の場合、4mmの高さが必要となる。

● 図4-1-22　クラウンのマージン付近を支点に加わる回転力に拮抗する抵抗形態
（Shillingburg et al, 1987. より引用改変）

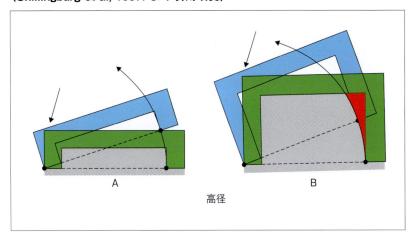

図4-1-22a　クラウンのマージン付近を支点に加わる回転力に拮抗する抵抗形態は、このような模式図で表すことができる。幅径とテーパーが同じであれば、高径が高いBのほうが抵抗力（赤い領域）を持つことを意味する。

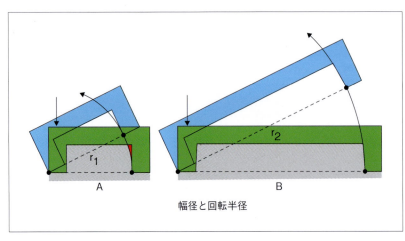

図4-1-22b　高さとテーパーが同じであれば、幅径が小さいAのほうが赤い領域が抵抗形態となって回転力に対して拮抗する。

● 図 4-1-23　幅径と高さ、テーパーによって影響を受ける補綴形態（weed et al, 1984.より引用改変）

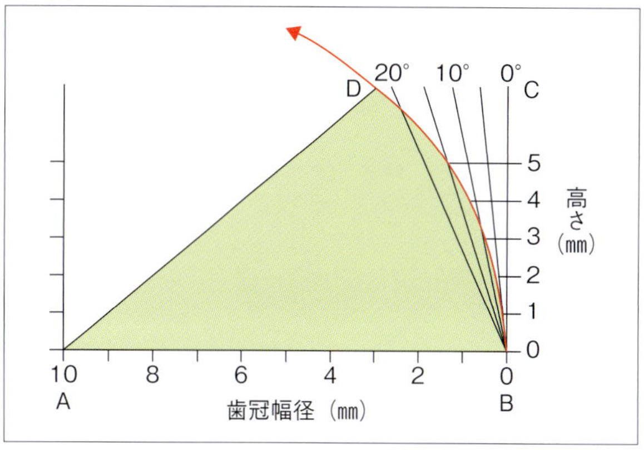

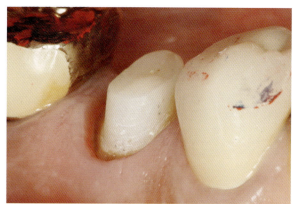

図 4-1-23　Aを支点として矢印のような回転力が加わった際に、テーパーの角度と高さによっては抵抗領域が存在しないことがわかる。

● 図 4-1-24　顎間距離が限られており十分な抵抗形態を付与することが難しい症例

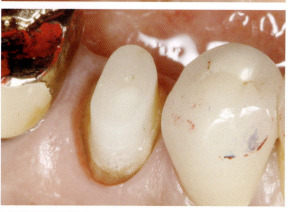

図 4-1-24a　可及的にテーパーを小さくし、マージンを歯肉縁下に設定することで支台歯の高さを獲得した。

図 4-1-24b　歯肉縁下マージンではあるが、形成限界が生物学的幅径を侵害しない範囲に設定されているため、周辺の歯肉に炎症はみられない。

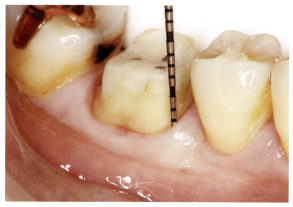

図 4-1-24c　小臼歯より幅径が大きい大臼歯の形成。大臼歯の幅径を約10mmとし、4mm以上の高さで適切な抵抗形態を付与した形成。

また、解剖学的な条件により十分な抵抗を得られない場合、追加的に水平力に対する抵抗面（補助的維持形態）を付与することで抵抗を補強する。健全な歯質に設けた隣接面グルーブやボックス、咬合面のピンホールなどは、クラウンの回転運動（傾斜）に干渉し、その際に圧縮が加わる合着材の面積を増加させるので、維持形態の補助というだけでなく抵抗形態の強化に特に効果的である（図 4-1-25）。

シングルクラウンやブリッジにかかる咀嚼サイクルやパラファンクションによる力の水平要素は、習慣的に唇舌方向に生じるため、補助的維持形態を付与する際はそのもっとも適切な位置についての考察がなされるべきである。Woolsey & Matich[20] は、唇側もしくは舌側のグルーブは唇舌的な脱離に対し部分的にしか抵抗しないと報告し、また Mack は[21]、隣接面は頬舌面に比べ形成時の収束角がより小さくなると報告している。このことから、Goodacre ら[6] は補助的グルーブは隣接面に設置することが望ましいとしている（図 4-1-26）。

3 修復物の強度（変形の防止）

修復物は、機能時の永久変形を防ぐための十分な強度を持っていなければならない。特に咬合面の削除は重要であり、修復物に咬合力に耐えうる厚みを持たすための十分なクリアランスを獲得する必要がある。

歯質の保存の項でも述べたとおり、必要とされる歯質削除量を正確に決定するためには診断用歯冠形成・ワックスアップが不可欠である。

● 図 4-1-25　補綴的維持形態が、抵抗形態としても働く（Shillingburg et al, 1987. より引用改変）

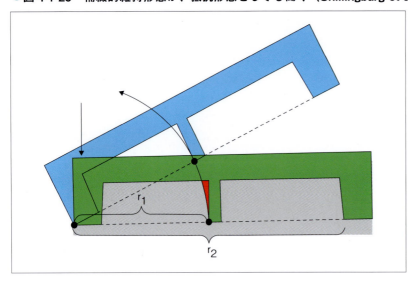

図 4-1-25　幅径が大きく、かつ高さが限られており抵抗領域を持たない場合に、歯冠中央部にこのようなグルーブを入れることによって回転半径を小さくし、抵抗領域（赤い領域）を獲得することが可能となる。

● 図 4-1-26　隣接面グルーブで適切な抵抗力を付与した症例

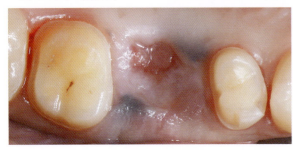

図 4-1-26　上顎第二小臼歯の支台歯に部分被覆鋳造冠を応用した。十分な維持と抵抗を得るための適切な形成がされていることがわかる。

3　審美的条件

　歯科医師は、審美性についての患者の期待を把握する術を身につけなければならない。多くの患者は自分の修復物ができるかぎり天然歯に近く自然にみえることを望むが、患者の長期的な口腔の健康や機能的効率を犠牲にしてまで審美性を求めることには慎重になる必要がある。審美性に関する患者の期待について、口腔清掃の必要性や将来の疾病の可能性と関連づけて話し合い、インフォームドコンセントを確立した上で、適切な修復についての最終的な決定を下さなければならない。

1　補綴物の種類およびマージンの位置

　唇側マージンの位置および形態を決定する時のことを例にあげると、前述したとおり歯肉縁上マージンには生物学的な利点があるが、患者の口唇線が高く、メタルカラーの唇側マージンを予定している場合などでは、審美的な理由で歯肉縁下マージンが適応となることがある。そのような場合であっても、根面が変色していなければ、唇側を歯肉縁上もしくは歯肉縁下のポーセレンマージンにして外観の回復が可能かもしれない（図4-1-27）。また口唇線が低い患者では、歯肉縁上メタルカラーの設計にしてもよいかもしれない。しかし、通常の機能時に金属がみえなくても、金属の露出を不安もしくは不満に思う患者もいることを考慮する必要がある。つまり、いかにして審美的条件と生物学的条件および患者ニーズの折り合いをつけるかが重要となる。

● 図 4-1-27　歯肉縁下マージン部をポーセレンマージンで対応した陶材焼付鋳造冠症例

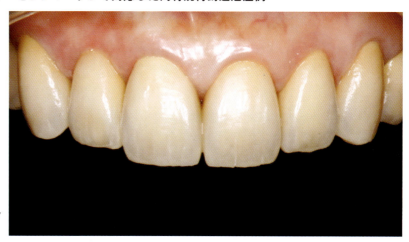

図 4-1-27　上顎右側側切歯はインプラント補綴が施されている。

2 陶材焼付鋳造冠（PFM）とオールセラミッククラウン

これまで、審美的修復物のゴールドスタンダードは陶材焼付鋳造冠であり、現在でも広く臨床で応用されている。しかし、全部被覆鋳造冠や部分被覆鋳造冠に比べ歯質削除量が多いという問題や、内部の金属が光を遮断し天然歯の色調再現には限界があるという欠点も持つ（図4-1-28）。また、金属アレルギーの問題も取り沙汰されている。

患者の審美的要求の高まりとテクノロジーの発達ともに、オールセラミック修復は目覚ましい発展を遂げている。いまだ臨床における長期的なデータには限りがあるが、修復物の種類としてはオールセラミック修復がもっとも良好に天然歯の色調を模倣することができる（図4-1-29）。ただし、オールセラミッククラウンの形成も、より歯質の削

●図 4-1-28　全部被覆鋳造冠と陶材焼付鋳造冠の最低削除量（Rosenstiel et al, 2010. より引用改変）

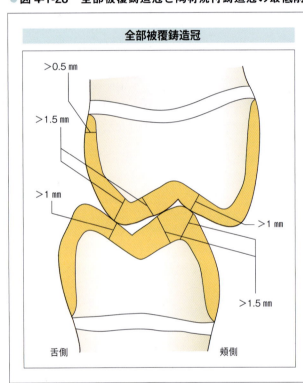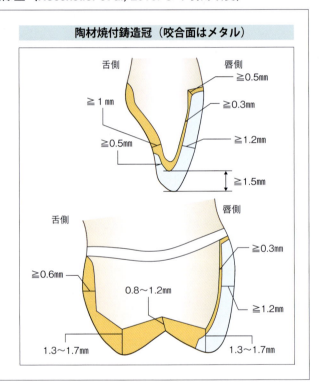

●図 4-1-29　オールセラミッククラウンによる天然歯の色調と調和した症例

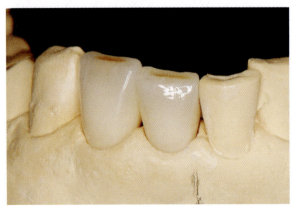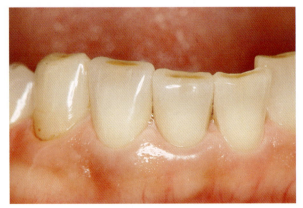

図4-1-29a、b　隣在歯の色調と調和するオールセラミッククラウン。

除去量が多いことが難点である（全周にわたって少なくとも1〜1.2mmのマージン削除と舌側面の削除が多い）。

また、Douglas & Przybylska（1999）によれば、半透明（Semitranslucent）タイプのオールセラミッククラウンの場合、A1のような高明度・低彩度であればセラミックの厚みが1mmを越えてもシェードマッチはあまりよくならず、より不透明（Opaceous）なタイプでC2やA3のような低明度・高彩度であれば1mm以上の厚さが必要であるとしている。さらに、支台歯自体の色も透過しクラウン表面の色に影響するため、変色した象牙質の場合であれば、それをマスクするためにより厚いセラミックの層が必要となり、さらなる歯質の削除が求められるなど、セラミックの種類・クラウンのシェード・支台歯の状態・色調などもオールセラミッククラウンの歯質削除量に影響することに注意しなければならない（図4-1-30）。

● 図4-1-30　テトラサイクリンによる変色歯にオールセラミック修復で対応した症例

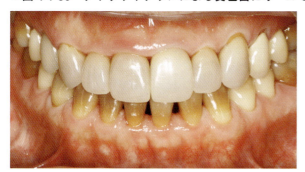

図4-1-30a　術前の正面観。

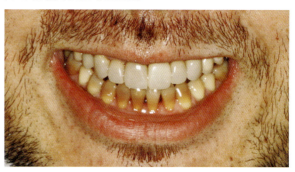

図4-1-30b　術前のスマイルライン。

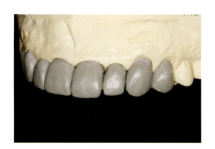

図4-1-30c　一次形成後の診断用ワックスアップ。

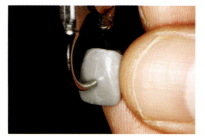

図4-1-30d　ワックスアップ後、ワックスの厚みを測定して形成完了のための情報として役立てる方法もある。

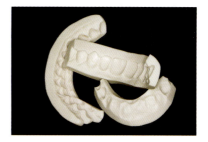

図4-1-30e　ワックスアップのコアを製作し、口腔内で試適して削除不足を修正する方法もある。

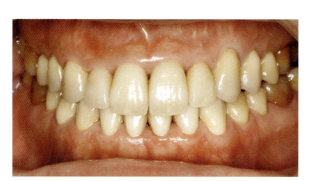

図4-1-30f　術後の正面観。

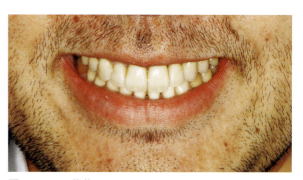

図4-1-30g　術後のスマイルライン。

3 部分被覆鋳造冠の応用

　天然歯の唇頬側面を保存する部分被覆鋳造冠は、適応を見極め正確に応用した場合、もっとも審美的な修復治療の1つといっても過言ではない。ゆえに、近年その適応症は限られてきてはいるが、審美性を要求される部位の治療に際して部分被覆鋳造冠の応用も考慮されるべきである。

　部分被覆鋳造冠の審美性は、唇頬側と隣接面マージンの正確な設定にかかっている。近心隣接部のマージンは、隣接面コンタクトのわずかに頬側で隣在歯の遠心隅角に隠れる位置、つまり鼓形空隙内に設定する。上顎の部分被覆鋳造冠の唇頬側マージンは、咬合面ー頬側面の線角を越えたところまで延長して抵抗形態を確保し、かつ、みる者の目に光が反射しないよう適正なマージン形態を付与することが重要である（図 4-1-31）。

● 図 4-1-31　審美領域に部分被覆鋳造冠にて対応した症例

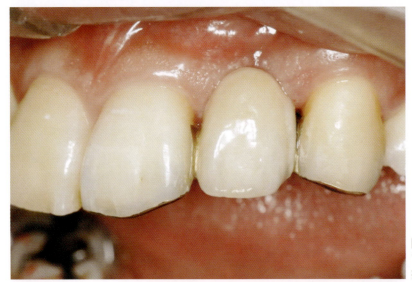

図 4-1-31a　上顎左側側切歯欠損に対してピンレッジ支台のブリッジを応用した症例。

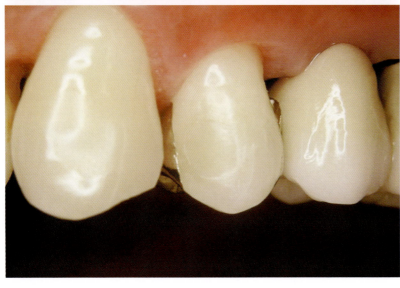

図 4-1-31b　第一小臼歯と第二小臼歯に部分被覆鋳造冠で対応した症例。近心隣接部マージンは鼓形空隙のなかに設定されている。

Chapter 4-2

歯冠形成の実際

　歯冠形成の完成形は、各構成要素の集合の結果であり、各々明確に定義された基準によって評価されなければならない。そのために各形成ステップの根元をなす理論を理解し、系統的（システマティック）にこのステップに従い、前のステップを評価して、必要があれば修正する。それが完了するまでは『先に飛び越す』ようなことがあってはならないと考える（Step by step）。

　歯冠形成の手技を正確に自己評価するために重要なことは、自身が使用する器具（バーのテーパーや先端径、タービン、コントラアングルの特徴など）を正しく理解し、正確に使用することである。切削器具（Cutting instrument）としてだけでなく、測定器具（Measuring instrument）として使用することにより、より質の高い自己評価が可能となる。測定器具としての利用の一例を図 4-2-1 に示す。

　なお本書では、全部被覆鋳造冠、陶材焼付鋳造冠について、それぞれ実際の臨床ステップをシェーマを用いて解説する。種々の構成要素とその形成方法を提示することで、口腔内という厳しい環境下で、さまざまなタイプの歯冠形成を適正に行うための一助としていただければ幸いである。

● 図 4-2-1　歯冠形成時はインスツルメントを測定器具として利用する

図 4-2-1a、b　着脱方向とタービンヘッド上面を垂直にすることで、バー固有のテーパーを軸面形成に反映する（藤本研修会オリジナルバーセットのダイヤモンドバーは、片側テーパー5〜6°で設計されている）。

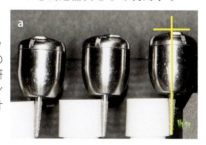
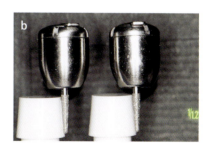

図 4-2-1c　藤本研修会オリジナルバーセット。バーの先端径、テーパーを把握し、バーを測定器具として使用する。
図 4-2-1d　バーの先端径（0.8mm）を利用し、形成量を測定してガイドグルーブを削除する。

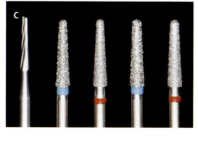
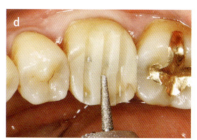

CHAPTER 4　歯冠形成

1　全部被覆鋳造冠（Full veneer crown）

　　現在、我が国においてもっとも高い頻度で適応されているクラウンは全部被覆鋳造冠であろう。その歯冠形成は、前述したとおり①咬合面削除、②軸壁削除、③シャンファー形成、④維持形態、⑤抵抗形態といった各構成要素の集合体といえる。重要なことは、そのそれぞれの構成要素を形成していくステップを1つ1つ確実に仕上げ、自ら評価し、順に進んでいくことである（**図4-2-2、表4-2-1**）。

　　以下に、形成ステップの実際を述べる。

● **図4-2-2　下顎第一大臼歯全部被覆鋳造冠の形成ステップ**

STEP 1	咬合面ガイドグルーブの付与
STEP 2	咬合面の削除
STEP 3	軸壁ガイドグルーブの付与
STEP 4	軸壁の形成
STEP 5	シャンファーの形成
STEP 6	仕上げ

● 表 4-2-1　歯冠形成における自己評価項目

チェックポイント		各自の反省点
咬合面削除	削除量	過多 － 適正 － 不足 － 露髄
	解剖形態	一致 － 不一致
	仕上げ	粗 － 鋭縁 － 適正
軸壁削除	テーパー	過多 － 適正 － 不足
	削除量	過多 － 適正 － 不足 － 露髄
	解剖形態	一致 － 不一致
	アンダーカット	有 － 無
	仕上げ	粗 － 鋭縁 － 適正
シャンファー形成	巾	狭 － 適 － 広
	角度	急 － 適 － 緩
	上下的位置	上 － 適 － 下
	シャンファー形態の連続性	不適 － 適正
	マージンの連続性	不適 － 適正
	面のスムーズ性	粗 － 適正
	仕上げ	粗 － 鋭縁 － 適正
維持形態	方向	唇側傾斜 － 舌側傾斜 － 近心傾斜 － 遠心傾斜 － 適正
	長さ、深さ	短 － 適正 － 長
	露髄	有 － 無 － 危険
	位置	頬・舌 － 適正 － 近遠
	仕上げ	粗 － 鋭縁 － 適正
抵抗形態	位置	良好 － 不正
	角度	適正 － 不足
	面積	適正 － 不足
グルーブ	位置	頬側 － 適正 － 舌側
	深さ	浅 － 適正 － 深
	長さ	短 － 適正 － 長
	フレアー角度	過度 － 適正 － 不足（遊離エナメル質あり）
	傾き	頬側 － 適正 － 舌側（アンダーカット）
	面	不均一 － 適正 － 荒
ピン	位置	不適 － 適正
	深さ	不足 － 適正 － 過度
	サイズ	太 － 適正 － 細
	方向	アンダーカット － 適正
切端グルーブ	位置	唇側 － 適正 － 舌側
	深さ	浅 － 適正 － 深
	解剖形態	一致 － 不一致
	唇側歯質の厚み	厚 － 適正 － 薄
	仕上げ	粗 － 鋭縁 － 適正
フレアー	遊離エナメル質	有 － 無
	角度（平面）	急 － 適正 － 緩
	アンダーカット	有 － 無
	傾斜	唇側傾斜 － 適正 － 舌側傾斜
	面	不規則 － 適正
	仕上げ	粗 － 鋭縁 － 適正
インサイザルベベル	削除量	過多 － 適正 － 不足
	唇頬側マージンの位置	過多 － 適正 － 不足
	唇舌的角度	唇側傾斜 － 適正 － 舌側傾斜
	解剖形態	一致 － 不一致
ワーキングベベル	削除量	過多 － 適正 － 不足
	唇頬側マージンの位置	過多 － 適正 － 不足
	唇舌的角度	唇側傾斜 － 適正 － 舌側傾斜
	解剖形態	一致 － 不一致

CHAPTER 4　歯冠形成

下顎第一大臼歯全部被覆鋳造冠の形成ステップ ①

STEP 1　咬合面ガイドグルーブの付与

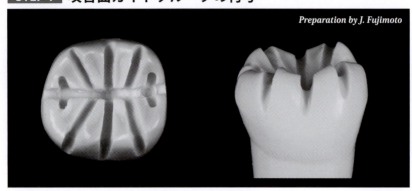

❶各咬頭の三角隆線および発育溝にガイドグルーブを形成する。咬合面の削除量は機能咬頭で1.5mm、非機能咬頭で1mm必要であり、バーの先端径を利用し計測する。

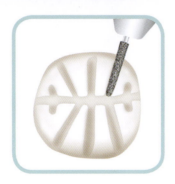

STEP 2　咬合面の削除

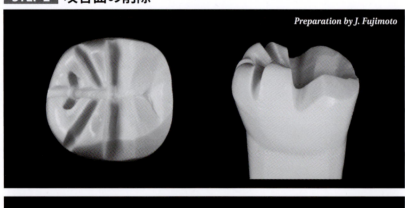

❷ガイドグルーブの歯質（アイランド）のみを、残った歯質をランドマークとして1か所ずつ順番に削除する。1つ1つのアイランドを、後戻りすることがないように確実に削除することが重要である。

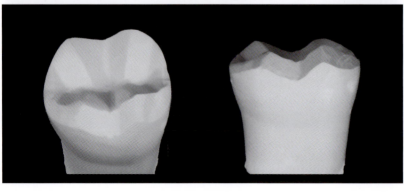

❸咬合面の削除が完了した状態。臨床では実際に対合歯を咬合させ、機能咬頭・非機能咬頭それぞれに必要なクリアランスが確保されていることを確認する。

STEP 3 軸壁ガイドグルーブの付与

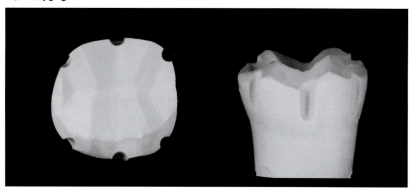

❹ シャンファーの幅（約0.5mm）および軸面テーパーを考慮しながら、頬舌側中央および各隅角部に計6本のガイドグルーブを形成する。曖昧にグルーブを入れるのではなく、確実かつ的確に行う。

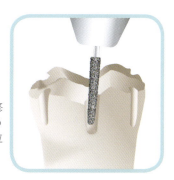

❺ タービンヘッドと、設定した修復物の着脱方向が直角になるよう意識する。設定したマージンの位置よりやや上方で止める。

STEP 4 軸壁の形成

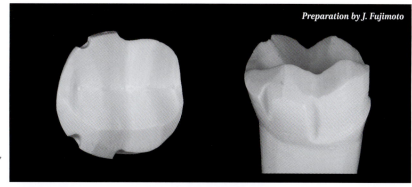

Preparation by J. Fujimoto

❻ 軸壁ガイドグルーブの歯質（アイランド）を削除する。

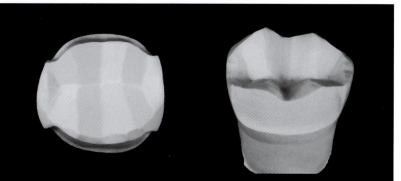

❼ 咬合面削除と同様に1つのアイランド除去が終わったら、次のアイランド削除に着手する。この時、マージンの形成は意識せずに、軸壁の削除に意識を集中する。

❽ 隣接部に関しては隣在歯の損傷に注意し、頬・舌側の削除面を交通させる。まず隣接部の歯質を削除して切削器具が入るだけのスペースを確保することが重要。

下顎第一大臼歯全部被覆鋳造冠の形成ステップは次ページに続く

CHAPTER 4　歯冠形成

下顎第一大臼歯全部被覆鋳造冠の形成ステップ ②

STEP 5　シャンファーの形成

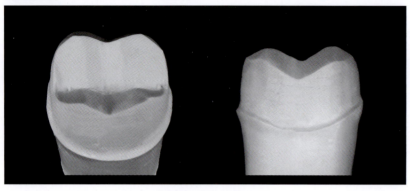

❾マージンを最終設定位置まで下げつつ、フィニッシュラインをシャンファーで形成する。前ステップですでに軸壁削除を終えていることによりバーの抵抗感が減り、マージンの形成に集中できる。

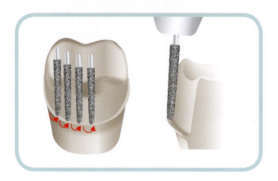

❿シャンファー形成の際は、マージン部のみに集中し、繊細な形成を心がける必要がある。図のように少しずつ削除し、最終的に波状の歯質を線状に繋げる手法もある（touch and go）。

⓫遊離エナメル質の取り残しに注意する。

STEP 6　仕上げ（ワーキングベベルの付与と仕上げ）

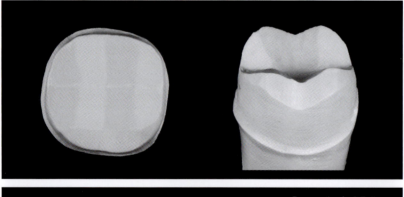

⓬機能咬頭頬側面をワーキングベベルとして約1.5mm削除する（咬合面削除のステップで行ってもよい）。

Preparation by J. Fujimoto

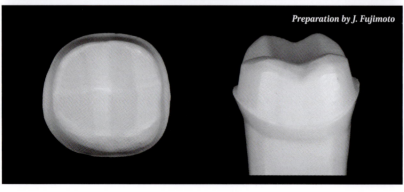

⓭ファイングリッドダイヤモンドバーを低速で用いて、すべての形成面をなめらかに仕上げ、連続性をもたせる。

⓮咬合面各隅角部のシャープな角を丸める。また、下顎頬側面（機能咬頭）中央部は削除不足になることがあるため、仕上げの際に適切に削除されているか確認する。

2 陶材焼付鋳造冠（Porcelain fused metal crown）

　審美的修復物のゴールドスタンダードである陶材焼付鋳造冠の形成は、前述した全部被覆鋳造冠の構成要素に加え、ショルダー形成、歯肉縁下マージン（必要に応じて）といった特殊な形成要素を必要とする。また、ポーセレンという脆弱で繊細な材料を扱うため、適切な量の削除がより重要となり、難易度が増す。

　形成の原則を十分に理解し、**図4-2-3**に示すような形成ステップを実践して欲しい。

● **図4-2-3　上顎中切歯陶材焼付鋳造冠の形成ステップ**

STEP 1	切端および唇面へのガイドグルーブの付与
STEP 2	切端の削除
STEP 3	切端側 2/3 の唇面削除
STEP 4	歯頸側 1/3 の唇面削除とショルダー形成
STEP 5	舌面の削除およびシャンファー形成
STEP 6	仕上げ

上顎中切歯陶材焼付鋳造冠の形成ステップ ①

STEP 1 切端および唇面へのガイドグルーブの付与

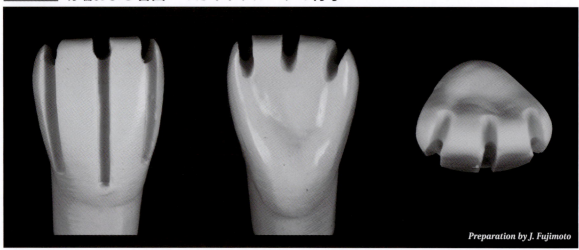

❶唇面の中央および隅角部に3本のガイドグルーブを形成する。唇側削除量は1.5mm、切端部は2mm必要だが、この段階ではそれぞれ1.2mm、1.5mm程度とする。歯頸部側1/3と切端側2/3は唇舌的角度を与え2面形成とする。

STEP 2 切端の削除

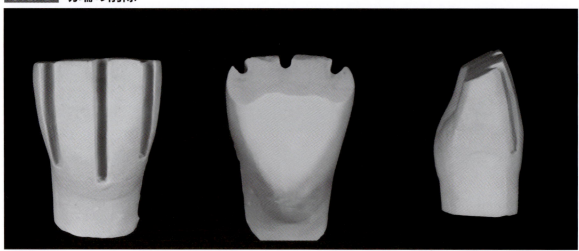

❷ガイドグルーブの歯質（アイランド）のみを1か所ずつ削除していく。残った歯質をランドマークとして削除量を把握する。削除量は1.5mm程度とし、歯冠長軸に対し約45°とする。

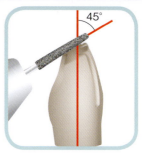

STEP 3 切端側 2/3 の唇面削除

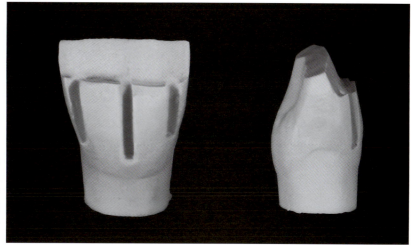

❸切端側 2/3 のガイドグルーブの歯質（アイランド）のみを、残った歯質をランドマークとして1か所ずつ順番に削除する。切端側 2/3 は着脱方向に一致していないので注意が必要である。

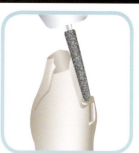

STEP 4 歯頸側 1/3 の唇面削除とショルダー形成

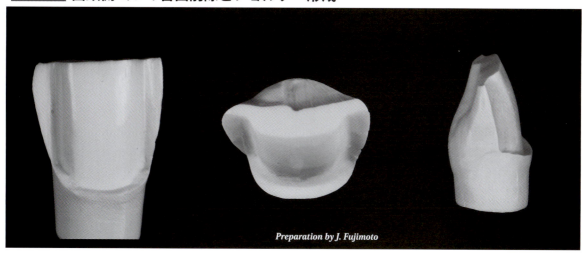

Preparation by J. Fujimoto

❹歯頸側 1/3 は着脱方向に一致している。ショルダー形成は最初歯肉縁レベルで行い、後に必要量だけ歯肉縁下とする。バーを近遠心的に傾斜させることなく、歯頸側 1/3 の削除方向を維持しつつ、繊細な形成を心がける。

❺唇面歯頸側 1/3 と切端側 2/3 の角度の差（2面形成）に注意。

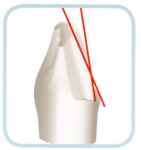

上顎中切歯陶材焼付鋳造冠の形成ステップは次ページに続く

上顎中切歯陶材焼付鋳造冠の形成ステップ ②

STEP 5 舌面の削除およびシャンファー形成

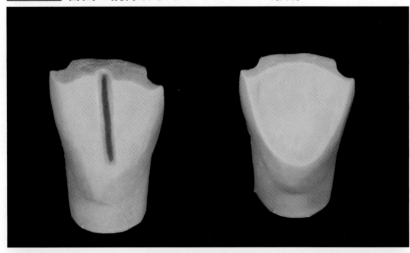

❻舌側面中央部にガイドグルーブを入れ、その後ホイール状もしくはつぼみ状のダイヤモンドバーを用いて均一に削除する。舌面が金属の場合には1mm、陶材の場合は1.3〜1.5mm程度の削除量とする。

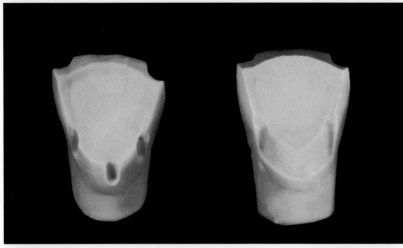

❼舌側軸壁の舌側中央および隅角部に3本のガイドグルーブを形成する。設定したマージンの位置よりやや上方で止める。その後、アイランドを削除しつつシャンファー形成を行う。

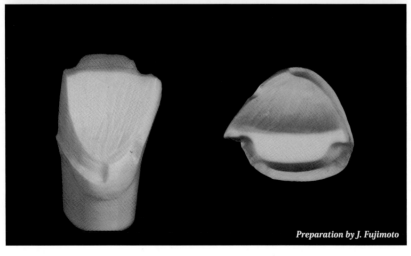

❽隣接面においては、隣在歯の損傷に注意し、舌側シャンファーを唇側へ向って形成し唇面のショルダーと移行させる。なお、隣接部の光の透過性を向上させるためと、不潔域に移行部が位置することを防ぐため、ポーセレンとメタルの移行部は隣接面コンタクトより約1mm舌側方向に設定する。

Preparation by J. Fujimoto

STEP 6　仕上げ

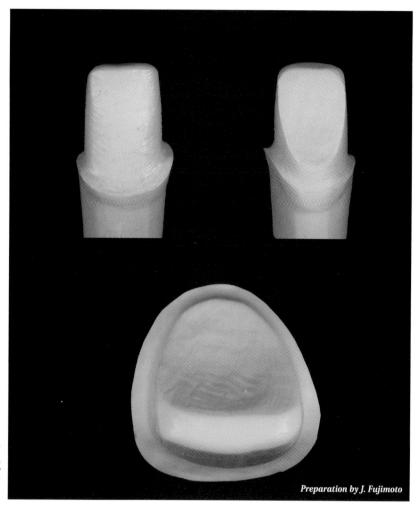

❾ファイングリッドダイヤモンドバーを低速で用いてすべての形成面をなめらかに仕上げ、連続させる。

Preparation by J. Fujimoto

3 歯冠形成の臨床

　本稿では、全部被覆鋳造冠および陶材焼付鋳造冠のみの形成ステップを紹介した。今日、実際の臨床ではゴールドインレー、アンレー、部分被覆鋳造冠（3/4冠、4/5冠、7/8冠）、さらにポーセレンインレー、アンレー、オールセラミッククラウン、CAD/CAM冠など、多くの種類の歯冠形成が応用されている。

　しかしながら、歯冠形成はそれらの修復物の種類や材料のタイプによって異なるのではなく、形成する要素によって支配される。

　つまり、今後、あらゆるテクノロジーの発展や材料の開発が進んでも、歯冠形成の原理・原則は本稿で述べたとおりで、その理解と実践が将来的な修復物を含むすべての修復物の成功の基本であるといえる。

　以下に、オールセラミッククラウン（ジルコニア）を含む臨床例を**図 4-2-4** および **4-2-5** に紹介するが、システマティックアプローチ（系統的手順）は前述したとおりである。

● 図 4-2-4　全部被覆鋳造冠臨床形成ステップ（下顎右側第一大臼歯）

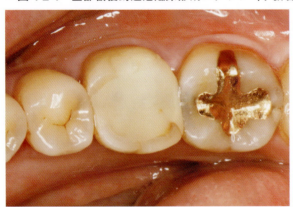

図 4-2-4a　下顎右側第一大臼歯に全部被覆鋳造冠の形成を行う。

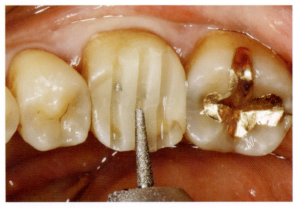

図 4-2-4b　咬合面ガイドグルーブの付与。

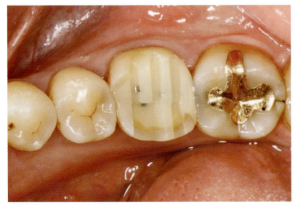

図 4-2-4c　グルーブ間の歯質（アイランド）の除去。

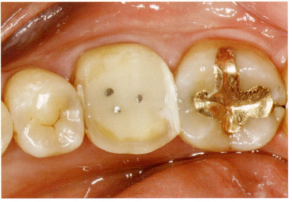

図 4-2-4d　対合歯とのクリアランスを確認し、咬合面の削除完了。

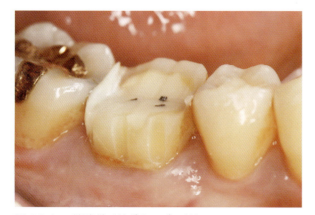

図 4-2-4e　軸壁ガイドグルーブの付与。

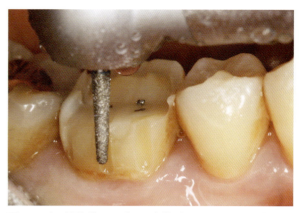

図 4-2-4f　軸壁グルーブ間の歯質（アイランド）の削除。

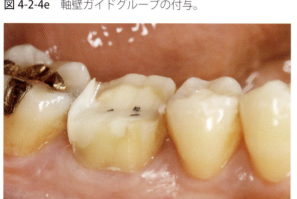

図 4-2-4g　軸壁の形成（唇側）。

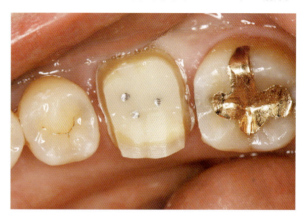

図 4-2-4h　軸壁の形成（隣接面）。

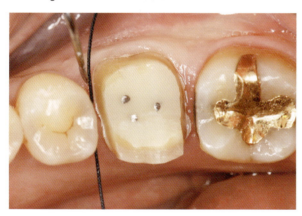

図 4-2-4i　圧排糸の挿入。

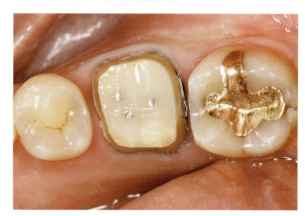

図 4-2-4j　軸壁形成（舌側）。

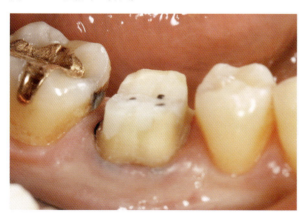

図 4-2-4k　軸壁形成完了。

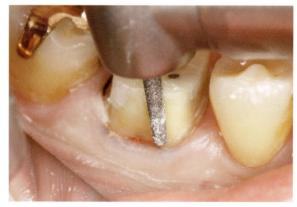

図 4-2-4l　マージンの形成。

図 4-2-4 は次ページに続く

CHAPTER 4　歯冠形成

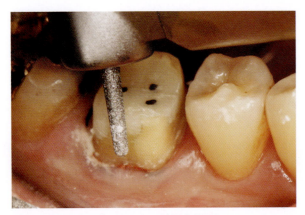

図4-2-4m　アンダーカットの確認と修正。

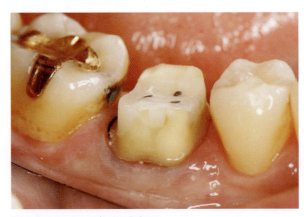

図4-2-4n　マージン形成完了。

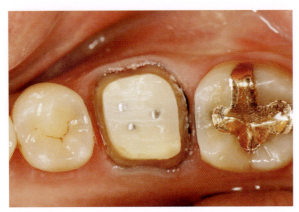

図4-2-4o　マージン形成完了（咬合面観）。

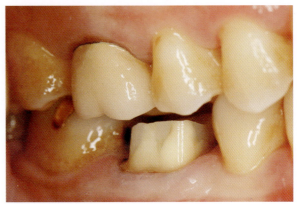

図4-2-4p　ワーキングベベルのためのクリアランスの確認。

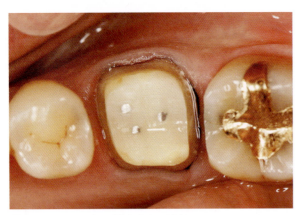

図4-2-4q　ワーキングベベルの付与。

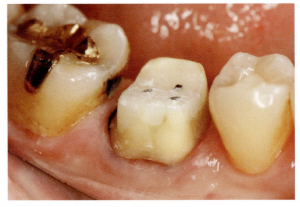

図4-2-4r　仕上げを行い形成完了。

● 図 4-2-5　オールセラミッククラウン臨床形成ステップ（上顎右側犬歯）

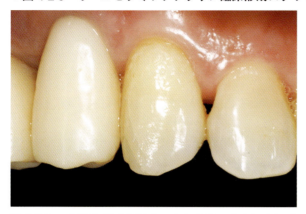

図 4-2-5a　上顎右側犬歯にオールセラミッククラウンの形成を行う。

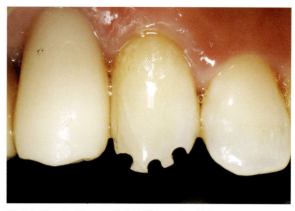

図 4-2-5b　切端へのガイドグルーブの付与。

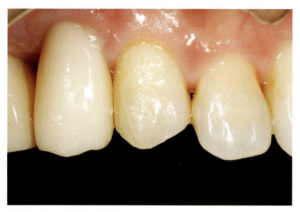

図 4-2-5c　切端の削除。

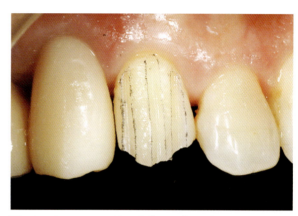

図 4-2-5d　唇面へのガイドグルーブの付与。

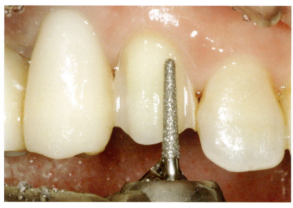

図 4-2-5e　切端 2/3 の唇面削除。

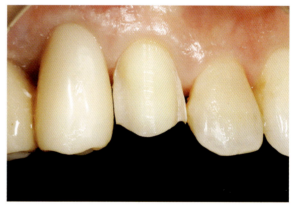

図 4-2-5f　歯頸部 1/3 の唇面削除。

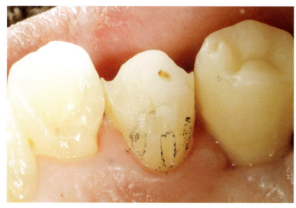

図 4-2-5g　舌側軸壁へのガイドグルーブの付与。

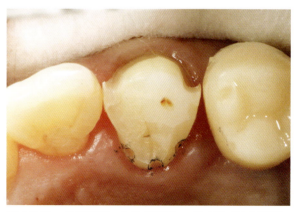

図 4-2-5h　舌側軸壁へのガイドグルーブの付与（咬合面観）。

図 4-2-5 は次ページに続く

147

CHAPTER 4　歯冠形成

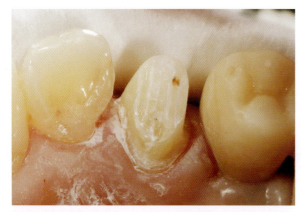

図 4-2-5i　舌面へのガイドグルーブの付与。

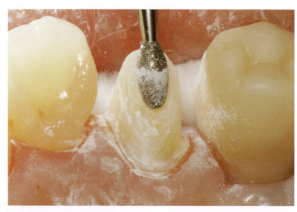

図 4-2-5j　舌面の削除。

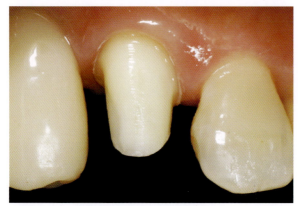

図 4-2-5k　ダイヤモンドバー（レギュラー）でほぼ形成が完了した状態。

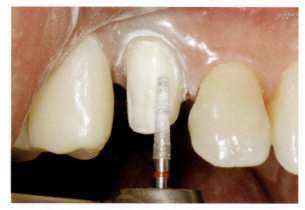

図 4-2-5l　ダイヤモンドバー（ファイン）での仕上げ。

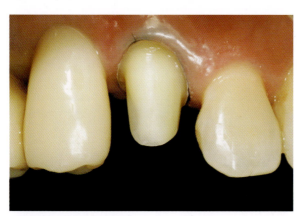

図 4-2-5m　線角を丸める。

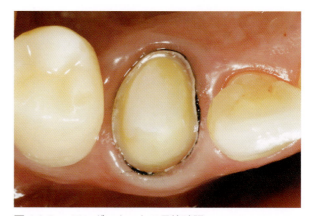

図 4-2-5n　アンダーカットの最終確認。

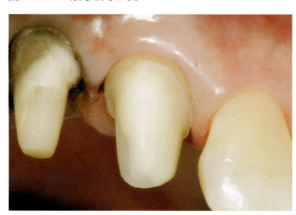

図 4-2-5o　形成完了（頬側面）。

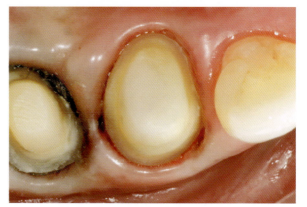

図 4-2-5p　形成完了（咬合面）。

Chapter

5

精密印象法

CHAPTER 5　精密印象法

Chapter 5-1

弾性印象材の特性

現在、歯冠補綴における精密印象には
- 寒天
- アルジネートと寒天の組合せ
- ポリサルファイドラバー
- ポリエーテルラバー
- シリコーンラバー

などが一般的に用いられている。印象材を選ぶ際の一般的な基準として、第1に機械的特性、第2に取り扱いまたは使用上の特性があげられるが、さらにつけ加えておきたい条件として、診療システム、人員構成、補綴治療の内容などもあげることができる。具体的には、

①歯科医院内に歯科技工士がいて、印象採得後ただちに石膏を流すことが可能か？
②常にフルアーチ印象とし、半調節性咬合器以上の咬合器を使用しているのか？
③クラウンマージンの適合精度は40～50μm以下を目標とするのか、それ以上か？
④マルチプルダイシステム（Multiple-pour system）か、ダウエルピン法（Removable die system）か？

なども印象材選択の上で考慮すべき条件である。

　いうまでもなく、補綴臨床は診断、治療方針決定から最終補綴物のセメンテーションに至るまで各臨床ステップが連続したものであるから、その流れのなかの一局面として印象および印象材を捉えておくことが大切である。

　結論から先に述べると、現在市販されている各種精密印象材を比較した場合、第1の判断基準である機械的特性については、実験データ上の差は存在しても臨床上意味のある差はほとんどなく、第2の基準である使用上の特性については、これまた慣れや好み以外には大した差は認められないというのが現状であろう。このようななかで各種精密印象材間の優劣をディスカッションすることはあまり意味がなく、結局は「術者がどの程度その印象材を使いこなしているか」という点が重要であるといえる。

　一般的に、よい印象を得るためには使用する印象材の精度こそが最大のポイントであるかのような錯覚を抱きやすいが、実際は使用する印象材に関する術者の知識と、それを使いこなす術者の技量こそが印象の良否を決定するといっても過言ではない。現在一般に使用されている各種精密印象材の機械的特性や取り扱い上の特性を比較して、各印象材間にいくらかの差がみられたとしても、それは1つの印象材を他の印象材と比べて決定的な差とするに足る程のものではない。現在、数多くの印象材が市場に出回っていることがその査証であろう。

　「印象は採られるものではなく作られるものである」と表現した人がいるが、それぞれの印象材の持つ特性を活かし、使いこなしていくという意味で、真に的を射ているといえよう。

1 　弾性印象材の機械的特性

　弾性印象材の持つさまざまな機械的特性のなかで、特に臨床結果と直接結びつくものとして、弾性回復（Elastic recovery）、弾性ひずみ（Flexibility）、フロー（Flow）、再現性（Reproduction limit）、収縮（Shrinkage）、引き裂き強度（Tear strength）などがあげられる。

1 　弾性回復（Elastic recovery）

　弾性回復とは、硬化が完了した一定サイズの円柱状の印象材を、10％変形する程度に30秒間押さえた後、圧を除いた際に印象材が原型に回復する能力を％で示したものである[1]。

2 　弾性ひずみ（Flexibility）

　弾性ひずみとは、印象材に$1cm^2$あたり100～1,000g程度の力（応力）をかけた場合に、印象材内部に生じるひずみの量をいう。柔軟性のある材料は硬い材料よりも高い値を示し、アンダーカット内をちぎれず正確に印象採得ができ、スムーズな撤去も可能だが、大きすぎると石膏注入の際に石膏自体の重みによって変形を起こす可能性がある[2]。

3 　フロー（Flow）

　フローは、練和後1時間経過した円柱状の印象材（12.7×19mm）に15分間100gの荷重をかけた場合の、その円柱の短くなった量（永久変形の量）を％で表したものである[1]。この値が大きいと、石膏注入後の変形が大きくなり、副模型などの製作ができない。

4 　再現性（Reproduction limit）

　金属製のテストブロック上に刻印されたさまざまな幅の細線状の溝の印象を採ることにより、印象面へ再現される限界から細部再現性を判定する。すべてのラバー系印象材は、さまざまな理由で寸法変化を起こす（表5-1-1）。ポリサルファイドラバーの場合は、交叉結合の反応に際してその容量が小さくなることや、揮発性の反応促進剤が硬化反応中または反応完了後に失われること、さらに反応副産物としての水が失われることなどによっても寸法変化が起こるとされている。

● 表5-1-1　弾性印象材寸法変形の要因（Anusavice, 2014. より引用改変）

　　　　　1．重合収縮
　　　　　2．縮合反応による副産物（水やアルコール）の喪失
　　　　　3．口腔内温度から室温への変化の際の熱収縮
　　　　　4．過剰な浸漬による水や消毒薬の吸収
　　　　　5．粘弾性による変形からの不完全な回復
　　　　　6．塑性変形による不完全な回復

CHAPTER 5 精密印象法

　ちなみに、米国の宇宙工学（宇宙飛行士用シューズの開発）によって生まれた付加重合型シリコーンラバー（ビニルポリシロキサン）は、それまでの縮重合型シリコーンラバーと異なり、重合反応の産物としてアルコールを生じないため収縮が著しく小さく、注目を集めたことはよく知られている。

5 収縮（Shrinkage）

　収縮とは、ガラス板上で円形にされた印象材の、硬化完了直後から 24 時間後の収縮率を表す。各弾性印象材の線収縮率を**図 5-1-1** に示す。

6 引き裂き強度（Tear strength）

　引き裂き強度とは、ある厚みの硬化した印象を引き裂くために必要な力であり、歯冠部や歯肉縁下の薄く狭い部位の印象を撤去する際のちぎれやすさの指標となる[2]。

＊　＊　＊

　以上のような印象材の機械的特性については、アメリカ歯科医師会の定めた一定の規格（ADA 規格）があり、その試験方法については ADA 規格の「Specification 19」に詳しく述べられている。
　それぞれの機械的特性が具体的にどのような臨床結果と関連するのかを**表 5-1-2** に、各印象材がどのような数値を示すのかを**表 5-1-3** に示す。

2　弾性印象材の取り扱い上の特性

　弾性印象材の取り扱い上の特性は**表 5-1-4** に示すとおりである。
　ポリサルファイドラバー印象材には、ラバー系印象材中もっとも作業時間が長いという特徴がある。また、軽い臭気がある、衣服に染みを作るといった欠点があり、症例によってはその長い硬化時間が欠点にもなりかねない。
　作業時間（Working time）とは、印象材が弾性を持ち始める直前までの時間で、その間に練和、シリンジ・トレーへの填入、支台歯への印象材の注入、トレーの圧接のすべての操作を完了しなければならない。
　練和開始から印象材を歪めることなく口腔内から撤去できる程度に十分硬化反応が進むまでの時間（その後も重合反応は進む可能性がある）を硬化時間（Setting time）という。温度上昇はすべての弾性印象材の重合反応を促進するため、作業および硬化時の温度について十分に考慮する必要がある[2,3]。複数の支台歯の印象など作業時間が長く必要な場合は、印象材の低温での保管や、診療室の室温の管理などを事前に行う配慮が必要である（**表 5-1-5**）。保存期間を過ぎた印象材を使用すると印象が不正確になり、著しい時間の無駄になるので、必ずカートリッジ上に記してある有効期限を確認しておく必要がある。

● 図 5-1-1　弾性印象材の線収縮率（Anusavice, 2014. より引用改変）

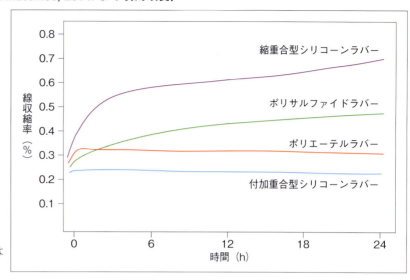

図 5-1-1　4つの弾性印象材の典型的な線収縮率。

● 表 5-1-2　弾性印象材に必要な臨床条件とそれに関連する機械的特性（Anusavice, 2014. より引用改変）

1．口腔組織に適合するための十分な流動性（再現性、フロー）
2．トレーに盛りつけることができる粘調性（フロー）
3．口腔内における合理的な時間（7分以下）でのゴム状もしくは固形状への硬化（作業時間、硬化時間）
4．口腔内から撤去する際の変形や引き裂きに対する抵抗性（弾性ひずみ、引き裂き強度）
5．1回以上模型を製作できるだけの十分な寸法安定性（弾性回復、弾性ひずみ、収縮、フロー）
6．生体適合性
7．時間的にも、関連する装置の費用面でも費用対効果に優れる

● 表 5-1-3　弾性印象材の機械的特性（O'Brien, 2008 より引用改変）

機械的特性＼印象材	寒天	アルジネート	ポリサルファイドラバー	縮重合型シリコーンラバー	付加重合型シリコーンラバー	ポリエーテルラバー
弾性回復（%）	98.8	97.3	96.9〜94.5	99.6〜98.2	99.9〜99.0	99.0〜98.3
弾性ひずみ（%）	11	12	8.5〜20	3.5〜7.8	1.3〜5.6	1.9〜3.3
フロー（%）	-	-	0.4〜1.9	＜0.10	＜0.05	＜0.05
再現性（μm）	25	75	25	25	25	25
収縮、24 時間（%）	-	-	0.4〜0.5	0.2〜1.0	0.01〜0.2	0.2〜0.3
引き裂き強度（g/cm）	700	380〜700	2,240〜7,410	2,280〜4.370	1,640〜5,260	1,700〜4,800

CHAPTER 5 精密印象法

● 表 5-1-4　弾性印象材の取り扱い上の特性（O'Brien, 2008. および Rosenstiel et al, 2010. より引用改変）

機械的特性 ＼ 印象材	寒天	アルジネート	ポリサルファイドラバー	付加重合型シリコーンラバー	ポリエーテルラバー
準備	煮沸、テンパリング、保管	粉末、水	2ペースト	2ペースト	2ペースト
操作性	複雑	簡単	簡単	簡単	簡単
患者の反応	温度刺激あり、長たらしい	よい	まずまず	よい	よい
撤去	とても簡単	とても簡単	簡単	中等度	中等度〜困難
作業時間	7〜15	2.5	5〜7	2〜4.5	2.5
硬化時間	5	3.5	8〜12	3〜7	4.5
寸法安定性	100%湿度で1時間	可及的すみやか	1時間	1週間	乾燥状態で1週間
ガスの発生	なし	なし	なし	あり	なし
濡れと石膏の流しやすさ	優秀	優秀	優秀	まずまず〜よい	よい
ダイ用材料	石膏	石膏	石膏	石膏	石膏
副歯型	不可	不可	不可	可	可
エレクトロプレーティング	不可	不可	可	可	可
トレー	既製	既製	各個	既製、各個	既製、各個
消毒	劣る	劣る	まずまず	優れる	まずまず

● 表 5-1-5　各印象材の硬化時間と作業時間の温度による影響（Anusavice, 2014. より引用改変）

印象材 ＼ 作業時間・温度	平均作業時間（分）		平均硬化時間（分）	
	23℃	37℃	23℃	37℃
ポリサルファイドラバー	6	4.3	16	12.5
縮合型シリコーンラバー	3.3	2.5	11	8.9
付加重合型シリコーンラバー	3.1	1.8	8.9	5.9
ポリエーテルラバー	3.3	2.3	9	8.3

Chapter 5-2

印象材の特性とその臨床法

　印象材は、組成、硬化反応と機械的特性、適応などによって分類することができる。**表 5-2-1** に、硬化反応と機械的特性を基本とした分類を示す[2]。

　先に述べたように、印象を成功させる唯一の手段は、使用する印象材の特性を十分知った上で、それらを使いこなす技量を習得することと考える。ここでは、現在の補綴治療においておもに用いられる 2 種類の弾性印象材、アルジネート印象材と付加重合型シリコーンラバー印象材について、どのように臨床応用するのかを記述する。

● 表 5-2-1　印象材料の分類（Anusavice, 2014. より引用改変）

機械的特性 硬化メカニズム	機械的特性	
	非弾性	弾性
化学反応（不可逆性）	焼石膏 酸化亜鉛ユージノール	アルジネート ポリサルファイドラバー ポリエーテルラバー 縮重合型シリコーンラバー 付加重合型シリコーンラバー
熱誘導性の物理学反応 （可逆性）	印象用コンパウンド	寒天

CHAPTER 5　精密印象法

1　ハイドロコロイド印象材

　弾性印象材であるハイドロコロイド印象材は、可逆性である寒天印象材と、不可逆性であるアルジネート印象材に大別される。どちらも補綴臨床において幅広く用いられ、これらを正確に取り扱うことは精度の高い治療を行うにあたって必須である。

　アルジネート印象材は歯科でもっとも広く使用される印象材[1]で、おもにスタディーモデル、対合歯列、副模型用印象材として使用されている。正確なアルジネート印象に基づく石膏模型は、後に続く厳密な咬合器への付着、咬合診断、補綴物の製作における原点となり、Lundeen は「クラウンブリッジ治療はアルジネート印象に始まりアルジネート印象に終わる」とも述べている。

1　機械的特性

　アルジネートの弾性回復率は 97.3%である。この回復率は、アンダーカットのある場合には変形を生じやすいことを意味し、寒天、シリコーンラバー、ポリエーテルラバーよりも正確性が劣ることを示している。再現性にも限界があり、細部の鮮明さが劣るため、精度の要求される固定性補綴物の作業模型のための印象材としては不向きである。しかしながら、その対合歯列、術前の治療計画立案のためのスタディーモデル製作のための印象であれば、十分その役割を果たすことができる。

　練和時の粉・液の不正確な計量は、最終的なゲルの脆弱化と弾性の悪化を引き起こす。不十分な練和は、成分が十分に溶解せず大半が不均一な化学反応となり失敗の原因となる。過剰な練和は、カルシウムアルジネートネットワークの形成を阻害し、強度が低下する[1, 2]。

　収縮（寸法安定性）については、一度口腔内から撤去された印象は、室温の空気にさらされることで、離漿（Syneresis）と蒸発（Evaporation）により若干収縮する。逆に印象が水に浸漬されると、吸水（Imbibition）の結果、膨張が起こる。石膏をすぐ注げない場合は、水洗・消毒の上、水で十分湿らせた外科用ペーパータオルでくるんだ後、封鎖されたビニール袋か湿箱にて保管するべきである（図 5-2-1）。

　アルジネート印象材の引き裂き強度は非常に小さな値を示し、歯肉縁下の印象には適していない。また、この値は粘稠度や撤去方法にも影響を受け、高い粘稠度やすばやい撤去は強度を増加させる[2]。

2　取り扱い上の特性

　混水比や練和時間による硬化時間の調節は、引き裂き強度や弾性に影響するため、遅延材の量、つまり製品自体の設定で管理するのが理想的である。通常、製品はノーマルとファストの設定が用意されているが、水の温度を変化させることによっても安全に作業時間を調整することができる[2]（図 5-2-2）。

156

● 図 5-2-1　すぐに石膏を注げない場合のアルジネート印象材の保管法

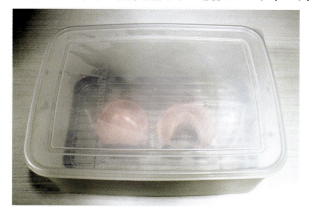

図 5-2-1a　湿箱での保管。

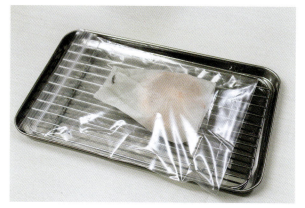

図 5-2-1b　ビニール袋による保管。

● 図 5-2-2　アルジネート印象材の硬化時間への水温の影響（Anusavice, 2014. より引用改変）

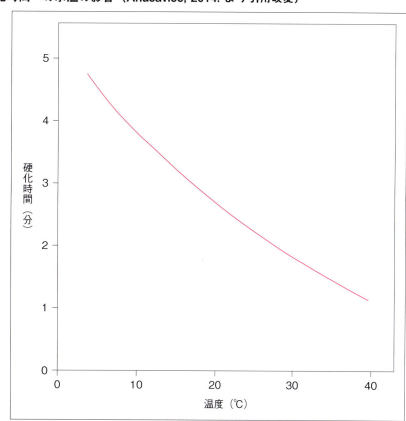

図 5-2-2　水温が高くなるに従い、硬化時間が短縮される。常に一定の温度の水を使用することが、臨床上、アルジネート印象の質の管理に役立つ。

CHAPTER 5　精密印象法

アルジネート印象の臨床 ①

　前述したように、アルジネート印象材はその機械的特性に十分配慮して使用することではじめて最大限の能力を発揮させることができる。また、その取扱方法が材料としての精度を大きく左右する。咬合に留意し永続性のある補綴治療を実現するためには、精度の高い治療ステップを積み重ねることが重要である。
　ここでは精度の高い対合歯、スタディーモデルを得るためのアルジネート印象の具体的臨床ステップを解説をする。

STEP 1　トレーの選択／試適／前準備

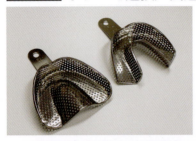
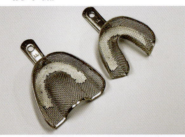

❶印象材が歪むことがないよう、トレーは十分剛性のあるものを選択し、いわゆる網トレーはできるだけ避けるべきであると考える。アルジネート印象材がトレーから剝がれると変形の原因となるため、小孔などが付与されたメタルリムロックトレーが好ましい。

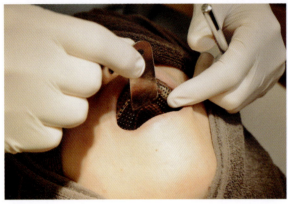
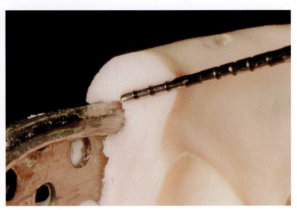

❷アルジネート印象材は、その脆弱性を考慮すると3 mmの厚みが必要とされている[1]。さらに、厚みがあるほど表面積／容積比が好ましい値になり、離液や吸水の影響を受けにくくなる。つまり、厚ければ厚いほど寸法変化が少なくなる[3]。したがって、患者の口腔内に楽に挿入できるサイズで最大のトレーを選択する。

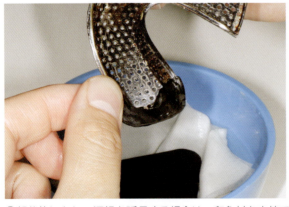
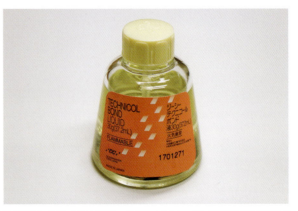

❸部分的にトレー辺縁を延長する場合は、印象材を支持できる強度を持つモデリングコンパウンドにて辺縁を修正する。また、必ず内面全体と辺縁を越えて外側面5 mmまで接着材を塗布をする。アルジネート印象にも接着材の塗布が必須であることをあらためて強調したい。

STEP 2 計量・混和

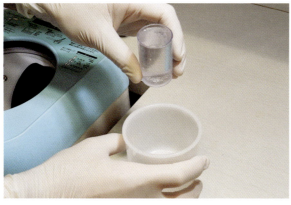
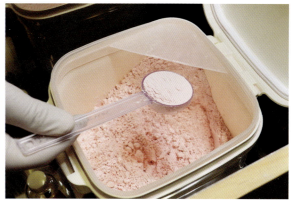

❹粉末は理想的には秤を用いて計量するべきであるが、製品に付属している計量カップで注意深くすくいあげる方法でも機械的特性への影響はあまりない[2]。保管されている粉末は、空気を含ませるために振ってから計量するなど、院内でのコンセンサスを取るとよい。

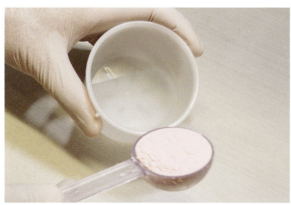
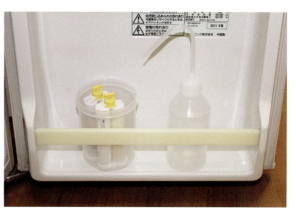

❺低い混水比（W/P）は強度、引き裂き抵抗、密度を増加させ、作業時間、保持時間、柔軟性を減少させる。また水を冷却することにより、作業時間、硬化時間を延長することができる[1]。

STEP 3 練和

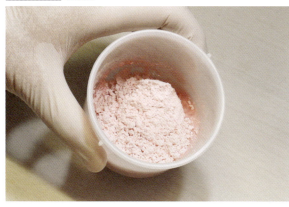
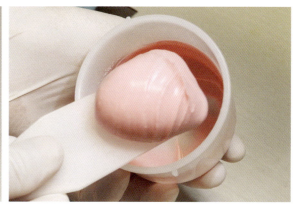

❻ラバーボールを使用する手練和以外に、機械式練和器による練和方法もある。気泡のない状態に練和可能であれば、いずれの方法でも臨床上問題はない。計量された水に粉をゆっくり加え、気泡が入らないように注意し練和する。練和が不十分であると性状が荒くなり、詳細な記録を不可能にする。

アルジネート印象の臨床は次ページに続く

アルジネート印象の臨床 ②

STEP 4　トレーへの盛りつけ

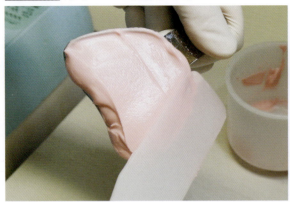
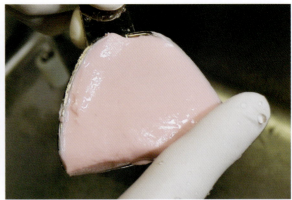

❼均質に練和された印象材を一塊にしてトレーに盛りつける。さらに印象材の表面を濡らした指でなめらかにすることにより、採得された印象面の気泡を減少させ、石膏模型の欠陥も少なくすることができる[4]。

STEP 5　印象採得

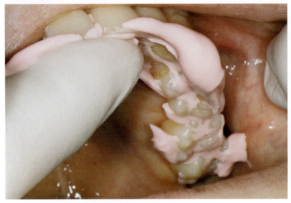
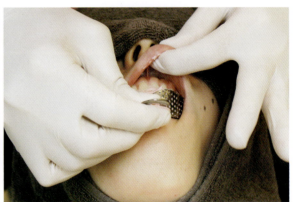

❽歯面はあらかじめ清掃し、プラークを完全に除去しておく。その後ある程度乾燥させるが、過剰な乾燥は歯面に印象材が付着し、印象面の荒れの原因となるため注意が必要である。印象材を指に取り、歯の裂溝や口腔前提部にこすりつけた後、トレーを口腔内に挿入する。

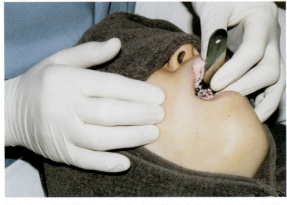
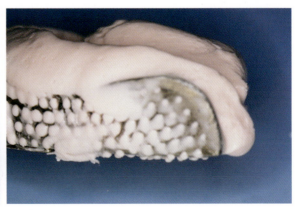

❾トレー挿入後は、患者に力を抜くように伝える。口唇、頬粘膜を翻転し、あふれた印象材をトレーへと圧接する。それにより、撤去時にトレーから印象材が剥がれることを防止することができる。

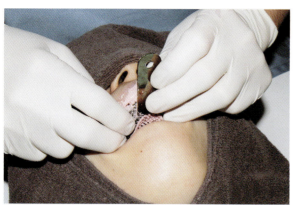
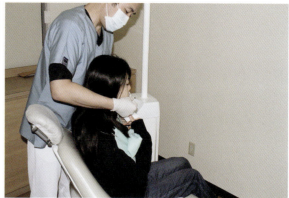

⓾硬化完了までの間、歯列との位置関係を変化させないようトレーを注意深く把持しておく。嘔吐反射の強い患者は診療台の角度などに配慮する。

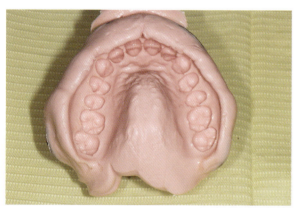
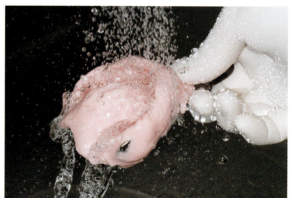

⓫印象材の粘着性がなくなったら初期硬化の証であり、その2〜3分後に撤去する。硬化前の撤去は変形につながる。また撤去に際しては、じわじわと撤去すると回転力や捻じれによる変形が起こるため、すばやく撤去することが重要である[3]。撤去後は水洗と消毒を行い、ただちに石膏を注入する。

STEP 6 石膏注入

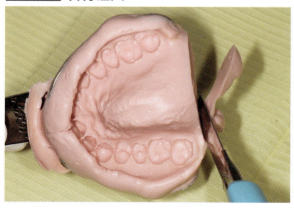
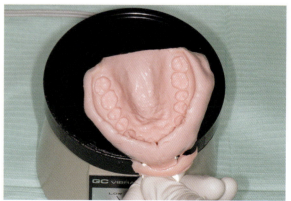

⓬精度を確保するため、口腔内から印象を取り出してから迅速（15分以内）に石膏を注入するべきである[3]。石膏は硬石膏を真空練和して用いることが望ましい。石膏注入前に、トレーからはみ出した余剰なアルジネートのトリミングを行い、石膏の重みによる変形を避ける。石膏注入時、印象表面は滑沢であるべきだが、明らかな水分や水滴があってはならない。

アルジネート印象の臨床は次ページに続く

アルジネート印象の臨床 ③

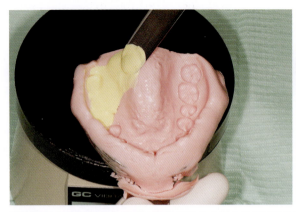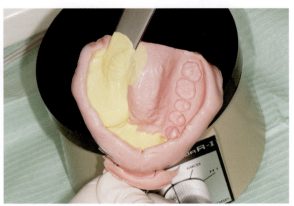

⓭石膏は1か所から少量ずつ注入することにより気泡の混入を最小限にできる。また気泡が入った場合は、インスツルメント類でつついて気泡を取り除く。

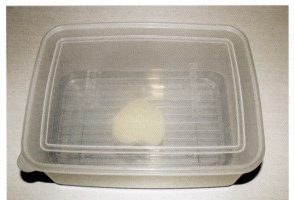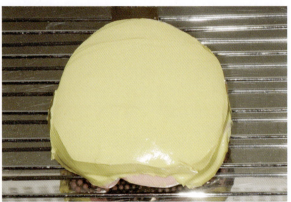

⓮印象に石膏が注がれてから石膏が硬化するまでの間は、印象を湿箱に保管することにより、可及的に上質な石膏表面が獲得される[2]。その際、石膏を下にすると模型の上面に面荒れを引き起こすため、必ずトレーを下に置くべきである[5]。この時、印象が床と接し変形した状態で石膏が硬化することがないよう配慮する。

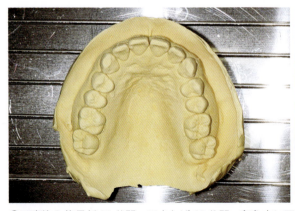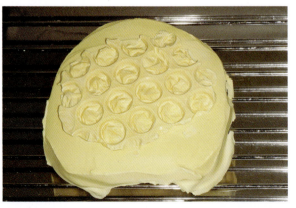

⓯石膏注入後最低30分間、できれば60分間、印象内に石膏を維持する。合理的な時間（約1時間）で印象から石膏を外すことが賢明で、印象材が乾燥し過ぎると、撤去時に石膏模型を摩耗させることがある[2]。咬合器に付着する場合は、基底面に維持部を作るとよい。

STEP 7　印象面の評価

アルジネート印象において、比較的高頻度で起こりうる失敗とその原因を以下に示す[1, 2]。採得された印象やそれに基づく模型のエラーが見過ごされた場合、のちに続くステップがすべて不正確なものとなり、補綴物の不適合の原因となることはいうまでもない。臨床医は、時間的および経済的負担を伴う誤った労力を費やす前に、印象や模型自体の精度の正しい評価と、必要であれば、再印象の決断を的確かつ迅速に行うべきである。

【ゆがみ】
- ゲル化中のトレーの動き、硬化前の撤去
- ゲル化中の口腔内への圧接
- 口腔内からの撤去時の不手際
- 石膏を下にして保管（図 5-2-3a）
- 採得後の遅すぎる石膏注入
- 印象材のトレーからの剥がれやはみ出し（図 5-2-3b、c）

【不鮮明】
- 硬化が不完全な状態での口腔内からの撤去
- ゲル化中の口腔内への圧接

【寸法変化】
- 採得後の遅すぎる石膏注入

【多孔性】
- 印象材練和時の気泡の混入

【石膏表面の荒れ（図 5-2-3d）】
- アルジネートと硬化した石膏の長時間の接触
- 印象の不十分な洗浄
- 印象の過度の水分喪失
- 硬化が不完全な状態での口腔内からの撤去
- 石膏の不適切な取り扱い

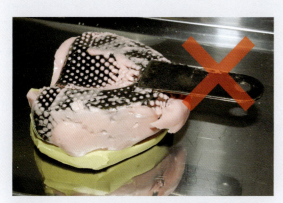

図 5-2-3a　トレーを上にするとその重みで印象材が変形してしまう。また石膏の水分が上方へ浮き上がるため、模型表面が荒れたものとなる。

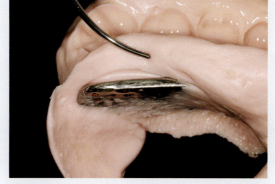

図 5-2-3b　トレーからの剥がれは変化の最大の要因であり、注意深く確認するべきである。

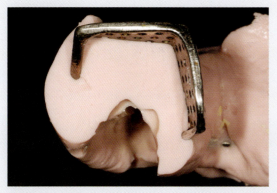

図 5-2-3c　印象材の厚みは十分に確保されているが、印象対象部がトレーからはみ出しているのがわかる。これでは石膏の重みで印象の歪みが生じてしまう。

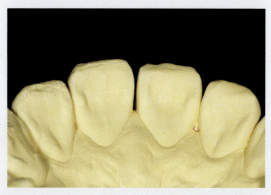

図 5-2-3d　荒れた石膏表面。石膏注入時の配慮不足が原因となる。また印象採得の際の歯面と印象材の付着および硬化時間にも注意が必要である。

CHAPTER 5 精密印象法

2 付加重合型シリコーンラバー印象材

シリコーンラバー印象材は、それまでのポリサルファイドラバー印象材の弱点を克服することを主軸として開発されたといえる。当初開発された縮重合型シリコーンラバー印象材は重合反応に際してアルコールを生じるため、印象材の経時的収縮率が高く、臨床上多少の問題があった。その後、付加重合型シリコーンラバー印象材が開発され、線収縮もとても低く抑えられるようになったことから信頼性が向上し、現在では国内外でもっとも頻度高く用いられている印象材である。

1 機械的特性

付加重合型シリコーンラバー印象材は、ジビニルポリシロキサン（divinylpolysiloxane）と、キャタリストとしての重合開始材プラチナ塩を含むポリメチルハイドロシロキサン（polymethylhydrosiloxane）との付加重合を基本としている。ベースとキャタリストの割合が正確であれば未反応の副産物は生成されず、不純物も存在しない。しかしながら、材料内にポリメチルハイドロシロキサンが残留した場合、第二反応を引き起こし水素ガスを発生させる可能性がある。水素ガスは印象材の寸法安定性には影響しないが、口腔内から印象が撤去された直後に石膏が注がれた場合、模型内にピンポイントの気泡を生じさせる可能性がある。製品によっては、発生する水素ガスの吸収材としてパラジウムのような貴金属を加えている[2]。

付加重合型シリコーンラバー印象材は、反応中に発生する揮発性物質は含まれていない。そのため縮重合型シリコーンラバー印象材と比較して、付加重合型シリコーンラバー印象材は非常に優れた再現性と撤去時の変形からの優れた弾性回復を持ち、その後の寸法安定性も高く、複数回の石膏注入が可能である。その高い正確性から、ブリッジや義歯の印象に適している。

しかしながら、弾性ひずみが小さいためアンダーカット周囲からの撤去が困難であったり、引き裂き強度が中等度であることから、深い歯肉縁下の印象の際、撤去時にちぎれてしまう若干の危険性をはらんでいる[1]。

2 取り扱い上の特性

天然ラテックスグローブに含まれる硫黄による汚染は、付加重合型シリコーンラバー印象材の硬化を阻害する。また、いくつかのビニールグローブにおいても、製造過程で硫黄含有の安定剤を用いていることがあり注意が必要である[1]。当然パテタイプはラテックスグローブをつけたまま練ってはならず、術者・アシスタントともに印象にまつわる機材（トレーやシリンジなど）に触れる際にも注意が必要である。

また、カートリッジ内に残留するシリコーンオイルを除去せず練和すると未重合が起こるため、練和する前に必ずシリコーンオイルを除去することが肝要である。

付加重合型シリコーンラバー印象材は基本的に疎水性であるが、ヌレ特性が改善される可能性のある界面活性剤含有の親水性の材料が導入されている。しかしこれらの印象材においても、現時点では印象の際には乾燥した術野が求められる。

なお、とても優れた機械的特性を有するが、高価であることから日常臨床のスタディーモデルの印象には使用されない[1,2]。

シリコーンラバー印象の臨床 ①

STEP 1 各個トレーの製作

各個トレーを使用する目的は、
1. 印象材収縮による変形をできるだけ少なくすること
2. 印象材の使用量を少なくすること
3. 印象材の厚みを均一にすること

などである。各個トレーを用いると印象精度が向上し[6]、誤差の原因となる撤去時の応力と熱収縮も小さくなる。

トレーの強度不足は印象の歪みの原因となるため、薄いディスポーザブルのプラスチックトレーは適さない[7]。各個トレーは剛性が必要であり、2〜3mmの厚みが必要となる[3]。

なお、持続する重合反応による変形を考慮し、使用する20〜24時間前までにはトレーを製作しておかなければならない。

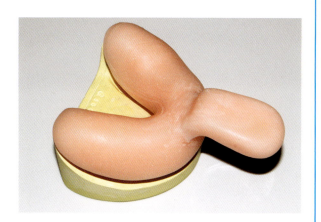

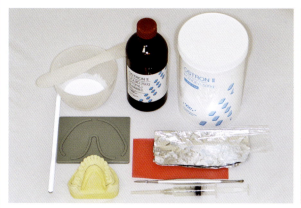
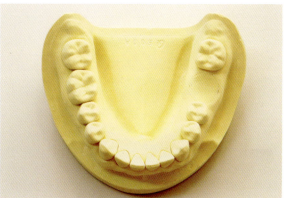

❶各個トレー製作時に使用する機材。トレー用レジン、診断用模型、パラフィンワックス、アルミ箔、テンプレートなど。診断用模型は外形のトリミング、咬合面の気泡の除去などを適切に行い、作業に支障のないよう準備する。

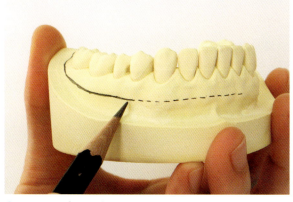
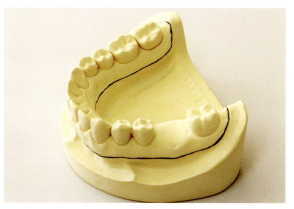

❷クラウンブリッジ用各個トレーの外形線は、歯頸部より5mm程度根尖側寄りとし、筋や小帯の付着部を避ける。後縁は最後臼歯より3mm程度後方とする。上顎の場合は、軟口蓋までは延長しないこと。

シリコーンラバー印象の臨床は次ページに続く

CHAPTER 5　精密印象法

シリコーンラバー印象の臨床②

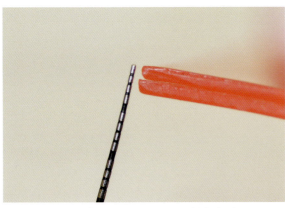
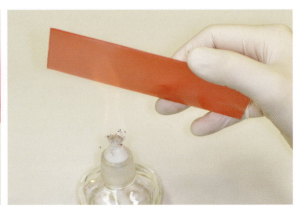

❸スペーサーはパラフィンワックス2枚程度（2〜3mm）とする。ワックスは加熱しすぎると厚さが不均一になるので、注意しながら加熱する。

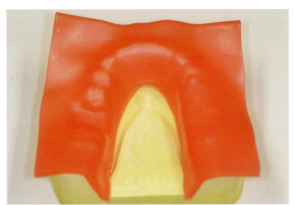
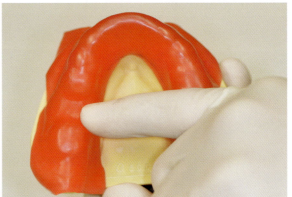

❹スペーサーが均一の厚みになるよう、強い圧をかけずに模型に圧接する。欠損部がある場合は、パラフィンワックスを欠損部にも圧接すること。

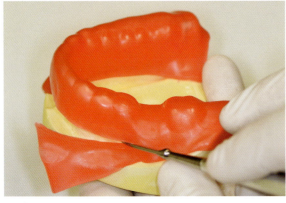
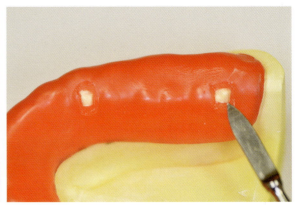

❺パラフィンワックスを設定したトレー外形線に沿ってトリミングする。ストッパー付与のためワックスを除去する。ストッパーは、トレーを口腔内に位置づけた際に、均一なスペースを維持するために必要となる。ストッパー間の距離を開けて3点ないし4点を設定する。形成予定のない歯の非機能咬頭に設置すること。

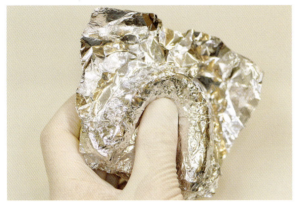
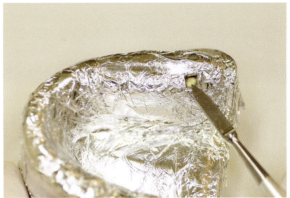

❻レジン重合時の発熱により溶けたパラフィンワックスがトレー内面に付着するのを防止するために、設置したパラフィンワックスをアルミ箔で覆う。ストッパー部のアルミ箔は除去する。

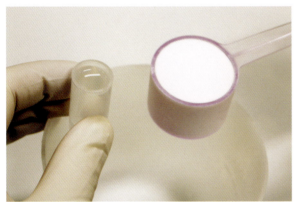
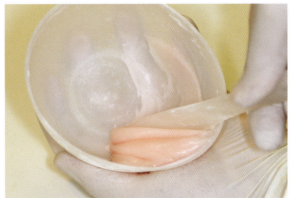

❼正確な粉液比に従い、餅状となるまで十分にトレーレジンを練和する。

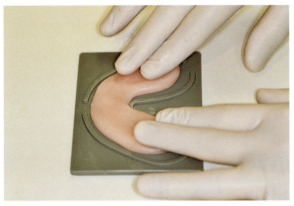
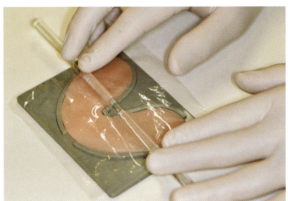

❽餅状になったレジンは、フリーハンドで正確に引き延ばすことも可能であるが、テンプレートを使用することで一定の厚みに引き延ばすことが容易となる。

シリコーンラバー印象の臨床は次ページに続く

シリコーンラバー印象の臨床 ③

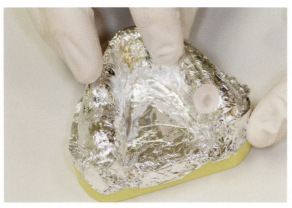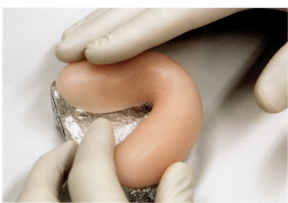

❾手指によりストッパー部にレジンを充填後、必要以上の力をかけないように圧接し、剛性の得られる均一な厚み（2〜3mm程度）にする。レジンが薄くなるとトレーがたわみやすく、変形する可能性がある。余剰部分が生じた場合は、設定したトレー外形線に沿って重合が完了する前にトリミングする。

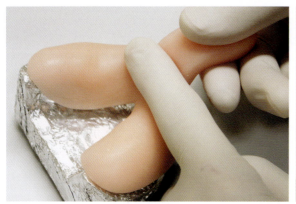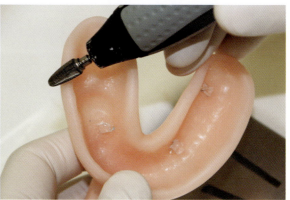

❿ハンドルはトレー本体から一旦まっすぐ立ち上がらせてから屈曲させる。印象採得中は不必要な大開口を避けるために、あまり高く立ち上げないよう注意する。レジンの硬化後、トレーを口腔内に挿入する際に患者に不快感を与えないために、また軟組織を傷つけないために、辺縁をスムースに仕上げる。

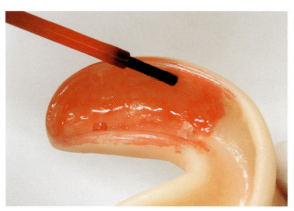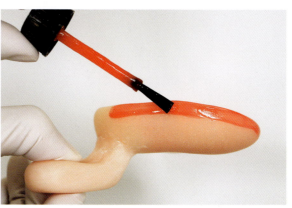

⓫印象採得する際は、最大の接着力を発揮させるため、使用する7〜15分前には接着材を塗布する[8]。印象材のトレーからの剥離は重大な失敗に繋がるため、トレーの内面全体と、外面は辺縁より4〜5mmの高さまで十分に（均一に）塗布すること。

STEP 2 シリンジの準備

　形成された歯がグルーブやボックスなどを有する複雑な構造をしているのか、フルクラウンのように比較的単純な形態なのか、それともインプラント上部構造もしくは部分床義歯の印象なのかによって、シリンジチップの先端径を適宜調整するべきである。

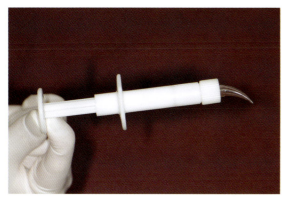

⓬インジェクションタイプの印象材の注入に用いるシリンジにはプラチック製など種々あるが、筆者らは操作性の優れているテフロン製のシリンジを推奨する。

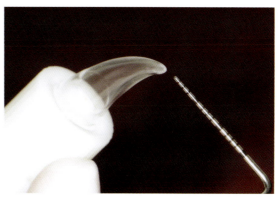

⓭先端チップの切断面は、できるだけきれいな円であるほうが印象材の乱流や気泡の混入を防ぐことができる。

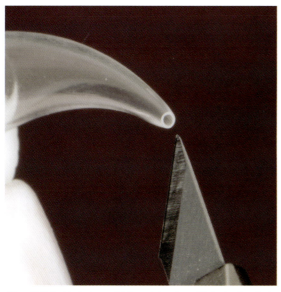

⓮一般的には0.7mm程度の径のものがよく用いられる。シリンジチップ先端の切断後、バリが残ることがある。このバリが気泡を生じやすくしたり、印象材の排出コントロールを悪くするので注意を要する。

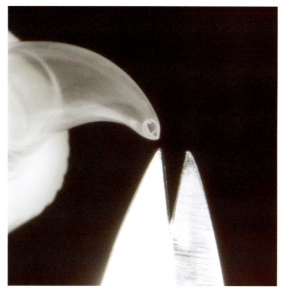

⓯はさみで先端を切断すると切断面がいびつになりやすく、またバリが生じやすいので、鋭利なナイフで切断する。

シリコーンラバー印象の臨床は次ページに続く

シリコーンラバー印象の臨床 ④

STEP 3 印象野の準備

印象採得に際して具備すべき印象野の条件を以下にあげる。
1. 健康な歯周組織の獲得（プラークコントロール、術前の歯周治療、適切なプロビジョナルレストレーション）
2. 歯の形成による歯周組織損傷を避ける
3. ティッシュマネージメント（歯肉圧排／滲出液のコントロール）
4. 適切な防湿（唾液のコントロール）
5. アンダーカットのブロックアウト

ここでは、上記1と2は満たされているとして、印象野準備のステップを解説する。

ティッシュマネージメント（歯肉圧排／滲出液のコントロール）

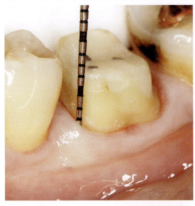 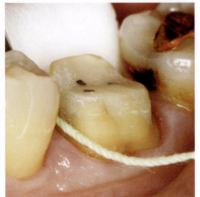

❶歯肉溝の深さを確認し、適切なサイズの圧排糸を、当該歯種に長さを合わせて準備する。径の細いサイズから徐々に太いサイズの圧排糸を選択し圧排する。

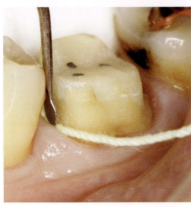 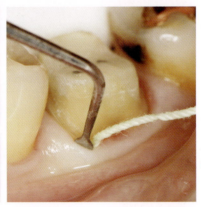

❷圧排用インスツルメントを使用し、デリケートに歯肉溝内へ挿入する（歯肉圧排の詳細は後述）。

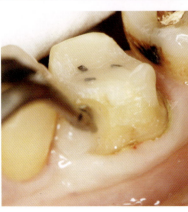 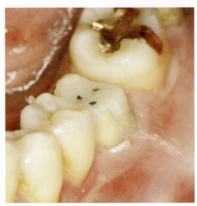

❸やむをえない出血や滲出液がある場合には、止血剤や局所麻酔を応用する。止血剤を使用した際は、印象前に術野をスリーウェイシリンジにてよく水洗する。止血剤として硫酸鉄や塩化アルミニウムなどがおもに用いられるが、phが低いため歯面への影響を考慮する必要がある。また、止血剤としてのエピネフリンは、全身への影響を考慮し用いるべきでないとの報告がある[9]。

適切な防湿（唾液のコントロール）

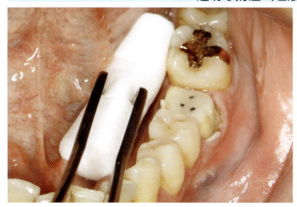
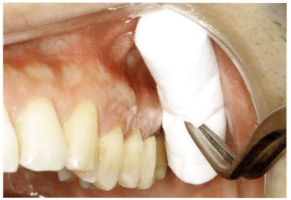

⓳シリコーン印象材をはじめとする多くの弾性印象材は、疎水性であり水分をはじく[10]。そのことによる印象欠陥をなくすためには術野を乾燥させる必要があり、適切な防湿が不可欠となる。一般的にはコットンロール、防湿パットを使用する。コットンロールを唾液腺開口部に置くことで効率よく防湿できる。

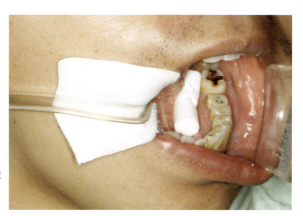

⓴排唾管先端を唾液腺開口部や唾液が集まる部位に置くことにより、排唾効果を相当上げることができる。印象に関連の少ない部位に唾液を集めて吸引するためには、患者の頭の角度なども大切である。

アンダーカットのブロックアウト

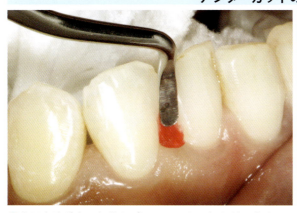
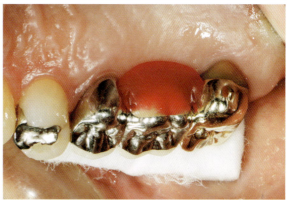

㉑歯間空隙が広い部位やポンティック下部など、大きいアンダーカットはユーティリティーワックスなどを用いてブロックアウトする。このことにより印象の撤去が容易になり、撤去時の印象の変形や石膏模型を印象から外す際の模型の破折を予防できる。

シリコーンラバー印象の臨床は次ページに続く

CHAPTER 5　精密印象法

シリコーンラバー印象の臨床 ⑤

STEP 4　印象採得

　印象材はトレーマテリアル、インジェクションマテリアルを別々に練和し使用するため、印象採得を成功させるためには術者とアシスタントのスムーズな連携が不可欠である。事前準備はもちろんのこと、日頃からの訓練が大切である。

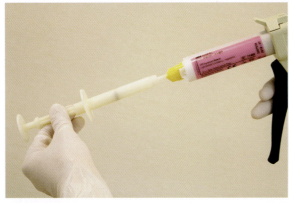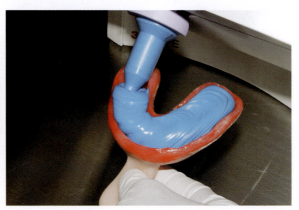

㉒気泡の混入に注意し、インジェクションマテリアルを術者がシリンジ内へ注入し、トレーマテリアルをアシスタントがトレーに盛る。トレーマテリアルの量が多すぎると、口腔内挿入後に咽頭部へ余剰印象材が流れ嘔吐反射などを誘発する可能性があるため、トレーから溢れた余剰分をスパチュラで擦り切る。

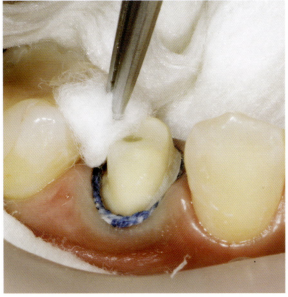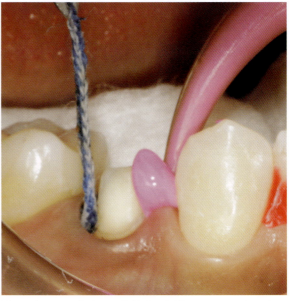

㉓圧排糸に含まれている余剰な水分は、乾燥した綿球を軽く押し当てて吸水する。複数歯の場合は、アシスタントの援助を得て、圧排糸をシリンジを使用する直前に静かに除去する。

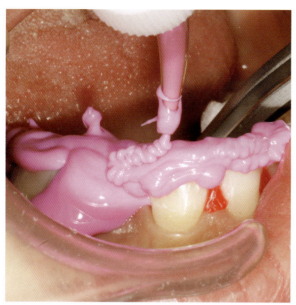
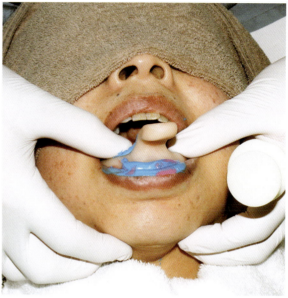

㉔支台歯に印象材を流した後に、その他の歯の咬合面にも印象材を流す（支台歯への注入方法については STEP 4 を参照）。硬化中にトレーが動くと印象の失敗に繋がるので、硬化するまで術者がしっかりトレーを把持する。患者の衣服を保護することを忘れてはならない。

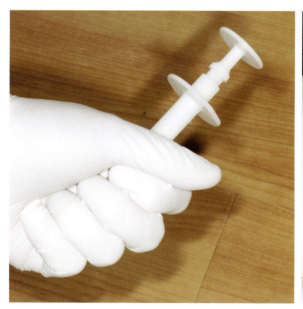
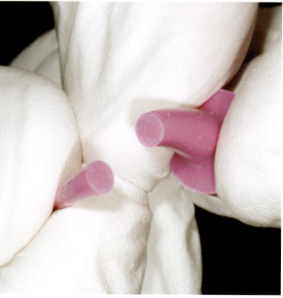

㉕最終硬化を確認し、トレーを口腔内より撤去する。トレー内部の硬化具合は実際に触れて確認することができないため、シリンジ内に残っている印象材の硬化具合を最終硬化の指標の1つとしている。術者またはアシスタントがシリンジの先端を握り、体温で暖めながら印象材の硬化を待つ。製品指定の硬化時間経過後、シリンジ先端部の印象材を引きちぎり、歪みが生じないことを確認する。

シリコーンラバー印象の臨床は次ページに続く

CHAPTER 5　精密印象法

シリコーンラバー印象の臨床 ⑥

STEP 5　支台歯への印象材の注入のしかた

㉖印象材が最初に触れる面、印象材と印象材がぶつかる場所に気泡が生じやすいため、これを考慮して印象を開始する部位を決定する。構造の複雑なボックス、グルーブなどは、シリンジを壁面に沿わせ、粘調度の低い間に深い部位から空気を押し出すように印象材を注入すると気泡が生じにくい。

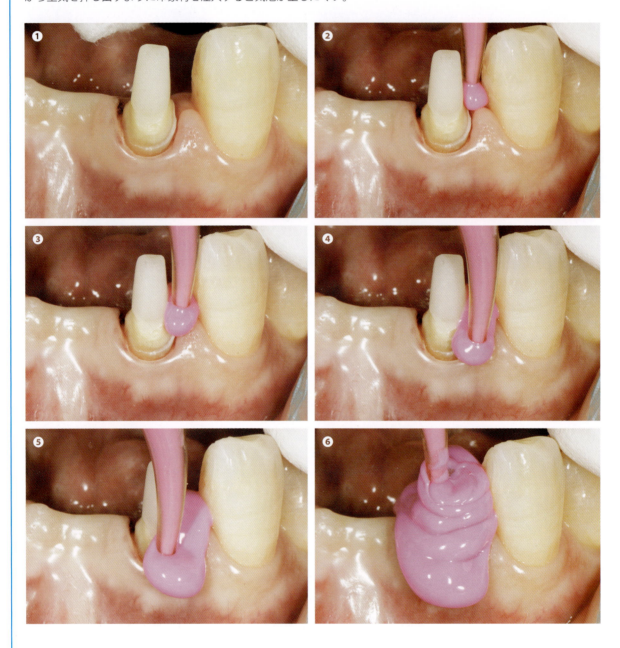

174

㉗ シリンジの先端をマージンに接触させながら、印象材をゆっくりと押し出す。この時、シリンジの先端が印象材の先を進むのではなく、印象材について行くように動かす。

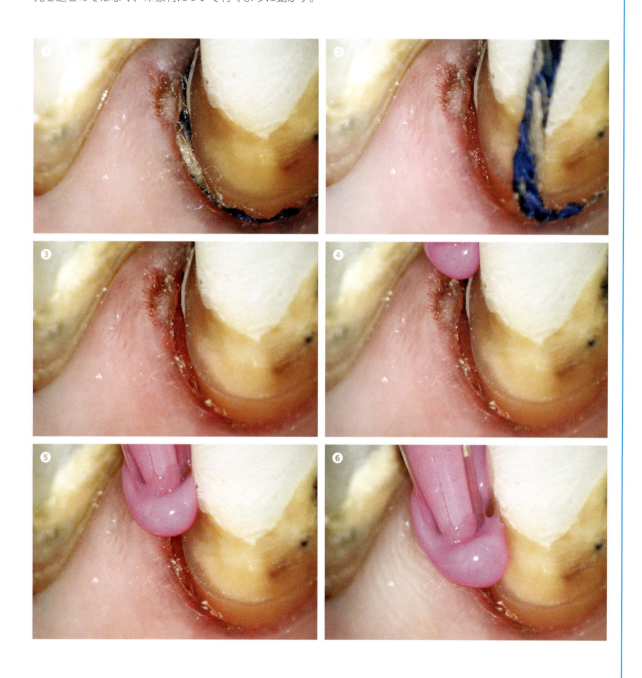

シリコーンラバー印象の臨床は次ページに続く

シリコーンラバー印象の臨床 ⑦

STEP 6　印象面の評価

以下の点を考慮して印象を評価する[3]。

1. 印象操作が適切に行われ、インジェクションマテリアルとトレーマテリアルの印象材が適切に馴染んでいるか
2. 印象材を通してトレーが透けてみえるような薄い部分はないか
3. 気泡、硬化不全による欠陥がないか
4. マージンの連続性が確保されているか
5. トレーから印象材が剥がれでないか

上記の条件をすべて充たしていることが理想的であるが、重要でない部分に生じた欠陥は、臨床上容認できる場合もある。例えば、マージンよりも十分に離れた部位に生じた気泡による小さい欠陥などは、作業模型の調整により問題が解決する場合は容認できる。再印象を行うべきか、そのまま作業模型を製作するかは、術者が責任を持って慎重に判断しなければならない。

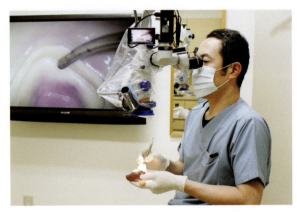

㉘口腔内より撤去した印象を水洗し、よく水切りした後、マイクロスコープや実体顕微鏡（15〜25倍）を用いて印象面のチェックを行う。

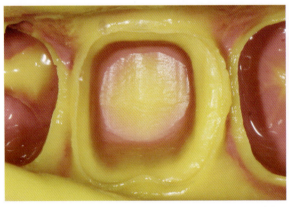 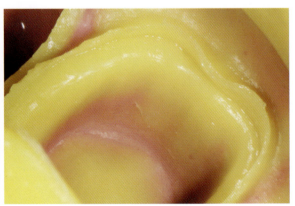

㉙マージンの連続性、気泡の混入、硬化不全などを確認し、欠陥がある場合は再印象を行う。適合が良好で適切なカントゥアのクラウンを製作するためには、印象材がマージンを越えて全周に途切れることなく均一に延びていることが重要となる[3]。

失敗例　マージン部の気泡、連続性の欠陥

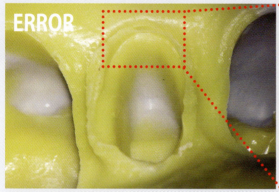
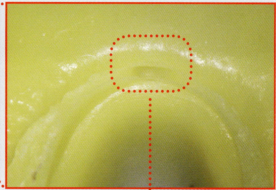

● 気泡や硬化不全は視認することが困難な場合があるため、マイクロスコープや実態顕微鏡を使用し、細くて鈍な先端のインスツルメントで繊細に触れて確認する必要がある。

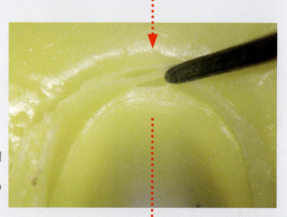

● マージンとの界面に混入した気泡。一見印象面は問題なくみえるが、厳密な連続性が再現されていない。石膏の重みで薄い部分の印象材が気泡のある側へたわみ、その結果模型の変形が起こる。

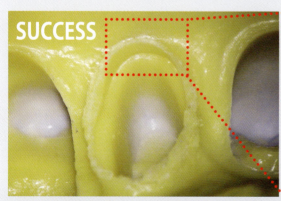
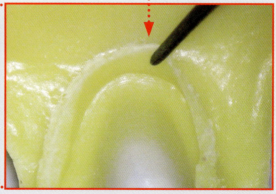

● 再印象した同部位。マージンの連続性が得られ、印象材の厚みも十分に確保されている。

シリコーンラバー印象の臨床は次ページに続く

CHAPTER 5　精密印象法

シリコーンラバー印象の臨床 ⑧

失敗例　内部気泡

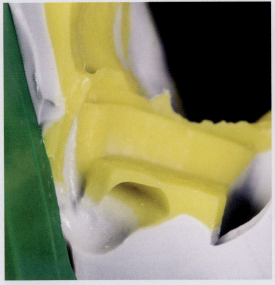
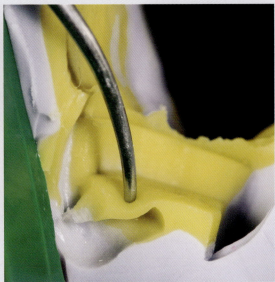

● 内部気泡は目視のみでは確認できない場合がある。インスツルメントで繊細に触れて確認すると、印象面がたわむことで確実に認識できる。

失敗例　硬化不全

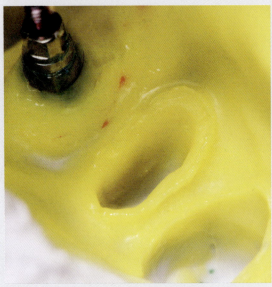
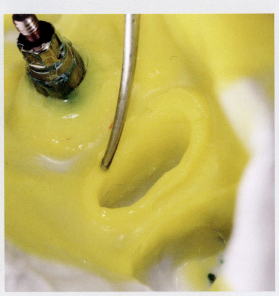

● 硬化不全の原因は、止血剤などの薬液の残留やグローブのパウダーなど多岐にわたるため、十分な配慮が必要となる[11]。

Chapter 5-3

歯肉圧排

　印象採得において、フィニッシュマージンの形態が正確に再現されない最大の原因は、術者の歯肉圧排に関する技術と知識が十分でないためであると考えられている[9]。歯肉圧排の目的は、歯頸部遊離歯肉を側方方向に押し広げて生じた歯肉溝のスペースに、印象材を注入しフィニッシュマージンの形態を捉えることにある。

　挿入する圧排糸には、基本的に3つの形態、つまり

- より合わせたもの（Twisted cords）
- 編まれたもの（Knitted cords）
- 組まれたもの（Braided cords）

がある。これらの圧排糸のそれぞれの特徴には科学的根拠が乏しく、その選択は術者の好みによるといってよい[12]。

　効果的な圧排を行うためには、歯肉溝もしくは歯周組織を傷つけることがない範囲で細い圧排糸から開始し、最終的には可及的に太い圧排糸を用いるべきである。十分に太い径の圧排糸を用いることによって、適正な厚みの印象材を注入できるように歯肉溝を側方に押し広げることがキーポイントの1つである[13, 14]（ただし、太すぎる径の圧排糸は術後の歯肉退縮を引き起こすことがあるため、十分な配慮を伴う）。

　歯肉圧排の方法には

1. 機械的圧排法
2. 化学的圧排法
3. 外科的圧排法
4. 以上のコンビネーションによる方法

の4つに大別される。主たる歯肉圧排法は機械的・化学的圧排法で、圧排糸とともに止血剤を用いる方法である。なお、一部の臨床家は電気メスまたは Rotary gingival curettage 法（バーにて歯肉溝内縁上皮をキュレッタージする方法）による外科的方法を用いるが、これらの方法は一般的に機械的・化学的圧排法の補助的な方法として用いられている。

　機械的・化学的圧排法には主として3つの方法がある。

1. シングルコードテクニック
2. ダブルコードテクニック
3. インフュージョンテクニック（特殊なシリンジで吹き込む方法）

　ここでは、圧排糸を用いたシングルコードテクニックとダブルコードテクニック、また電気メスを用いた外科的圧排法の術式について記述する。

CHAPTER 5　精密印象法

1　シングルコードテクニック

　　シングルコードテクニックは、少数歯の印象採得で、歯肉の健康度が高く出血などがない場合に用いる。この方法は比較的に簡単かつ効果的であり、歯肉圧排法としてはもっとも一般的に用いられている。印象材を流し込み、マージンが適切に印象採得できる歯肉溝の幅（約0.2mm以上）になるまで、順次、細い圧排糸から最大径の圧排糸に取り替えながら圧排する（図5-3-1〜5-3-4）。

　　フィニッシュマージンが歯肉縁下で浅い場合や、ダブルコードテクニックを応用できない浅い歯肉溝に有効である。

● 図 5-3-1　圧排前の支台歯と歯肉の評価

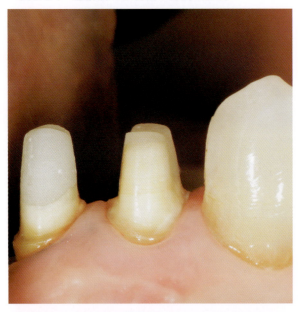

図 5-3-1a　印象を撤去する際に印象材がちぎれることがなく、マージン部を正確に再現するには、圧排された歯肉溝の幅は約0.2mm以上が必要となる[15、16]。

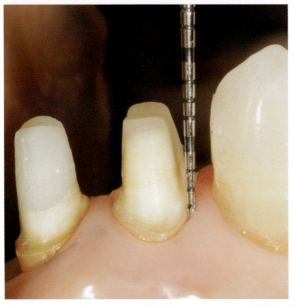
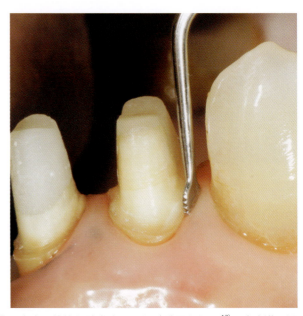

図 5-3-1b、c　どのような圧排方法であっても、圧排前に支台歯の歯肉の状態を診査することが重要となる[17]。歯肉溝の深さやバイオタイプを評価し、圧排方法や圧排糸のサイズを選択する。歯肉が炎症状態にあると容易に出血し印象採得が困難になるだけでなく、圧排により強い侵襲が加わり歯肉退縮を起こしやすくなる。

● 図 5-3-2　圧排糸の選択・調整と挿入

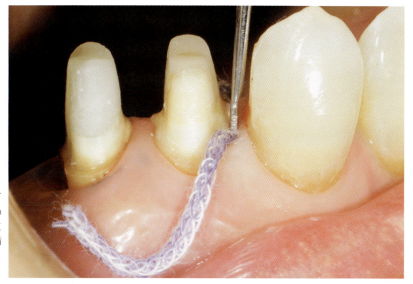

図 5-3-2a　圧排糸の長さは、印象採得する支台歯の歯肉溝の解剖学的形態にあわせて調整する。徐々に径の太い圧排糸に変更し圧排を行う。厚みがあり比較的挿入しやすい隣接部の歯肉より挿入するとよい。

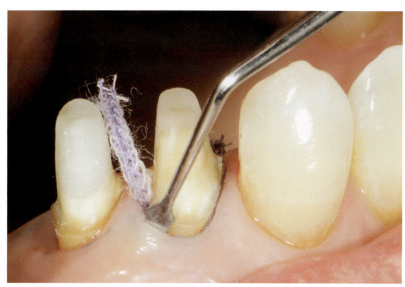

図 5-3-2b　過剰な力をかけて歯肉を侵襲しないよう、圧排糸を注意深く歯肉溝内に挿入していく。過剰な挿入圧はシャーピー線維を破壊し、歯肉退縮やアタッチメントロスを生じることがある[18〜20]。

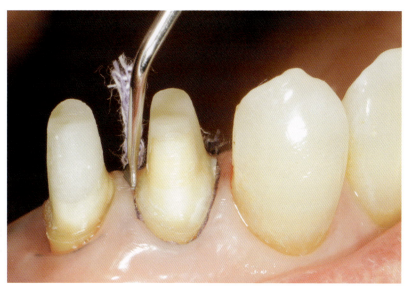

図 5-3-2c　適切なサイズの圧排糸が選択され、適切な圧で注意深く圧排糸を挿入した際に生じる歯肉の貧血帯は、すぐさま消失することが観察される[21]。

圧排用インスツルメントの動かしかた

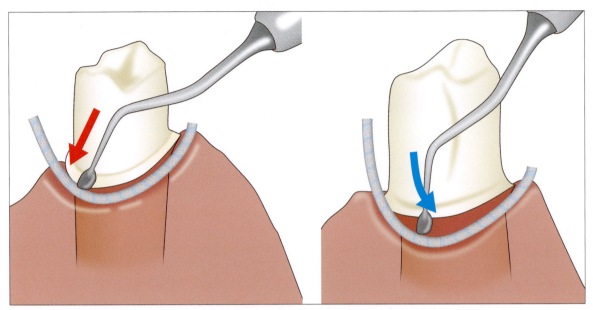

● 圧排糸の挿入を進める方向に対して、反対方向にわずかに引き入れるように動かす。

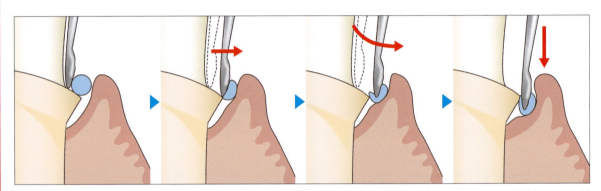

● インスツルメントで歯肉を傷つけないように、常に圧排糸を介して歯肉に触れるように挿入する。垂直的な動きだけでなく、水平的な動きも意識して動かす。

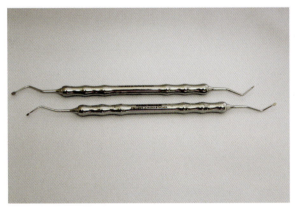
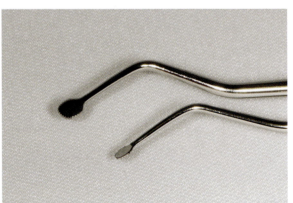

● 圧排に用いるインスツルメント。先端の形状や角度が異なるものが用意されている。

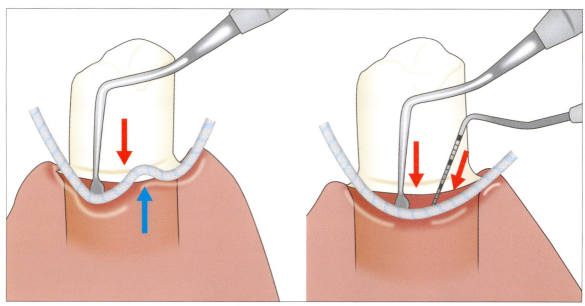

● 歯肉が薄い部位や歯肉溝が浅い場合など、一度挿入した圧排糸が出てきてしまう時は、インスツルメントを2本使用したほうが挿入しやすい。出てくる圧排糸を押さえる際は、圧排用インスツルメントやプローブなどを使用する。

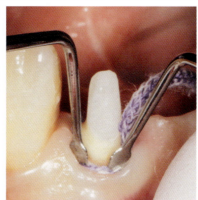
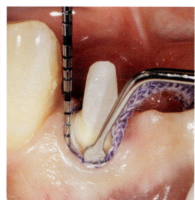

● 圧排糸の挿入位置および状態

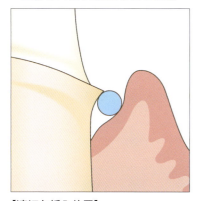

【適切な挿入位置】
咬合面より観察すると圧排糸がマージンに接した状態で連続して確認できる。

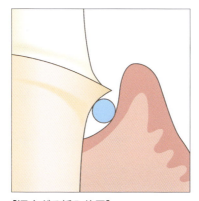

【深すぎる挿入位置】
圧排効果が少なく、スペース不足の状態。

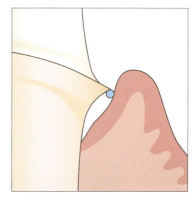

【圧排糸が細すぎる場合】
圧排効果が少なく、スペース不足の状態。

図 5-3-3　圧排時間と効果の確認

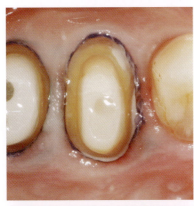

図 5-3-3a　圧排糸が歯肉を効果的に側方に圧排するためには一定の時間を要するが、薬液もまた止血効果や滲出液の抑制のために一定の時間を要するため、8〜10分間程度、圧排糸を歯肉溝内に挿入したままにする[9]。圧排時間については、15〜20分を超えるべきではないとの報告があるが、さまざまな報告があり明確な時間は不明である。歯肉の侵襲を考慮した場合、長時間圧排糸を歯肉溝に置くことは避けるべきである[17, 22]。

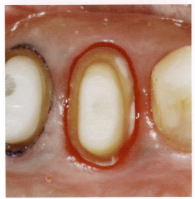 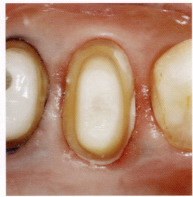

図 5-3-3b、c　圧排の効果を確認するために、支台歯を咬合面から観察する。形成マージンおよび歯に接した状態の圧排糸が全周にわたり連続して確認できなければならない。適切なスペースが得られない場合や出血が認められた場合は、新たに圧排糸を選択し、再度圧排する。

図 5-3-4　圧排糸の除去方法

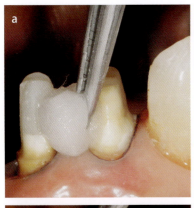 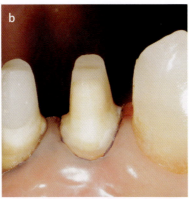
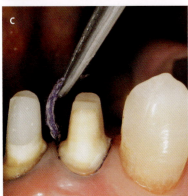 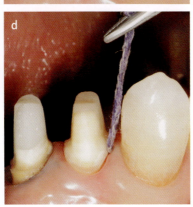

図 5-3-4a　圧排糸を除去する前に水を浸すことによって、歯肉溝から外しやすくする。圧排糸が乾燥した状態で外すと内縁上皮を引き剥すことになり、出血の原因となることがある[23]。

図 5-3-4b　術野の余剰な水分をエアーで除去する。圧排糸に含まれている余剰な水分は、乾燥した綿球を軽く押し当て吸水する。

図 5-3-4c　圧排糸を挿入した方向と逆方向に、慎重にゆっくりと除去する。

図 5-3-4d　歯の形成面をエアーにて穏やかに乾燥し、印象を採得する。

2　ダブルコードテクニック

　　ダブルコードテクニックは、1歯もしくは多数歯の印象採得時によく用いられる。この方法は、歯肉縁下深くにフィニッシュマージンがある場合や、歯肉の健康度が完全でない場合で、圧排糸除去後に歯肉溝から滲出液が滲み出てくるような場合にとても有効である（図5-3-5）。

● 図 5-3-5　ダブルコードテクニックの実際

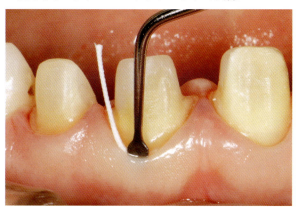

図 5-3-5a　まず細い径の圧排糸を歯肉溝内に挿入する。これは機械的に歯肉を圧排するのではなく、止血剤を併用することで、2番目の圧排糸を抜いた際の歯肉溝底部からの出血や滲出液を防ぐことが目的である。

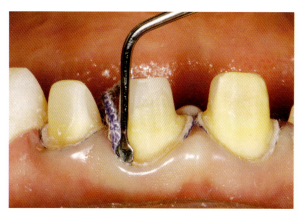

図 5-3-5b　2番目に用いる圧排糸を止血剤に浸し、先に挿入した細い径の圧排糸の上に挿入する。2番目の圧排糸の径は歯肉溝内に無理なく挿入できる最大のものを用いるべきである。

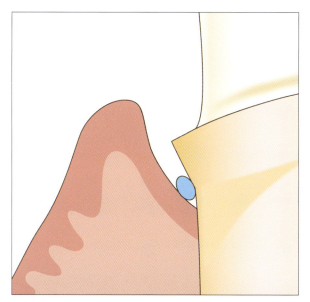

図 5-3-5c　圧排糸の端を正確に切断して圧排糸の端と端とが相対するようにする。1番目の圧排糸は印象撤去後に歯肉溝内に残されるが、もし圧排糸が短すぎたり（圧排糸の端と端にスペースが生じる）、長すぎたり（オーバーラップ）すると印象材に付着することがある。その結果、石膏注入およびダイトリミングが難しくなる可能性がある（図はDonovan et al, 2004.より引用改変）。

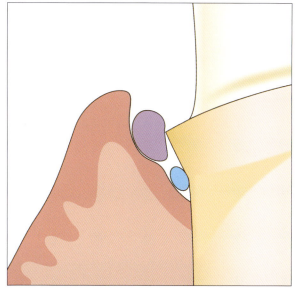

図 5-3-5d　2番目の圧排糸挿入後8〜10分間待ち、圧排糸を水で濡らしてから除去する。形成面を静かに乾燥し、1番目の圧排糸を歯肉溝内に残したまま印象採得を行う。印象が問題なく採得されていれば、1番目の圧排糸を水で濡らして除去する。

CHAPTER 5　精密印象法

圧排の評価方法

【圧排状態の確認・圧排糸の交換】

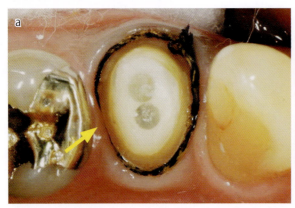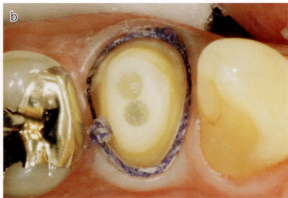

- 適切に印象採得できる歯肉溝のスペース（約0.2mm以上）になるまで、順次、細い圧排糸から最大径の圧排糸に交換する。**a**では、特に矢印部の圧排が不足しているのが確認できる。**a**から**b**のように太い圧排糸に交換する。全周にわたり圧排糸が確認できる。

【歯肉溝のスペース確認】

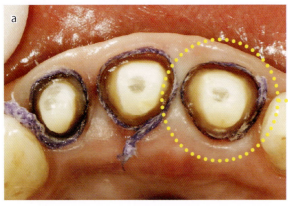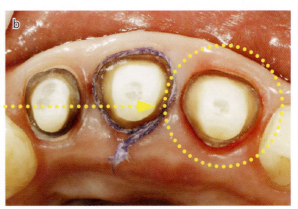

- 圧排中（**a**）と圧排糸を除去した状態（**b**）。出血もなく、印象採得に十分な歯肉溝スペースが確保された状態。この状態であれば、圧排糸を除去後に印象材を流し込むことができる。再度圧排糸を挿入し、印象採得に臨む。印象採得に要する時間を考慮し、おおよそ30秒〜1分は圧排されたスペースが確保されていなければならない[17]。

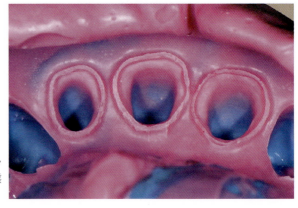

- このスペースに印象材が流れ込み、印象材がマージンを越えて全周に途切れることなく均一に延びている状態になる。

186

3　外科的圧排法

　マージンの位置が歯肉縁下で深く、機械的歯肉圧排が困難な場合は、電気メスを使用して外科的圧排を行う（**図 5-3-6**）。その際、電極の先端は上下的にマージンとほぼ同一レベルで使用し、歯槽骨方向に深く入り過ぎないように細心の注意が必要である。

　印象前の歯肉に対するこれら一連の処置は、原則として化学的・物理的にできるだけ歯肉に対するダメージを少なくすることを念頭において行わなければならない。ただし、歯肉保護を考えるあまり印象が不正確になったのでは、その不正確な印象によって作られた補綴物のマージンは当然のことながらオープンマージン、オーバーハング、オーバーまたはアンダーカントゥアーなど多くの問題を生じることとなる。そのような補綴物を装着することは、その後の長期にわたる歯周組織への悪影響、また支台歯の二次う蝕の原因となりうることも忘れてはならない。

　なお、電気メスを用いた外科的圧排方法は、ペースメーカーなどの電気医療機器を使用している患者には禁忌となる。また、金属製の器具は接触により感電する可能性があるため使用しない。

● **図 5-3-6　電気メスを用いた外科的圧排方法の術式**

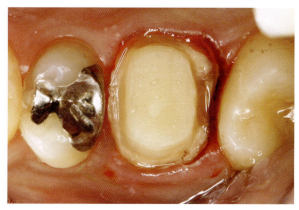
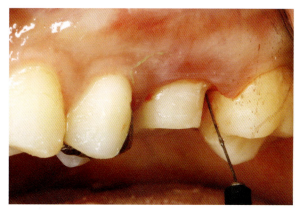

図 5-3-6a、b　軟組織に麻酔を行い処置を行う。電極の先端は約 0.5mm 径の細い棒状のチップを使用し、電極の先端は1か所に留まらないよう軽くすばやく動かすと効果的である[24]。

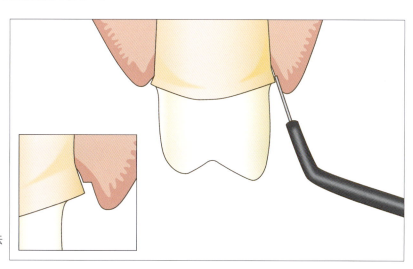

図 5-3-6c　歯肉溝内面の組織を一層除去するように歯肉を切除する。

外科的圧排方法の術式は次ページに続く

CHAPTER 5　精密印象法

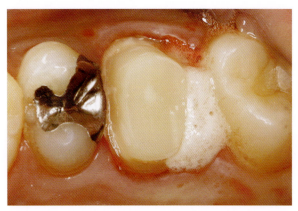 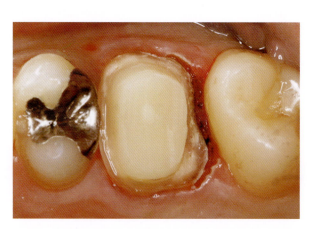

図 5-3-6d、e　歯肉切除後は、術野を過酸化水素水で洗浄する。

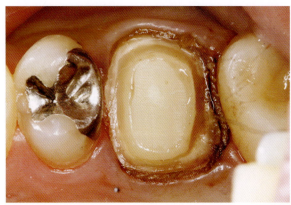 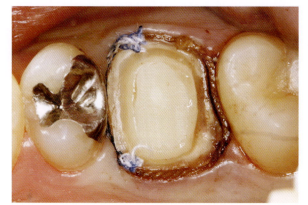

図 5-3-6f、g　洗浄後、術野を乾燥させ圧排糸を挿入する。写真の症例は、電気メスにより歯肉を切除していない近心歯肉溝に部分的に圧排糸を追加し、機械的圧排を行っている。

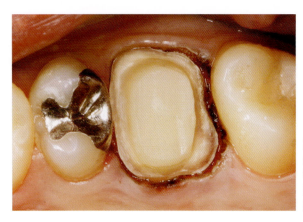

図 5-3-6h　術野を乾燥させ、適切に歯肉が圧排されている状態が確認できれば印象採得を行う。切除した軟組織は7〜10日程度で回復するとの報告があるが、術後0.5〜1.0mmの歯肉退縮を生じるとの報告もあるため、付着歯肉が薄い部位や、審美性に関与する部位には適さない[24〜27]。

咬合採得

Chapter 6-1 補綴臨床における咬合採得の位置づけ

1 咬合採得とは

　咬合の診断およびインプラント補綴を含む各種補綴治療に際して咬合器の使用は不可欠であり、フェイスボウなどを使用してマウントされた上顎模型に対して、中心位もしくは最大咬頭嵌合位の位置で下顎模型をマウントする必要がある。咬合採得とは、上下顎の相対する歯または顎の位置的関係を咬合面または咬合堤上で、塑性材料である石膏、ワックスまたはシリコーンなどを用いて記録することである[1]。

　前述したとおり、咬合に由来する問題は、咬合採得時もしくはその記録を基に行う技工ステップを原因とするケースが多いのではないかと考えている。せっかく優れた補綴診断、治療計画、形成、印象ステップを踏んできても、補綴物を製作する際にもっとも肝心な上下顎の位置関係を間違って記録すれば、その結果製作された補綴物は、多くの咬合調整を必要としたり、もしくは咬合干渉が見逃されたりすることで、永続性に不安を残すと考えられる。さらに、患者の顎口腔系全体で考えれば、新たな医原性の問題を起こす可能性をはらんでいると考えるべきである。

　実際の臨床において咬合採得を成功させるためには、以下の3つの条件が重要と考えられる。

　　1．記録する顎位は中心位なのか最大咬頭嵌合位なのか
　　2．記録しようとする顎位を正確に誘導・記録できるか
　　3．その採得記録自体が正確に製作され、技工過程で適切に使用できるか

　この3つのポイントは簡単に感じるかもしれないが、実際の臨床ではもっとも難しい補綴臨床ステップといっても過言ではない（**図6-1-1**）。

●図6-1-1　臨床における咬合採得の位置づけ

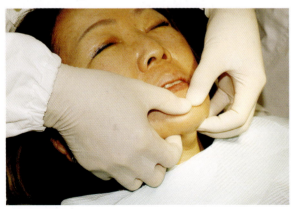

図6-1-1　適切に顎位を診断する知識と、その顎位を正確に誘導し記録を採得する技術が、永続性の高い補綴物には不可欠と考える。

2　最大咬頭嵌合位なのか中心位なのか

　患者にとって適切な上下顎の位置関係を決定する際、既存の最大咬頭嵌合位を保存するべきなのか、または異なる顎位つまり中心位によって修復するべきなのかを慎重に検討する必要がある。咬合の不調和を理由に治療に至った患者や、歯を失った欠損補綴患者は、機能的な咬合関係を再構築する必要があるかもしれないし、患者のなかには最大咬頭嵌合位を失った患者も存在する。これらを正しく判断するためにも、米国補綴用語集にて関連する専門用語や定義をまず確認したい（**図6-1-2**）。

　我が国では中心位という用語もいまだ一般的ではないが、米国補綴用語集では顎関節がその中心位にある状態の歯の接触関係を CO（Centric occlusion）と略している。また、いわゆる最大咬頭嵌合位を MIP（Maximal intercuspal position）としている。Wiens[2] は、通常の閉口運動時の歯に加わる前方への荷重が歯の近心移動を起こし、傾斜歯や臼歯部の咬合支持の喪失などと相まって下顎全体が前方へ変位し、CO と MIP のズレが生じるのではとしている。一般的には MIP（最大咬頭嵌合位）と CO（中心位）が一致している割合は１割程度であり、多くの場合 MIP は CO の約１mm 前方に位置すると報告されている[3~8]。

　Chapter 1 で述べたとおり、人間にはさまざまな状況や環境の変化に対応する適応能力が存在し、その個人固有の咬合を獲得していく。しかしながら、臼歯咬合支持の喪失や病的歯牙移動などによって生じる２mm 以上の咬合干渉は、その患者の適応能力を超える可能性があり、それによって生じる歯への不規則な負荷が潜在的に外傷を引き起こす可能性が示唆されている[2]。これは因果関係が証明された事実ではないが、臨床医が咬合面を変更する修復治療を行う際は、それが小範囲であったとしても、患者の獲得してきた MIP と CR のどちらがその患者にとって適正な顎位なのか、慎重に判断する必要性を示唆していると考える。

　健全な患者は、神経筋反射機構によって均一に繰り返される開閉運動が自己制御により確保されているが、歯根膜や歯の喪失はこの重要な神経受容器へのインプットを減じることにつながる[9~12]。このような患者の咬合採得はとても難しいことは想像にたやすい。まず前述したグローバルスタンダードの咬合理論に則った診査・診断を術前に行い、さらにそれぞれ MIP と CR の誘導・記録法およびその記録製作方法について熟知して、咬合採得することが重要である。

●**図6-1-2　CR、CO、MIP の定義（米国補綴用語集第９版より）**

- **CR（Centric relation）**
  歯牙接触に依存しない、下顎顆頭が関節斜面に対し前上方に位置する上下顎関係で、下顎運動は純粋回転運動に限定される。そのストレスがかからない生理的な上下顎関係から、患者は上下方・側方・前方運動ができる。臨床的に便利で再現性のある基準の位置。

- **CO（Centric occlusion）**
  下顎が中心位にある時の対合歯との咬合。この位置は最大咬頭嵌合位と一致するかもしれないし、しないかもしれない。

- **MIP（Maximal intercuspal position）**
  下顎顆頭の位置に依存しない、対合歯と完全に咬頭が嵌合している位置で、時々、下顎顆頭の位置に関わらず歯のもっとも適した位置として呼ばれる。

CHAPTER 6　咬合採得

Chapter 6 / 2　最大咬頭嵌合位（MIP）と中心位（CR）の適応症と誘導・記録方法

　　前述したとおり、顎間関係の記録は
- 下顎が中心位にある時の記録（Centric bite registration）
- 下顎が最大咬頭嵌合位にある時の記録（MI position bite registration）

の2つに分類される。以下にそれぞれの適応症を述べる。各患者の治療をどちらの顎位で行うのか、判断の参考にしてほしい。

　　また、それらの誘導・記録方法については、臨床に役立つ技術的なポイントをできるだけ詳細に解説する。

1　最大咬頭嵌合位 (MIP) における咬合採得

1　適応症

A．充填ならびに補綴処置に際して患者の有していた顎位を変更する必要がなく、かつ1/3 顎以内の処置の場合

B．術前の顎位に特に問題がなく、中心位での補綴処置を行うことによって患者の有していた前歯誘導が失われる場合

C．最大咬頭嵌合位を維持する必要があると考えられる場合

2　下顎の誘導・記録方法

　　最大咬頭嵌合位への下顎の誘導は特に術者が触れて誘導する必要はなく、患者に両側臼歯部で噛むように命じて閉口させる。

3　記録材料

　　顎間記録材料は寸法精度や速硬性、操作性、安定性、経済性に優れていなければならない[13]。しかし、現時点ですべての臨床状況に使用できる唯一の顎間記録材料は存在しない。よって、各材料の特性を熟知し、適切に選択することが大切である。以下に顎間記録材料の種類およびその特性を示す。

1）石膏（図 6-2-1a）
　　精度と安定性に優れ、強度もありトリミングしやすい。硬化前の流動性がよく咬合時の抵抗感を最小限に抑えられるが、操作性が悪い[14、15]。

2）ワックス（図 6-2-1b）

　熱収縮により変形しやすいく、不正確で安定性に欠ける。しかし経済的で操作性がよいことから、現在でも臨床で高頻度で利用されている[17～19]。

3）酸化亜鉛ユージノールペースト

　硬化前の流動性がよく精度に優れるが、硬化後は脆い。硬化時間が長く歯に付着しやすいことが難点である[13、20]。

4）シリコーンラバー／ポリエーテルラバー（図 6-2-1c）

　操作性がよく、精度と安定性に優れトリミングしやすい。再現性に優れるため、歯牙接触関係の確認にも使用できる。弾性材料であるため、咬合器マウント時に加わる圧縮力により咬合関係に誤差を生じる可能性がある[13、19、21]。

5）アクリリックレジン（図 6-2-1d）

　重合収縮を起こすが、硬化後は強度と耐久性がある。材料が硬く、咬合器マウント時に石膏模型を傷つける可能性がある[22～24]。

● 図 6-2-1　最大咬頭嵌合位(MIP)における咬合採得に用いられる各種記録材料

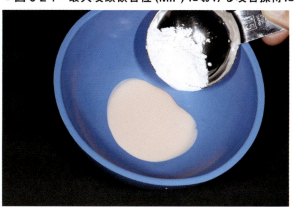

図 6-2-1a　石膏（ベルミックス ストーン／Kerr）。スラリー水と併用することで硬化が早く膨張も小さい[16]。

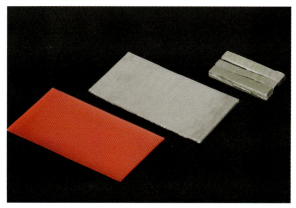

図 6-2-1b　ワックス（バイトワックス／ジーシー）。

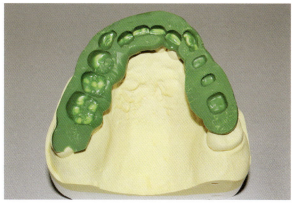

図 6-2-1c　シリコーンラバー（エクサバイトⅢ／ジーシー）。

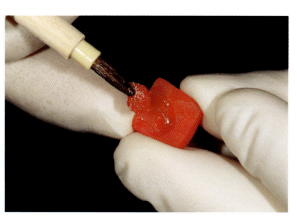

図 6-2-1d　アクリリックレジン（パターンレジン／ジーシー）。

CHAPTER 6 咬合採得

2 中心位（CR）における咬合採得

1 適応症

A. 外傷性咬合の診断や咬合不安定感がある症例において、診断用模型のマウントを行う場合
B. 充塡ならびに補綴処置に際して、患者の有していた顎位が何らかの理由で好ましくないと診断された場合
C. 最大咬頭嵌合位がまったく失われている場合
D. 矯正治療の最終下顎位とする場合
E. 全顎もしくは2/3顎以上の固定性補綴処置が必要な場合
F. 咬合調整が必要な場合
G. 総義歯または局部床義歯を含む全顎的治療の場合
H. 咬合高径を変更する場合
I. 咬合床（スプリント）を製作する場合
J. 犬歯誘導よりグループファンクションを作りたい場合

2 下顎の誘導法

　過去に多くの中心位への誘導法が報告され議論されてきたが（**図 6-2-2**）、いくつかの文献でバイラテラル・マニピュレーション法による誘導が他の手法に比べもっとも前上方への収束性が高いと報告されている[31〜34]。実際に American College of Prosthodontists（ACP）の報告でも、下顎の中心位への誘導法としてゴシックアーチ描記法やチンポイントガイダンス法より再現性が高く臨床的であると推奨している[2]。

　ここではその実際を詳細に述べる。

● **図 6-2-2　さまざまな中心位誘導法**

> - バイラテラル・マニピュレーション法（P.E. Dawson 法）[25]（**図 6-2-2a**）
> - チンポイントガイダンス法 [26]（**図 6-2-2b、c**）
> - ゴシックアーチ描記法（口内、口外法）
> - 顎関節規格撮影法を用いる方法 [27]
> - 患者自身の筋力を応用する方法 [28]
> - 頭部エックス線規格写真を用いる方法 [29]
> - 嚥下法 [30]

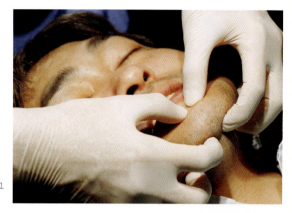

図 6-2-2a　Bilateral manipulation（バイラテラル・マニピュレーション）法による中心位への誘導。

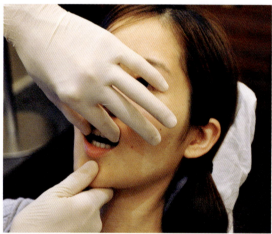

図 6-2-2b　Chin-point guidance（チンポイントガイダンス）法。

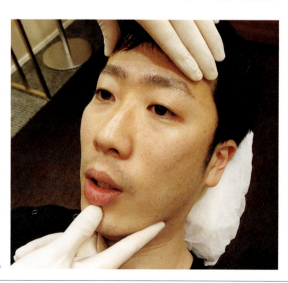

図 6-2-2c　Chin-point guidance with ramus support 法。

バイラテラル・マニピュレーション法 ①

　Fujimotoは、バイラテラル・マニピュレーション法による中心位への誘導法を下記のように4つの段階に分け、その理解と実践の必要性を解説している。

| 第1段階 導入 (STEP 1〜2) | 第2段階 誘導 (STEP 3〜4) | 第3段階 確認 (STEP 5) | 第4段階 採得 (STEP 6) |

第1段階　導入

STEP 1　ポジショニング

　いかなる臨床ステップも、環境を整え準備をあらかじめ行っておくことは重要であると考える。推奨する患者と術者のポジショニングは図6-2-3に示すとおりである。

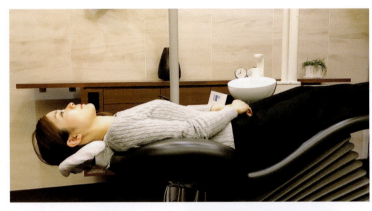

図 6-2-3a　患者を水平位に位置づける。ヘッドレストをやや後方に傾け、オトガイが突き出た状態とする。

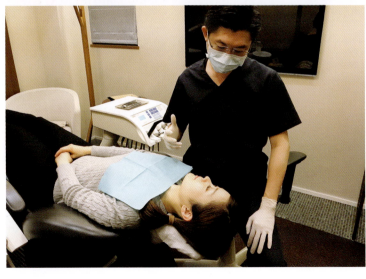

図 6-2-3b　誘導に先立って、9時の位置から患者に話しかける。

STEP 2　下顎の蝶番運動軸（ヒンジアキシス）への誘導

このステップで重要なことは、
- 術者が下顎のリラックス状態を確認すること
- 患者に下顎をリラックスさせるということがどういう状況であるかを学習してもらうこと

である（図6-2-4）。

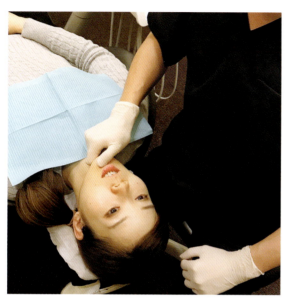

図6-2-4a　患者に顎をリラックスしてもらい、術者は患者のオトガイ部分を軽く挟むように保持する。

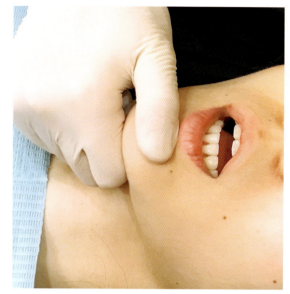

図6-2-4b　軽く開口させた状態で上下顎の歯が接触しないように下顎を小刻みにすばやく開閉誘導し、患者に脱力状態の感覚を意識づける。この時患者の「アゴ」の力が完全に抜けているようであれば、下顎はブラブラになる。この感覚がリラックスした状態であることを患者に理解してもらう。

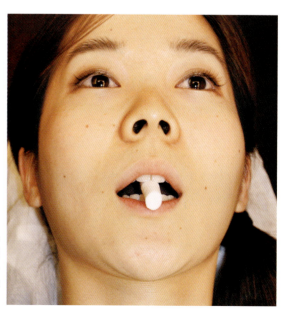

図6-2-4c　患者の筋が緊張状態にあり、リラックスできない時は、ディプログラミング（神経筋反射機構によって自己制御された咀嚼プログラムを解除する）を行う必要がある。ロールワッテを前歯部で軽く噛んでもらい、10～30分ほど歯の接触を排除すると、筋の緊張が弱まることが期待できる[35]。

バイラテラル・マニピュレーション法の解説は次ページに続く

バイラテラル・マニピュレーション法 ②

第2段階 誘導

STEP 3　両手での下顎のホールディング（持ちかた）

　下顎のホールディングに際しては、患者の皮膚に対しソフトタッチとなるように心がける。強いタッチで行うと、それだけ患者はリラックスしにくくなる。下顎をリラックスさせ両手で把持する（図 6-2-5）。

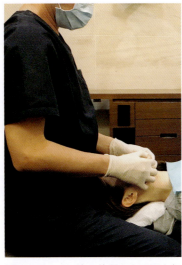

図 6-2-5a　12時の位置から下顎を把持した際、肘が 90〜100°程度になるようにチェアーの高さを調節する。

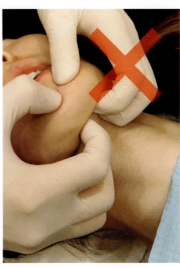

図 6-2-5b　下顎下縁内方の軟組織に食い込まないように注意する。

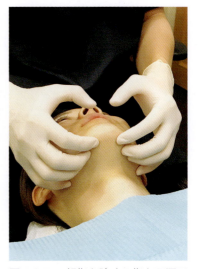

図 6-2-5c　親指を除く4指を下顎下縁に添わせる。

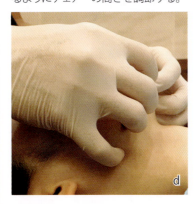

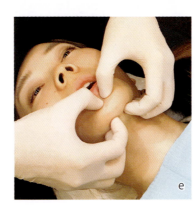

図 6-2-5d　小指を下顎隅角部に位置づけ、回転の支点となるようにする。

図 6-2-5e　親指と人差し指はCの字を描くように、軽く添える。

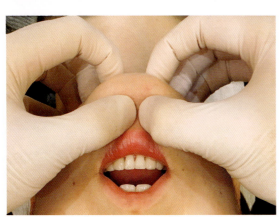

図 6-2-5f　下顎の軌道を下顎前歯切縁で視認するために、親指で下口唇を軽く牽引する。

STEP 4　下顎の中心位への誘導

下顎のリラックスを確認したら、図 6-2-6 に示すように中心位に誘導する。このような力をかけることによって、側頭骨関節窩最上方かつ関節斜面に向かうような力を段階的にかけることになり、結果的に顆頭は最上方前方の位置に誘導されることになる。

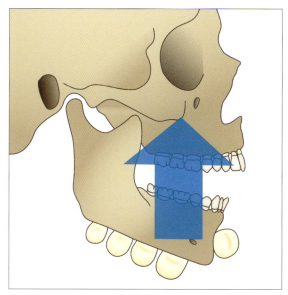

図 6-2-6a　両手親指を除く4本の指を使って下顎を上方（上行枝とほぼ平行方向）に引き上げる。

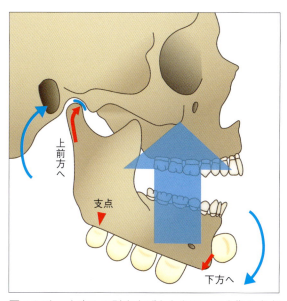

図 6-2-6b　上方への引き上げとともに、両小指を支点にして両親指でオトガイ部を下方に押すことにより、下顎に回転するような力を加える。

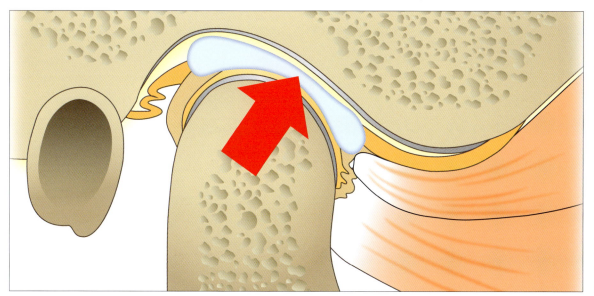

図 6-2-6c　下顎顆頭は関節円板中央部を介在しつつ、側頭骨関節窩最上方かつ関節斜面に向かう力を受け、顆頭は最上方前方に位置することとなる。

バイラテラル・マニピュレーション法の解説は次ページに続く

バイラテラル・マニピュレーション法 ③

第3段階 確認

STEP 5　再現性の確認

中心位への誘導後、その位置が中心位であるか否か（正確に誘導されているか）を確認する必要がある。つまりその再現性を確認する（図6-2-7）。

なお、ここまで一連の動作中に歯の接触があってはならない。

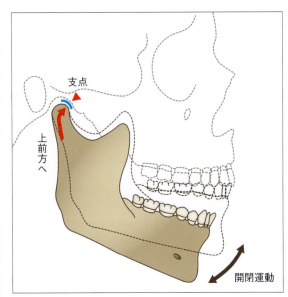

図 6-2-7a　下顎がリラックスした状態で、関節窩最上方前方位に押し上げられた両側顆頭に対し均一に力を加える。そこを支点にして、術者の誘導によって前歯部で15mm前後の範囲で抵抗なく開閉口運動できることを確認する。

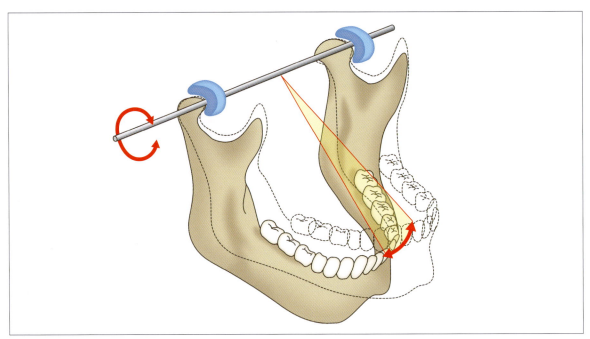

図 6-2-7b　術者は下顎中切歯部を観察し、下顎の開閉運動に伴い左右に偏位することなくまっすぐアークを描くようであれば、下顎は純粋回転運動を行う中心位にあるものと考える。

第4段階 採得

STEP 6　記録の採得

　第3段階での中心位誘導の再現性が確認できたら、はじめて咬合記録の採得に入る。顎間記録材が口腔内に入ることにより筋が緊張する可能性があるため、注意が必要である（**図 6-2-8**）。詳細は後述する。

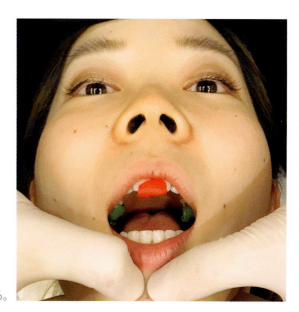

図 6-2-8a　記録材を口腔内（両側臼歯部）に入れる。

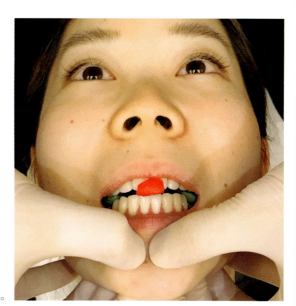

図 6-2-8b　すばやく中心位へ誘導する。

CHAPTER 6　咬合採得

3 記録材料

顎間記録材料の特性については192ページを参照のこと。

なお、さまざまな記録材料を用いた、中心位（CR）における咬合採得の実際を**図6-2-9**に示す。

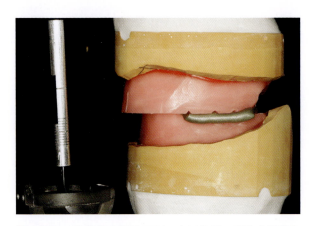

図6-2-9a　総義歯の製作でワックスを用いて咬合採得を行った症例。

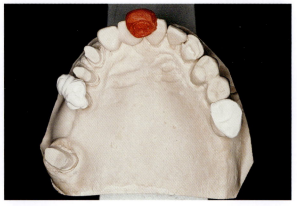

図6-2-9b　クラウンブリッジの製作での咬合採得時、ポステリアストップとして石膏を用いた症例。

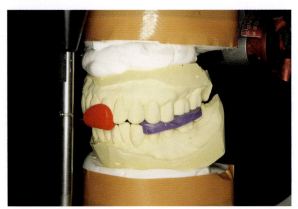

図6-2-9c　診断用模型の咬合採得時にレジンとシリコーンを併用した症例。

Chapter 6/3

咬合採得の記録製作法

1　最大咬頭嵌合位（MIP）記録製作法

　　最大咬頭嵌合位（MIP）記録を製作する際は、患者の筋力で咬合させて採得を行う。

　　ここで注意が必要なのは、顎間記録材の介在による感覚の変化によって生じる顎位の偏位である。この影響を考慮し、採得前に正確に最大咬頭嵌合位で噛むよう患者に指導する必要がある。

　　咬合採得の最終目的は、咬合器に上下顎模型の咬合関係を正確にトランスファーすることである。そのためには、顎間記録材の持つ役割を十分に理解して材料を選択し、正確に記録を採得することが重要であると考える。どの記録材料を使用して、どのように咬合関係を記録するかを決定する指標は、マウントを行う際に模型が安定するかどうかにある。さらに、患者の口腔内の咬合関係と一致しているかどうか確認が取れることも、重要な条件と考える。

　　図 6-3-1 に、正確な記録製作もしくは精度の高い補綴治療を実践するための問題解決の糸口として、筆者が考える顎間記録材の持つ臨床的役割を列挙する。

● 図 6-3-1　顎間記録材の臨床的役割

| 1 マウント時の上下顎模型の安定（図6-3-1a） | 2 上下顎位置関係の確認（図6-3-1b） | 3 模型の変形の確認（図6-3-1c） | 4 咬合接触点の確認（図6-3-1d） |

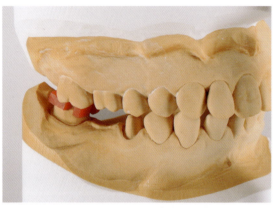

図 6-3-1a　顎間記録材は、接触する歯が少ない場合、模型を支える柱としての役割を果たす。

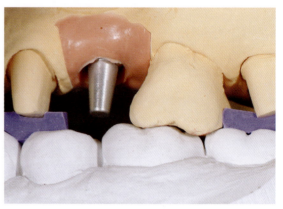

図 6-3-1b　第二大臼歯の記録材の適合はよく模型は安定しているが、第一小臼歯ではわずかなスペースがみられる。マウントが不正確なことが確認されたため、リマウントを余儀なくされた症例。

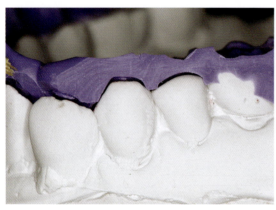

図 6-3-1c　顎間記録材との適合状態から、記録材の変形ではなく模型の変形が疑われ、再印象を行った症例。

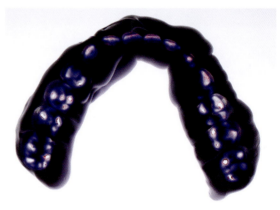

図 6-3-1d　顎間記録材の抜けかたにより、上下顎の歯の接触状態を確認する。

最大咬頭嵌合位（MIP）記録製作法の臨床ステップ①

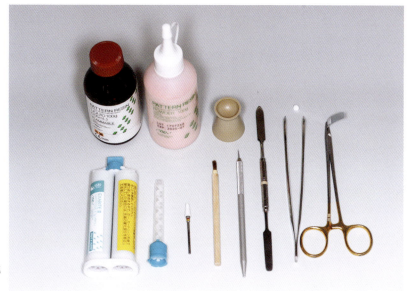

図 6-3-2　MIP 記録製作に必要な準備物。

STEP 1　MIP へ閉口するための患者指導

　余剰な印象材などが咬合面に付着していないか確認し、患者に何回かタッピング運動をさせる（図 6-3-3a）。毎回同じ位置で咬合していることを確認し、その位置で噛むように指導する（図 6-3-3b）。

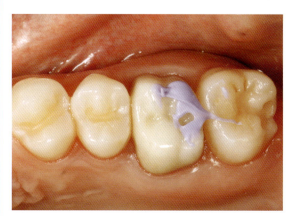

図 6-3-3a　咬合面の余剰物を取り除く。

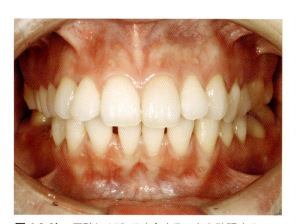

図 6-3-3b　正確に MIP で咬合することを確認する。

最大咬頭嵌合位（MIP）記録製作法の臨床ステップの解説は次ページに続く

最大咬頭嵌合位（MIP）記録製作法の臨床ステップ ②

STEP 2　MIP の確認と把握

　咬合接触の位置をシムストックで確認し、技工指示書に記載する（図 6-3-4）。マウントの際、この確認作業が歯科技工士の一助となる。フレミタス・動揺歯の有無も有益な情報となる（図 6-3-5）。

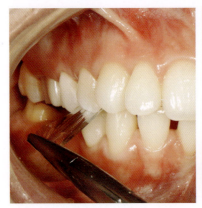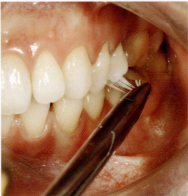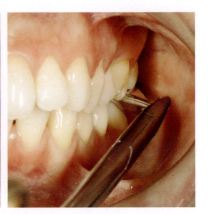

図 6-3-4a 〜 c　シムストックを使用して引き抜き試験を行う。7 6 5 ブリッジの本症例では、左右側第一小臼歯と左側第二大臼歯の接触が確認できる。マウント時に模型が安定する 3 〜 4 か所での接触点が重要となる。

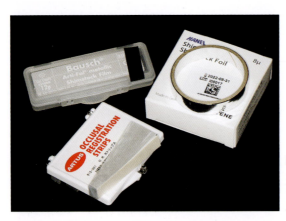

図 6-3-4d　シムストック（12μm）は、いくつかのメーカーから手に入れることが可能。短冊状のものや、ロール状のものをカットして使用する。なお、名称はさまざまであるが、厚さが 12μm のオクルーザルフォイルであれば問題はない。

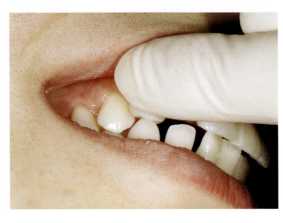

図 6-3-5　動揺歯がある場合、模型の安定が得られない可能性があるため、その情報を歯科技工士に伝える。

STEP 3　MIPの記録製作

　適量のパターンレジンもしくはシリコーンバイト材を支台歯の上に置き、最大咬頭嵌合位にて咬合採得する（図6-3-6、6-3-7）。パターンレジンを使用する場合は、支台歯とその対合歯に分離材を塗布する。またレジンの発熱には十分に配慮する。適合がよくない場合は接触面のウォッシュを行い、レジンの収縮を補正する（図6-3-6d）。

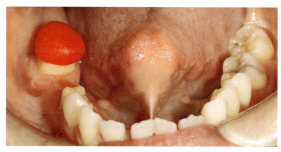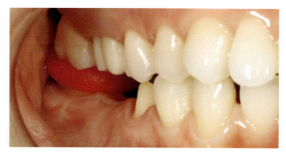

図6-3-6a、b　記録材を支台歯に置きMIPで咬合してもらう。その際、適切な位置で咬合しているかを視認する。

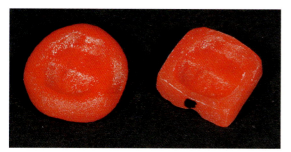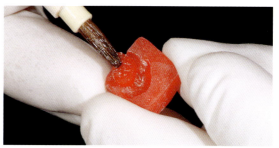

図6-3-6c　採得直後（左）と余剰部分をトリミングした後（右）の咬合記録材。

図6-3-6d　適合がよくない場合は、トリミング後にレジンを盛り足して再度咬合させる。その際、口腔内での浮き上がりに細心の注意が必要である。

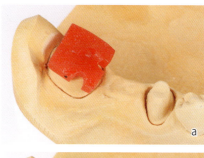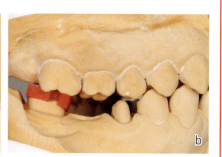

図6-3-7a、b　石膏作業模型がある場合は、記録材と模型の適合ならびに上下顎模型の安定を確認するとよい。

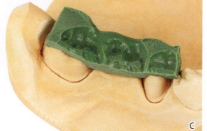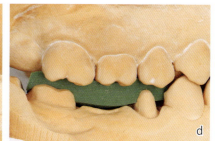

図6-3-7c、d　通常の症例では図のようにシリコーンバイト材で十分と考えているが、より精度を求めたい症例や顎間距離が大きい症例ではパターンレジンを筆者は好んで使用している[16, 22, 36]。

最大咬頭嵌合位（MIP）記録製作法の臨床ステップの解説は次ページに続く

最大咬頭嵌合位（MIP）記録製作法の臨床ステップ ③

STEP 4　記録製作と接触点の確認

　シリコーンバイト材を全顎的に用いて咬合採得を行う方法もある。この場合、咬合接触のある全範囲にシリコーンバイト材を流し込み患者に咬合させるため接触点の確認ができる利点があるが、記録材介在のための浮き上がりや顎の偏位に注意する必要がある（図6-3-8）。

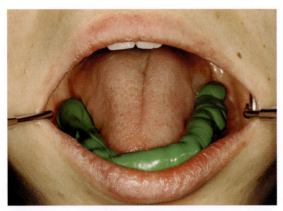
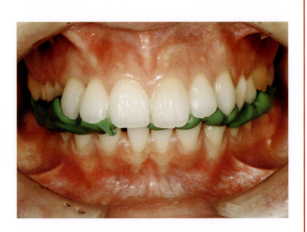

図6-3-8a、b　両側の臼歯で噛むよう指示する。

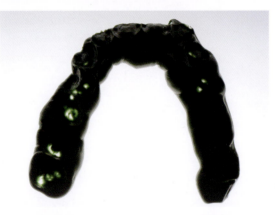

図6-3-8c　咬合採得終了後は、記録材を透かして接触点の位置を確認する。両側臼歯でしっかり咬合し、偏位していないことを確認することが重要である。

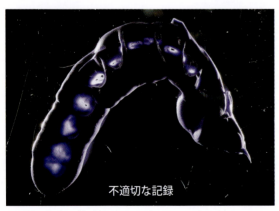
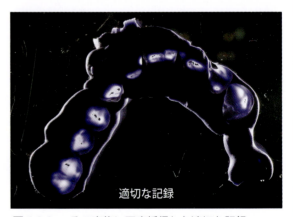

図6-3-8d　患者がわずかに前方位で咬合したため、臼歯部での接触が弱く、接触点がずれた不適切な情報が記録された例。

図6-3-8e　その直後に再度採得した適切な記録。

2　中心位（CR）記録製作法

　中心位を記録する際、その材料や手技の選択には注意が必要である。しかしながら、材料を適切に扱いマウントを正確に行えば、記録材料自体の違いはマウント後の精度に大きく影響を与えないと考える[37]。つまり、中心位記録採得を成功させるためにもっとも重要なことは、先にも述べたとおり正確な誘導と適切な材料の取り扱いである。

　以下に、筆者が推奨する記録製作法であるアンテリアストップ法の詳細なステップと技術的なポイントを紹介する。

アンテリアストップ法の臨床ステップ ①

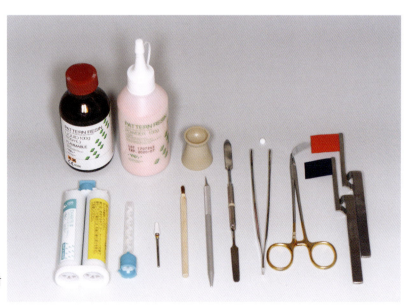

図 6-3-9　記録製作に使用する材料・器具。不足なく準備する。

アンテリアストップ法の臨床ステップの解説は次ページに続く

アンテリアストップ法の臨床ステップ ②

STEP 1 アンテリアストップの製作

　レジンが接着しないように、ワセリンなどの分離材を上下顎切歯に塗布する。その後、パターンレジンを練和し、艶がなくなってきたら直径1cm大くらいに丸める（図 6-3-10）。丸めたレジンを上顎中切歯部に圧接しながら形態を整える（図 6-3-11）。

　初期硬化が始まったら2～3回着脱を繰り返し、発熱し始めたら撤去し口腔外で硬化を待つ。パターンレジンの発熱は、歯髄に不可逆的な影響を与える可能性があるため十分に注意が必要である。

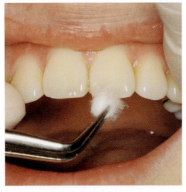

図 6-3-10a　歯や修復物との接着を防ぐため、ワセリンなどの分離材を塗布する。

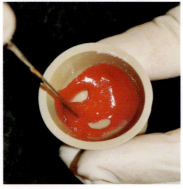

図 6-3-10b　艶がなくなるまで練和して、パターンレジンがラバーカップから離れ始めたら、スパチュラの先端を使用して一塊にする。

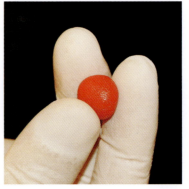

図 6-3-10c　レジンが付着しないよう指先にも分離材を塗布し、1cm大に丸める。

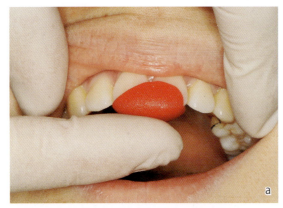

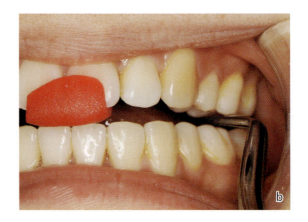

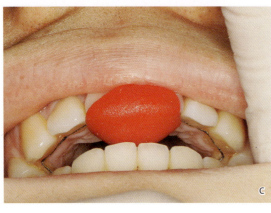

図 6-3-11a　上顎切端部に圧接しながら形態を整える。

図 6-3-11b　下顎切歯が接触した時に臼歯で1～1.5mm程度のクリアランスが確保できるところまで閉口させる。

図 6-3-11c　アンテリアストップ（下面）の形態は、下顎切歯が噛み込んでくる方向に対し垂直に接触するように整える。この角度が斜めになると、下顎が誤った方向に誘導されてしまう可能性がある。

STEP 2　アンテリアストップの形態修正

　硬化後、アンテリアストップ内面のアンダーカットと歯間部に嵌入したレジンを取り除き、側面をフラットにトリミングする（図6-3-12）。

　その後、口腔内に試適しアンテリアストップの安定と歯との適合を確認をする。安定が悪ければ、内面にレジンを筆盛りしウォッシュを行う（図6-3-13）。側面をフラットにトリミングすることで、適合状態の評価が容易になる（図6-3-14）。

　臼歯部の最終的なクリアランスも確認する（図6-13-15）。

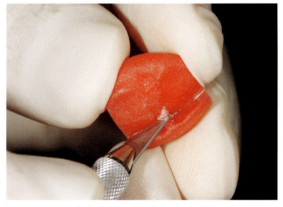

図6-3-12a　デザインナイフやスタンプバーを使用し、内面のアンダーカットと歯間部に嵌入したレジンを取り除く。

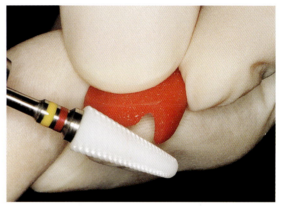

図6-3-12b　スタンプバーを用いて側面をフラットにトリミングする。

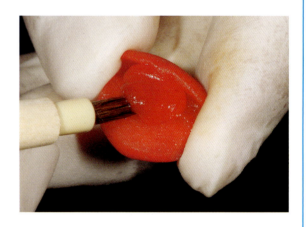

図6-3-13　レジンを内面に筆盛りし、再度口腔内に圧接する。初期硬化が始まったら2〜3回着脱を繰り返し、発熱し始めたら撤去して口腔外で硬化を待つ。完全硬化後に再度余剰部分を取り除く。

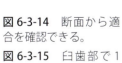

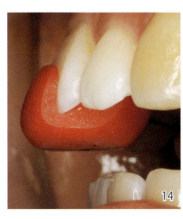

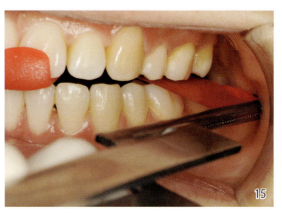

図6-3-14　断面から適合を確認できる。

図6-3-15　臼歯部で1〜1.5mmのスペースを確認する。中心位の採得時に歯の接触が存在してはならない。

アンテリアストップ法の臨床ステップの解説は次ページに続く

アンテリアストップ法の臨床ステップ ③

STEP 3　下顎切端の印記

　アンテリアストップを口腔内に戻した状態で下顎を中心位に誘導し、アンテリアストップに下顎前歯部が接触する位置を咬合紙を用いて印記する（図6-3-16a）。その印記した部位に少量のレジンを盛り（図6-3-16b）、硬化する前に再度中心位へ誘導して、レジンに下顎前歯切端部の圧痕を記録する（図6-3-17）。

　硬化後、下顎前歯切端が中心位での回転運動の軌跡上で干渉しないよう、余剰なレジンをトリミングする。その後、アンテリアストップ製作および中心位誘導の最終確認を行う（図6-3-18）。

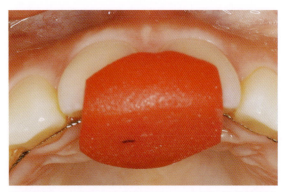

図6-3-16a　青色の咬合紙を用いて下顎切端が接触する位置を印記する。

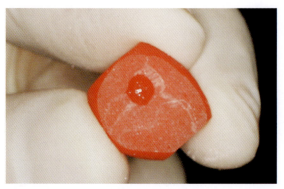

図6-3-16b　咬合紙で印記した部位に少量のレジンを筆盛りし、口腔内に戻す。もしくは、アンテリアストップを口腔内に装着し、直接レジンを筆盛りする。

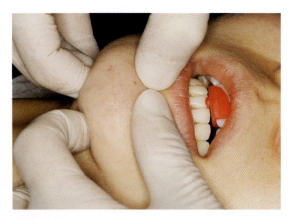

図6-3-17　口腔内にアンテリアストップを戻して中心位へ誘導し、圧痕を印記する。

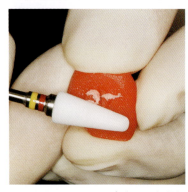

図6-3-18a　スタンプバーで余剰部分をトリミングする。

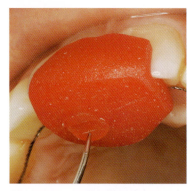

図6-3-18b　下顎切端圧痕部の舌側壁は、誘導時の回転運動の軌道上で下顎切端と干渉を起こしやすいため、特に注意が必要である。

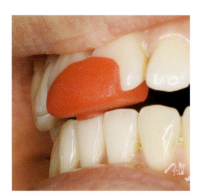

図6-3-18c　アンテリアストップに下顎中切歯が正確に戻ることを確認する。

STEP 4 ポステリアストップの製作

顎間記録材を臼歯部に置き、中心位に誘導し咬合採得を行う（図6-3-19）。この際、前歯とアンテリアストップに間隙がなく、適正な位置に戻っていることを確認する（図6-3-19d）。

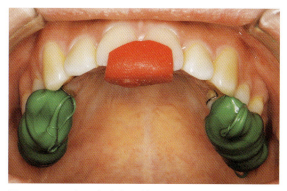

図6-3-19a　上顎臼歯部の約2歯分の範囲に顎間記録材（シリコーンバイト材）を置く。

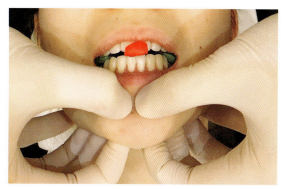

図6-3-19b　顎間記録材の硬化が始まる前にすばやく中心位へ誘導して咬合採得を行い、硬化終了まで誘導し続ける。

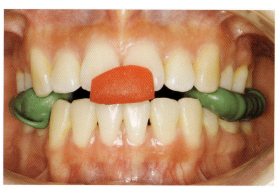

図6-3-19c　咬合採得後の口腔内。。

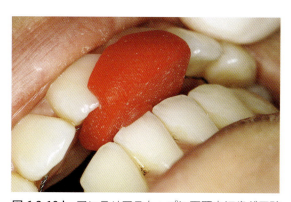

図6-3-19d　アンテリアストップに下顎中切歯が正確に戻っていることを確認する。

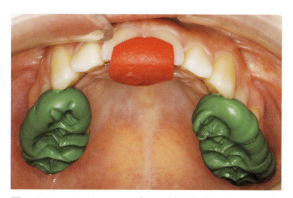

図6-3-19e　シリコーンバイト材硬化完了後。下顎臼歯部咬合面の圧痕がしっかりと印記されている。

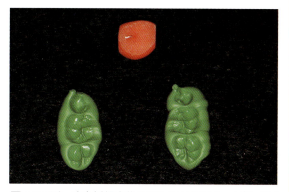

図6-3-19f　咬合採得直後のアンテリアストップとポステリアストップ。

アンテリアストップ法の臨床ステップの解説は次ページに続く

CHAPTER 6 咬合採得

アンテリアストップ法の臨床ステップ ④

STEP 5 ポステリアストップの形態修正

硬化後、臼歯部の顎間記録材を取り出し、小窩裂溝や辺縁隆線部のトリミングを行う（図 6-3-20）。

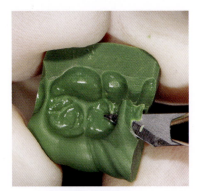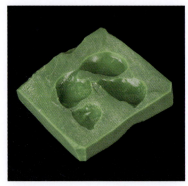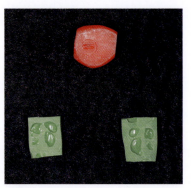

図 6-3-20a、b 小窩裂孔と上部固形空隙部は正確な印象が得られにくく、また石膏注入時も気泡が入りやすいため、咬頭のみで接触するようにトリミングする。なお、マウント時に水平的な安定性を損なわないために、凹部があまり浅くなりすぎないよう注意する。

図 6-3-20c トリミングが完了した咬合記録材。

STEP 6 評価

合計 3 つの記録材が完成した後、石膏模型がある場合は各記録材の模型への戻りと適合を確認する（図 6-3-21）。模型が 3 点でしっかり安定していれば採得は終了となる（図 6-3-22）。

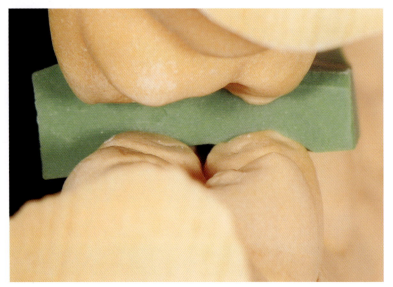

図 6-3-21 トリミング後に模型との適合の確認を行う。断面がみえることで適合が確認できる。

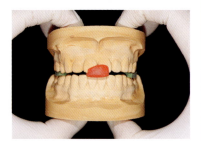

図 6-3-22 記録材を介在させた状態で、上下の模型が安定することを確認する。

Chapter 6-4 下顎模型の咬合器へのマウント方法

　石膏模型の咬合器へのマウントに際して重要なことは、マウントする模型自体が正確なのか、すなわち前述した形成・印象・作業模型の製作などの各臨床ステップが正確に行われてきたのかに加え、診断用模型や対合歯の印象に用いられるアルジネート印象を正確に行うことである。さらに、いくら正確な模型を製作し、精度の高い顎間記録を採得したとしても、模型を咬合器に付着する際にズレを生じてしまったら元も子もなく、グローバルスタンダードな咬合理論に基づいた、力学的調和を保ち永続性が期待できる補綴物の製作は達成できない。したがって、日頃歯科技工士が担っているマウント操作については、歯科医師も十分に理解しておく必要があると考える。

　本稿では、上顎模型に対する下顎模型のマウントの詳細ステップを下記のように分けて解説する。

- 最大咬頭嵌合位を使用する場合
- 中心位を使用する場合（**図6-4-1**）

● 図 6-4-1　中心位を使用してのマウント

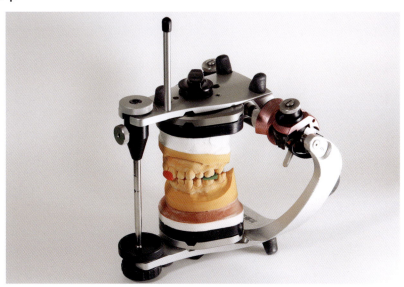

図 6-4-1　中心位記録を使ってのマウント例。

CHAPTER 6　咬合採得

1　最大咬頭嵌合位を使用してマウントする方法

　　最大咬頭嵌合位のマウントの目的は、患者の上下顎の三次元的関係を上下顎模型で咬合器上に再現することであるが、そのためには「少なくとも3点での垂直支持があり、その3点ができるだけ幅広い三角形を描くことで上下顎模型に水平的安定性が得られること」が重要と考える[36, 38]。少数歯の補綴から、欠損部がある場合や広範囲の補綴が必要な場合まで、さまざまな状況において支持と安定を得るために適した顎間記録材を選択し、慎重かつ正確に採得する必要がある。

　　少数歯補綴においては、顎間記録材を使用せず手で直接マウント（ハンドアーティキュレーション）する方法も存在する（**図6-4-2**）。この方法は記録材の誤差や変形などの影響を受けないため、顎間記録を用いるよりマウント精度が高いこともある[37]。しかしながら、通常の臨床では顎関節記録材を使用することが多い。

　　以下に顎間記録材が必要となる症例の正確なマウントについて、配慮すべき点をステップごとに解説する。

●**図6-4-2**　ハンドアーティキュレーション法

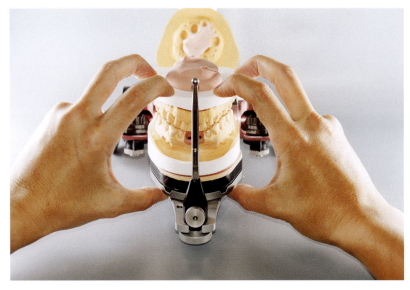

図6-4-2　顎間記録材を介さず、最大咬頭嵌合の位置で手で押さえてマウントする方法。

最大咬頭嵌合位（MIP）記録によるマウントの実際①

STEP 1　咬合器のセッティング

　咬合器の前方および側方顆路角度の設定、ならびに各部のスクリューやネジなどがしっかりと締めつけられているか確認を行い、インサイザルピンの目盛りをゼロにする（図6-4-3）。さらに、マウンティングプレートおよびフォッサボックスの内面に石膏、ワックスなどが付着していないか確認する（図6-4-4）。

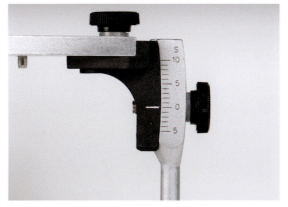

図6-4-3　インサイザルピンのゼロアジャスト。

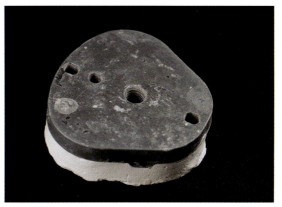

図6-4-4　マウンティングプレート内面の清掃を行う。

STEP 2　模型の確認および修正

　石膏模型の咬合面上に気泡やバリなどがないか確認する（図6-4-5）。

STEP 3　顎間記録材と模型の適合

　トリミングした顎間記録材を介在させ、上下顎模型を咬合させた時の記録材の適合および模型の安定を確認する（図6-4-6）。

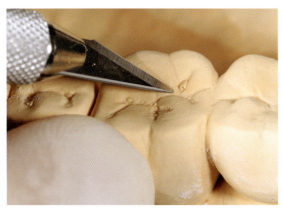

図6-4-5　咬合接触関係に関与する部分の細かい気泡がマウントのエラーを生じる。デザインナイフなどで取り除く必要がある。

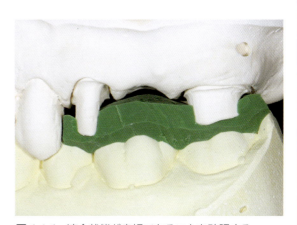

図6-4-6　適合状態が良好であることを確認する。

最大咬頭嵌合位（MIP）記録によるマウントの実際は次ページに続く

最大咬頭嵌合位（MIP）記録によるマウントの実際 ②

STEP 4 咬合接触の確認

咬合紙によって模型に印記された咬合接触部位と、顎間記録材の抜けから予測できる口腔内の歯牙接触関係が近似しているかを確認する（図 6-4-7、6-4-8）。

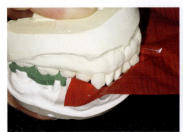

図 6-4-7a　咬合接触部位を咬合紙で印記する。

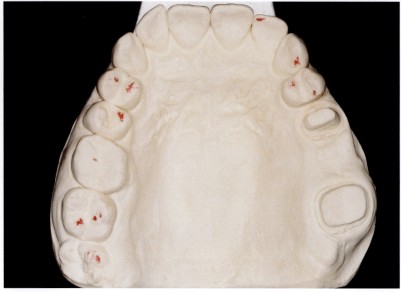

図 6-4-7b　模型上で印記された咬合接触部位。

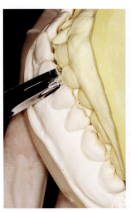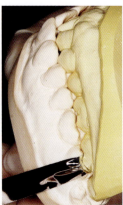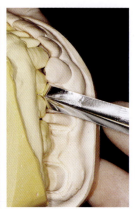

図 6-4-8a　模型が安定する3〜4点での接触部位をシムストックを使用して確認する。

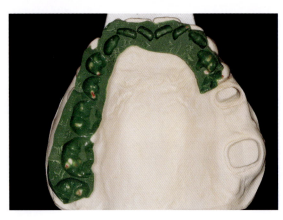

図 6-4-8b　模型と口腔内の接触部位が近似していることを確認する。すべてが一致することは稀だが、模型が安定するための主要な接触部位が一致していることが重要である。

STEP 5　模型安定の確認とマウント

　上顎のマウントを行った後、咬合器を上下逆にして補綴部位の上顎模型上に顎間記録材をのせる。下顎模型を注意深く嵌合させ上下顎模型の安定性を確認し、下顎のマウントを行う（図 6-4-9、6-4-10）。

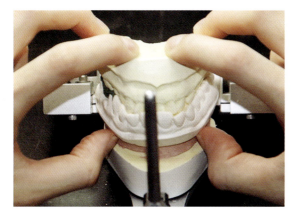

図 6-4-9　目線を模型の高さに合わせて、両手でしっかりと固定する。

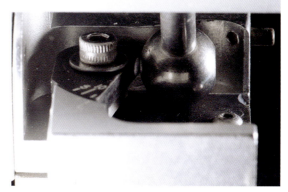

図 6-4-10　フォッサボックスの確認とラッチがある咬合器はしっかりとロックする。

STEP 6　評価

　インサイザルピンの浮き上がりがないか、STEP 4 で確認した接触部位と一致しているかを確認し、マウント後の評価を行う（図 6-4-11）。

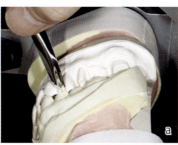
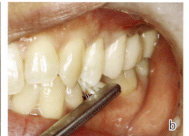

図 6-4-11a、b　マウント前に確認した部位の接触関係を確認し、口腔内の接触点とも一致しているかを確認する。

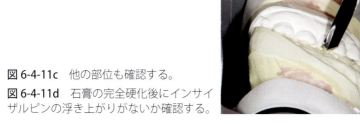
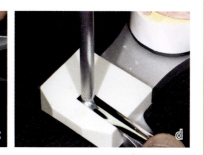

図 6-4-11c　他の部位も確認する。
図 6-4-11d　石膏の完全硬化後にインサイザルピンの浮き上がりがないか確認する。

2 中心位を使用してマウントする場合

　中心位記録は、基本的に水平的顎位を記録するためのものであるが、垂直的顎位も含めて記録する場合もある。垂直的顎位を含まない記録を用いた中心位マウントの際、フェイスボウを使用して患者の水平回転軸を咬合器にトランスファーすることで（**図 6-4-12**）、特に咬合器上で咬合高径を変更する場合や Bilateral balanced articulation（両側性平衡咬合）を与える場合において、咬頭嵌合時および偏心運動時の誤差を減少させることができると考える[39]。以下に中心位での診断用模型のマウントステップを解説するが、記録材の厚み分、インサイザルピンを調整する必要があることに注意して欲しい。

　なお、図 6-4-17 〜 6-4-19 に中心位を使用してマウントする方法の臨床例を提示する。

● 図 6-4-12　フェイスボウの実際

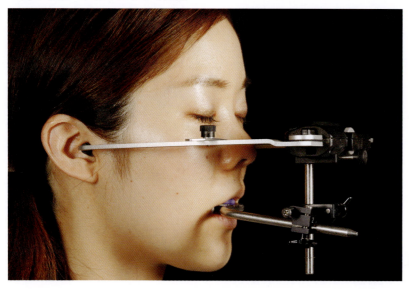

図 6-4-12　必要だと判断した場合にフェイスボウを使用する。

中心位（CR）記録によるマウントの実際 ①

STEP 1 咬合器のセッティング

　上顎模型のマウント後（図 6-4-13a）は、基本的に最大咬頭嵌合位記録を使ってのマウントに準じるが、採得した顎間記録材とこれから製作する修復物の咬合垂直間距離が同じであれば、インサイザルピンをゼロにセットする。
　そうでなければ、記録材の厚さを考慮してインサイザルピンを 2 〜 3mm 下げる（図 6-4-13b）。

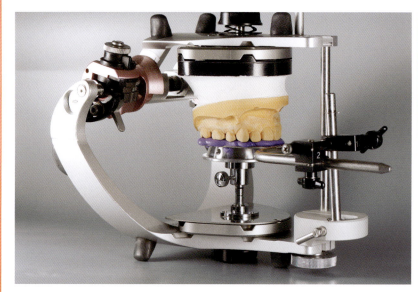

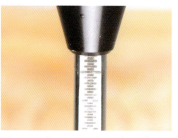

図 6-4-13b　インサイザルピンを下げることにより、記録材の厚みを補償する。

図 6-4-13a　フェイスボウを使用してマウントを行った上顎模型。

STEP 2 模型の確認および修正

☞『最大咬頭嵌合位（MIP）記録によるマウントの実際』の STEP 2（217 ページ）を参照のこと。

STEP 3 顎間記録材と模型の適合確認

　トリミングした顎間記録材を上下顎模型に介在させた時に適合がよいか、模型が安定しているかを確認する（図 6-4-14）。

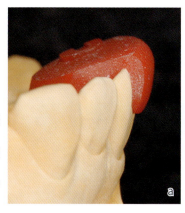
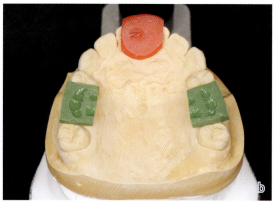

図 6-4-14a　アンテリアストップを模型に装着して適合を確認する。
図 6-4-14b　上顎模型上に顎間記録材をのせ、その上に下顎模型をのせる。

中心位（CR）記録によるマウントの実際は次ページに続く

中心位（CR）記録によるマウントの実際 ②

STEP 4 マウント

☞『最大咬頭嵌合位（MIP）記録によるマウントの実際』の **STEP 5**（219ページ）ならびに **図 6-4-15** を参照のこと。

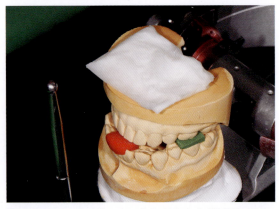

図 6-4-15a　アンダーカットを付与した模型基底面に濡れたティッシュなどを置き、水分を含ませた後、咬合器装着用石膏を使用してマウントする。

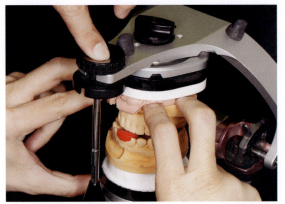

図 6-4-15b　マウント時の模型のズレ、石膏の硬化時膨張の影響には十分配慮する。本症例は手指にて固定しているが、グルーガンや金属製の棒とスティッキーワックスを用いて上下の模型を固定してもよい。

STEP 5 評価

　中心位マウントの正確性を評価するために、インサイザルピンを上げて模型を閉じた際の模型上での歯の接触位置と、口腔内での中心位における歯の早期接触の位置が一致しているか確認する。なお、補助的な評価方法として複数個の中心位記録を採得し、マウントで使用した記録材以外の記録材を介在させて確認する方法を筆者は好んで用いている[40]。

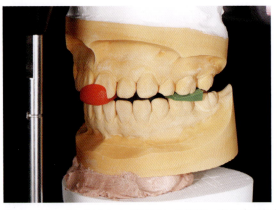

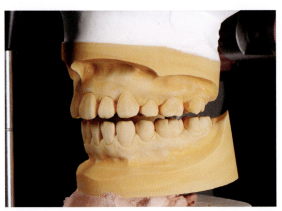

図 6-4-16a、b　マウントが終了した状態。中心位記録材の厚みの分、上下顎模型が離開していることがわかる。本症例は診断用の中心位マウントであり、インサイザルピンを外すといわゆる早期接触が再現できる。補綴物製作のための中心位マウントの場合は、咬合高径の評価に基づいて決定した高径に合わせてピンを調整する必要がある。

● 図 6-4-17　通常のアンテリアストップを使用し、中心位を採得し技工作業を行った症例①

中心位が純粋回転軸上に存在するがゆえに可能となるステップである。

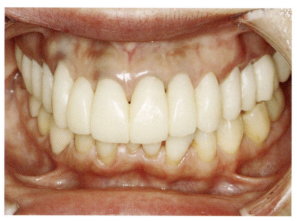

図 6-4-17a　術前の咬合高径を評価し製作したプロビジョナルレストレーションを、実際に口腔内で使用してもらう。

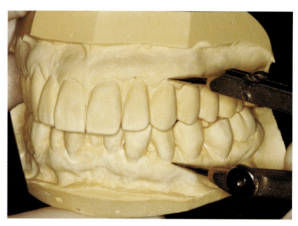

図 6-4-17b　適応を確認したプロビジョナルレストレーションを印象し、模型上で任意の1～3点の顎間距離を計測する。

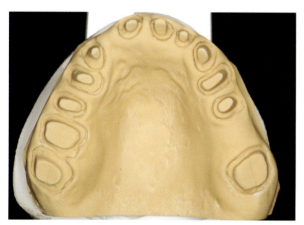

図 6-4-17c　最終印象採得後の上顎模型。

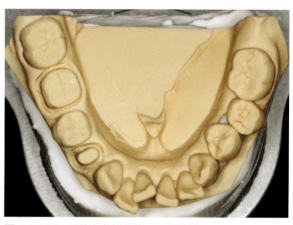

図 6-4-17d　最終印象採得後の下顎模型。

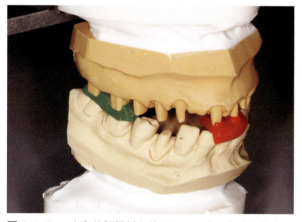

図 6-4-17e　中心位記録材を使用してマウントされた上下顎模型。

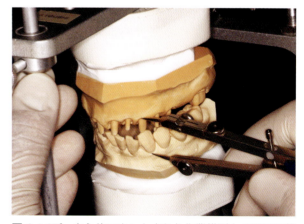

図 6-4-17f　中心位マウントされた作業模型上の顎間距離と、参考用模型上で計測した顎間距離が同じであることを確認する。

図 6-4-17 は次ページに続く

CHAPTER 6　咬合採得

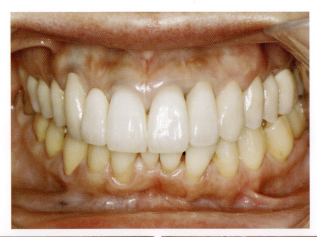

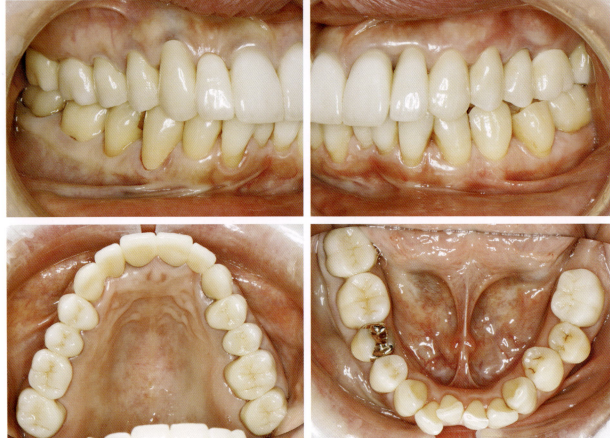

図 6-4-17g　最終補綴物装着時の口腔内。

● **図 6-4-18** 通常のアンテリアストップを使用し、中心位を採得して技工作業を行った症例②

同じテクニックであっても、手技を丸覚えするのではなく、達成すべき要件を理解することで応用の幅が広がる。

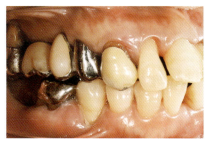 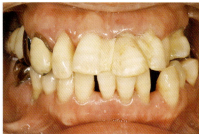 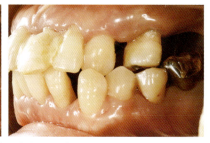

図 6-4-18a 術前の口腔内写真。矯正治療およびインプラント治療を含む全顎的補綴咬合治療が計画された。

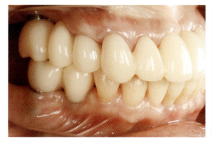 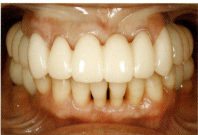 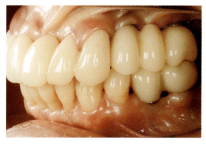

図 6-4-18b 補綴前処置。歯周治療・根管治療・インプラント外科治療・矯正治療が終了した口腔内。咬合高径の評価・決定後、中心位で製作されたプロビジョナルレストレーションを一定期間使用して、適応が確認された。

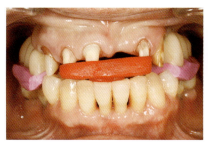 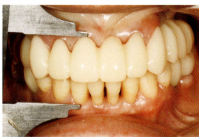 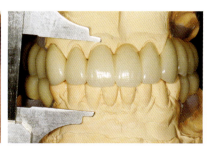

図 6-4-18c 最終補綴物製作のための中心位咬合採得および咬合高径の咬合器へのトランスファー。咬合採得では、上顎左側中切歯が欠損しているためアンテリアストップを両側切歯まで伸ばして安定を獲得し、臼歯インプラント部は旧プロビジョナルレストレーションをジグとして使用した。

図 6-4-18 は次ページに続く

CHAPTER 6　咬合採得

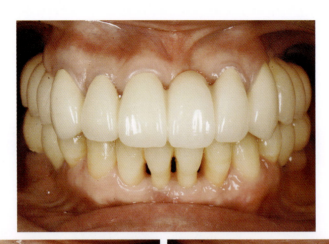

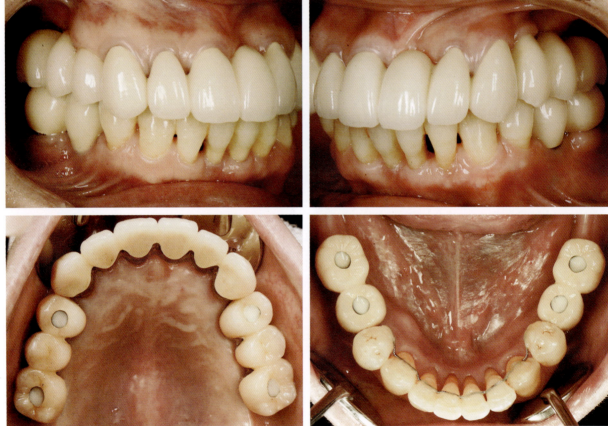

図6-4-18d　最終補綴物装着時の口腔内。フェイスボウを使用して上顎模型を咬合器に装着し、下顎模型を中心位でマウントした。中心位が純粋回転運動軸であることと、フェイスボウを使用することでその回転半径が患者と一致することが、装着時の咬合調整の必要性を減らす。

● **図 6-4-19　アンテリアストップ法ではない記録方法で中心位を使用した症例**

> 重要な点は、一定のテクニックや材料を使用することではなく、中心位を正しく理解し、さまざまな臨床の状況や条件で応用できる知識と、それを正確に実行する技術である。

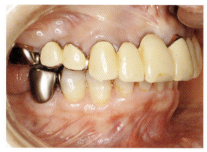
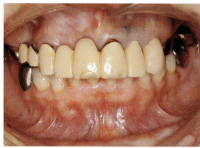
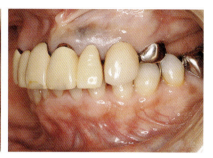

図 6-4-19a　術前の口腔内状態を評価し、咬合高径が低下していると診断した。

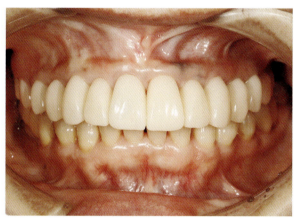

図 6-4-19b　術前の咬合高径を一定量挙上して製作したプロビジョナルレストレーション。

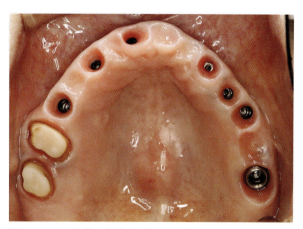

図 6-4-19c　顎位の安定を確認した後の最終印象採得前の上顎。

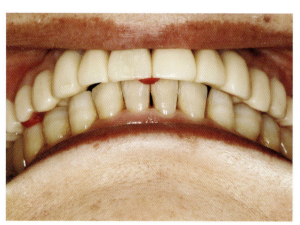

図 6-4-19d　プロビジョナルレストレーション上にパターンレジンを直接筆盛りし、中心位で咬合採得した。

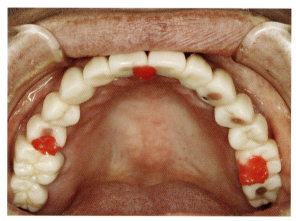

図 6-4-19e　3か所のパターンレジン上に顎間関係が印記された。

図 6-4-19 は次ページに続く

CHAPTER 6　咬合採得

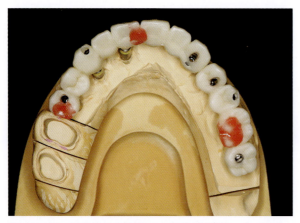

図 6-4-19f　最終印象採得後の上顎作業模型にプロビジョナルレストレーションを装着した。

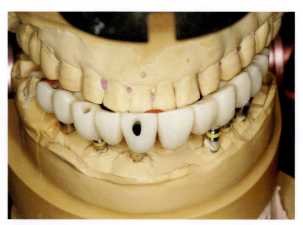

図 6-4-19g　上顎の記録材の上に下顎模型を置き、上下模型の安定を確認する

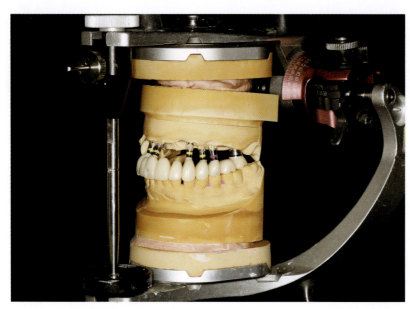

図 6-4-19h　現状のプロビジョナルレストレーションをジグとして使用し、マウントされた上下顎模型。

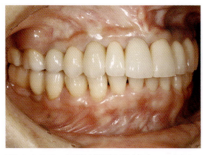
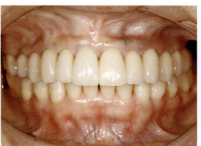
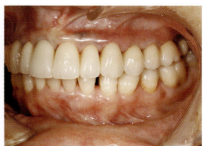

図 6-4-19i　最終補綴物装着時の口腔内。

Chapter

7

セメンテーション

CHAPTER 7　セメンテーション

Chapter 7/1

歯科用セメントの機械的・生物学的特性

　ラボサイドでいくら精度の高い咬合理論に則った補綴物が製作されたとしても、チェアーサイドで誤った咬合調整やセメンテーションを行ってしまっては、まったく意味をなさない。

　マージンの適合は、術後の二次う蝕、歯周疾患の予防にもっとも影響する要因として考えられている[1]。また、修復物の咬合接触関係を含む全体的なクオリティーの重要な指標であるともいえるのではないか。Christensen[2]は、鋳造補綴物に関して、「縁上マージンで40μm、縁下マージンで120μmのマージン適合を臨床的な基準として考えるべき」と述べているが、Hollenback[3]は、作業模型を理想的な25μmの厚みでリリーフして補綴物を製作し、セメンテーションを行った後、「口腔内で100μmのマージン適合を実現することは大変難しい」と述べている。さらに、支台歯のテーパーが10度以下の場合、その角度が小さくなればなるほどセメントが溢出しづらくなり、クラウンの定位置へのシーティングが難しくなるとも報告されている[4]。つまり、従来の鋳造補綴物における維持力と抵抗力に関する原則を守りつつ、補綴物を定位置にセメンテーションする難しさを十分に考慮する必要がある。

　先に述べておくが、現在、理想的な唯一のセメントは存在しない[5]。読者のなかには、接着性レジンセメントを使用すれば上記問題は解決されるだろうと考える人もいるかもしれない。しかしながら、接着性レジンセメントの長期予後はいまだ存在せず、その臨床的取り扱いの難しさもいまだ変わっていない。

　つまり、現在のところセメンテーションを成功させるためには、市販されている各種セメント（図7-1-1）の機械的・生物学的特性を理解し、その臨床的取り扱いについても学ぶ必要がある。そして、歯科医師は症例に応じてセメントを選択し、適正に取り扱うことがその唯一の方法であると考える。

　さらにつけ加えておくが、最終的に患者の口腔内に補綴物をセメントを介在させて装着するのは歯科医師である。セメンテーション時の咬合調整およびセメンテーションを適正かつ的確に行うことは、患者に提供する医療行為の最終段階として、もっとも緊張を強いられる責任のあるステップであることを忘れてはならない（図7-1-2）。

● 図 7-1-1　各種歯科用セメント

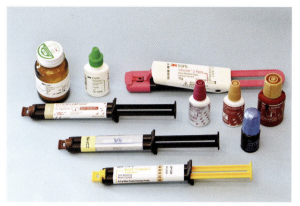

図 7-1-1　粉液タイプのみならず、シリンジタイプ、カートリッジタイプなど数多くの合着用セメントが利用できる。またレジンセメントにおいては、製品により異なるタイプの各被着面の処理材が必要である。

● 図 7-1-2　セメンテーションは患者に提供する医療行為の最終段階である

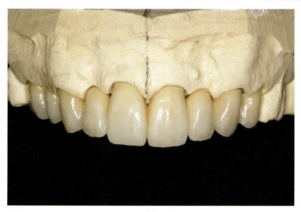
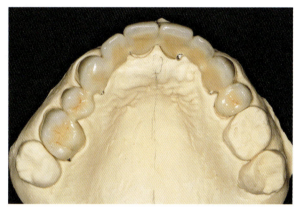

図 7-1-2　このような大きな補綴物のセメンテーションにはさまざまな配慮が必要で、とても緊張する瞬間である。

CHAPTER 7 セメンテーション

1 歯科用セメントの分類

　歯科用セメントは、一般的に口腔内において歯と補綴物・器具を一塊にするために使用される。これらは合着・接着メカニズムによって**表7-1-1**のような5つの基本タイプに分類できる。これらのセメントは、粉と液もしくは2種のペーストからなり、通常、液は酸性で粉が塩基性となっている。一般的にガラスか酸化メタルで構成され、硬化反応は通常酸塩基反応である。そのため酸による侵蝕を受けやすく、ある程度唾液によって溶解する。

　これらの歯科用セメントを使用した補綴治療の成功は補綴物と支台歯との適合状態にかかっているといえるが、ある一定以上の空隙になるまで影響を受けないとする報告や、さまざまな適合状態の補綴治療が長期にわたって成功しているという過去の事実も否定できない。一方、レジンセメントは酸塩基反応によらず、光もしくは化学的なアクチベートによって重合・硬化し、歯質との接着性も有するため、昨今のオールセラミック修復の発展に合わせて人気を博しているといえる[5、6]。

● **表7-1-1　合着材の基質成分（主成分）による分類（O'Brien, 2008. より引用改変）**

タイプ（基質成分）	一般名	粉（主成分）	液（主成分）
リン酸系	リン酸亜鉛セメント	酸化亜鉛	リン酸
	シリケートセメント	アルミナシリケートガラス	リン酸
ユージノール系	酸化亜鉛ユージノールセメント	酸化亜鉛	ユージノール
	EBA セメント	酸化亜鉛	ユージノール＋EBA
カルボン酸系	カルボキシレートセメント	酸化亜鉛	ポリアクリル酸
	従来型グラスアイオノマーセメント	アルミナシリケートガラス	ポリアクリル酸（＋イタコン酸、マレイン酸など）
レジン添加型グラスアイオノマーセメント	レジン添加型グラスアイオノマーセメント	アルミナシリケートガラス	ポリカルボン酸＋水溶性モノマー（HEMAなど）
レジンセメント	コンポジットレジン系レジンセメント	無機質フィラー	Bis-GMA、UDMA
	MMA系レジンセメント	PMMA	MMA、4-META

2　合着用セメントの特性

1 合着のメカニズム

　合着用セメントは、補綴物と支台歯間に生じる顕微鏡レベルの間隙を埋めることによりその目的を達成する。各々の表面は、**図 7-1-3**で示すとおり、顕微鏡レベルでは粗造な山と谷で構成される。山同士によってつくられる接触と、接触のないエリアがセメントによって埋められることにより、口腔内の液状成分や細菌の侵入を防いでいる。

　歯面と鋳造体の凹凸にセメントが入り込み硬化すると、これらが維持部となりクラウンを定位置に固定するのを助ける（**図 7-1-4**）。そのためには、セメントが加圧下で適切に広がることにより各表面が濡らされるべきで、適切な被膜厚さを有する必要がある（**図 7-1-5**）。また、合着材は補綴物の維持と支持のため、有害となる気泡が入らないように連続した状態を保つべきであり、水中において溶解や吸水を起こしてはならない。理想的には、セメントの熱膨張係数が摂取する飲食物の温度において歯および補綴物と近似しており、さらに術後の補綴物の脱離を防ぐために、高い圧縮強度、せん断強度、曲げ強さを持つことが望ましい[7]。

●図 7-1-3　支台歯と補綴物の境界面のイメージ（Anusavice, 2014. より引用改変）

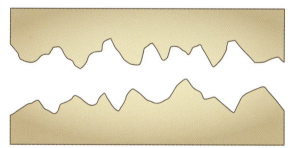

図 7-1-3a　接合される2つの面における形態学的に不規則な表面。

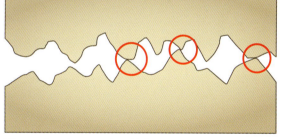

図 7-1-3b　中間層のない状態において2つの面が互いに押しつけられている。丸印によって囲まれたいくつかの接触ポイントに注目。

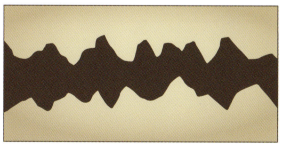

図 7-1-3c　セメントや接着材のような第三の材料が中間層に使用されると連続した境界面ができる。

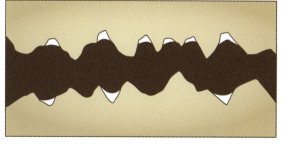

図 7-1-3d　気泡が発生した結果、完全に表面が濡らされず中間層が不完全なものとなる。

● 図 7-1-4　全部被覆鋳造冠の機械的維持力をもたらすセメントのメカニズム（Anusavice, 2014. より引用改変）

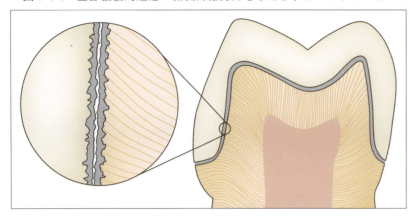

図 7-1-4　歯面と補綴物の凹凸にセメントが入り込み硬化すると、これらが維持部となり、クラウンを定位置に固定するのを助ける。拡大図はセメントを貫く破壊が補綴物の脱離を引き起こすことを示している。

● 図 7-1-5　Film thickness と Cement thickness

Film thickness（被膜厚さ）	Cement thickness（セメント厚さ）
加圧化で硬化した後のセメントの厚みであり、シーティング中のセメントの粘調度の指標となる（ADA）。薄い Film thickness は低い粘調度を示している。 ADA 規格および ISO 規格では、合着材として最大限許容できる Film thickness は 25μm であり、より薄いことが好まれている。それにより、余剰なセメントがより簡単に押し出される。 粒子のサイズと粉液比（P/L 比）が有意に Film thickness に影響を及ぼすため、正確な計量が重要である[7]。	歯とセメンテーションされたクラウン、インレー、アンレー、ベニアとの間のセメントの厚みを指す。それは補綴物の維持力の点で重要な役割を果たし、以下の要素により変化する。 ①補綴物のシーティング中に与えられる力の量 ②補綴物のシーティング中に与えられる力の方向 ③セメントの流れを阻害もしくは促進する可能性のある補綴物の設計（テーパー、マージン形態など） ④支台歯への補綴物の適合性 ⑤セメント固有の Film thickness ※受け入れられる Cement thickness は文献によると 25〜120μm であるが、レジンセメントに関しては 150μm を超えることもある[7]。

2　歯科用セメントの特性

リン酸亜鉛セメントは歯質・鋳造体との接着性を持たない合着材であるが、適度な強度と薄い被膜厚さ（25μm 以下）を有する。歯髄への影響が認識されているが、長い間臨床で応用され成功を納めていることから、いわゆる歯科用セメントのゴールドスタンダードといえる。その後に開発されたグラスアイオノマーセメントは、歯質と接着し良好な生体適合性と優れた機械的強度を持ち、臨床的には証明されていないがフッ素徐放性による抗う蝕作用も期待され広く使用されるようになった。しかし、硬化初期に水分

に触れると著しく侵蝕され物性が低下するという欠点も持ち合わせている。その後、グラスアイオノマーセメントの利点とレジンセメントの優れた強度と低溶解性をあわせ持つレジン添加型グラスアイオノマーセメントが開発され、現在、臨床においてもっとも一般的に使用されるセメントの1つとなっている[5]。

先に述べたとおり、接着性レジンセメントはもう1つの人気のあるセメントではあるが、その被膜厚さなどから補綴物が浮き上がりやすく、セメント除去も困難であり操作も煩雑であることから、日常的な使用は推奨されない。さらなる開発と臨床成績を期待しつつ、他のセメントとの併用が現実的である。**表7-1-2**にさまざまな歯科用セメントの機械的特性のまとめを示す[8]。

3 歯科用セメント選択のポイント

セメントを適切に選択するためには、
①セメントの機械的・生物学的特性
②セメントの操作上の特性（作業時間、硬化時間、粘調度、余剰セメントを除去する際の容易さ）

などを考慮しなければならない。つまり、各歯科医師が求める歯冠補綴物の内面および辺縁適合の程度や、余剰セメントの除去を含め、セメンテーションに十分な時間を割くことができる診療体制をとっているかなども十分考慮する必要がある。あらゆる状況に適応できる唯一の理想的なセメントは存在しないため、歯科医師はいくつかの利用可能なセメントを持つことが賢明であり、それぞれの状況を環境的、生物学的、機械的に分析し適切に評価することが臨床上重要である[7]。

● **表7-1-2　各種合着用セメントの特性比較（Rosenstiel et al, 2016. より引用改変）**

特性	理想的な合着材	リン酸亜鉛	ポリカルボキシレート	グラスアイオノマー	レジンアイオノマー	コンポジットレジン	接着性レジン	自己接着性レジン
被膜厚さ（μm）	薄い	＜25	＜25	＜25	＞25	＞25	＞25	＞25
作業時間（分）	長い	1.5〜5	1.75〜2.5	2.3〜5	2〜4	3〜10	0.5〜5	2〜2.5
硬化時間（分）	短い	5〜14	6〜9	6〜9	2	3〜7	1〜15	5〜6
圧縮強さ（Mpa）	大きい	62〜101	67〜91	122〜162	40〜141	194〜200	179〜255	195〜240
弾性率（GPa）	象牙質＝13.7 エナメル質＝84〜130	13.2	試験非実施	11.2	試験非実施	17	4.5〜9.8	試験非実施
歯髄刺激	低い	中程度	低い	高い	高い	高い	高い	低い
溶解性	非常に低い	高い	高い	低い	非常に低い	高い〜非常に高い	非常に低い〜低い	非常に低い
微少漏洩	非常に低い	高い	高い〜非常に高い	低い〜非常に低い	非常に低い	高い〜非常に高い	非常に低い〜低い	非常に低い
余剰セメントの除去	容易	容易	中程度	中程度	中程度	中程度	困難	困難
維持	高い	中程度	低い／中程度	中程度〜高い	高い	中程度	高い	非常に高い

CHAPTER 7 　セメンテーション

Chapter 7/2 セメンテーションの臨床

　適切な前準備なくして、正確なセメンテーションは達成できない。「補綴物の試適、咬合調整」にはじまり、「支台歯やクラウン内面の清掃」、「防湿、歯面の乾燥」といった一連の前準備は、選択するセメントに限らず、基本的には共通した手技内容である。

　本稿では、セメンテーションの臨床ステップを「セメンテーションの前準備」と「セメンテーションの実際」に分けて解説する。

1　セメンテーションの前準備

1 補綴物の試適・咬合調整

　完成した補綴物は、口腔内にて、隣接面コンタクト、マージンの適合状態、内面適合、咬合接触関係、歯冠外形、安定性（維持力・抵抗力）などを評価する。

　隣接面コンタクトの調整や咬合調整を適切に行うには、当然のことながら補綴物を支台歯に適切にシーティングすることが重要となる（模型と可能なかぎり同じ位置）。

☞**補綴物の試適・咬合調整のステップについては 237 ページ（グレー）参照**

2 支台歯の清掃とクラウン内面処理

　セメントの接着力を最大限に発揮させるためには、被着体である歯質表面とクラウン内面の汚染を確実に取り除く必要がある。支台歯に付着した仮着セメントの取り残しや、クラウン内面が水分、血液あるいは唾液に汚染されると、セメントの接着力は低下する。支台歯とクラウン内面を注意深く清掃し、接着阻害因子を除去する。

☞**支台歯の清掃とクラウン内面処理のステップについては 241 ページ（グリーン）参照**

3 防湿／歯面の乾燥、圧排

　セメントが水分、血液あるいは唾液に汚染されると、本来の性能が発揮されず接着力は低下する。防湿はきわめて重要な術式であり、コットンロールや排唾管を使用して唾液をコントロールする。また、セメンテーションを行う段階で歯肉の炎症はコントロールされていなければならないが、出血や滲出液が認められる場合は薬液や圧排糸などを使用して止血する。

☞**防湿／歯面の乾燥、圧排のステップについては 242 ページ（ブルー）参照**

セメンテーションの前準備1　補綴物の試適・咬合調整 ①

STEP 1　支台歯の清掃

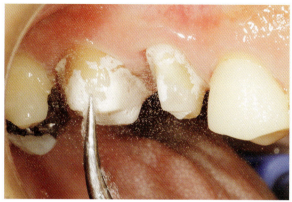 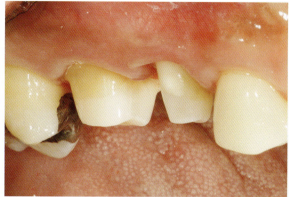

❶プロビジョナルレストレーションを撤去した後に仮着セメントを除去し、支台歯の清掃を行う。仮着セメントの取り残しは、適切なシーティングの妨げとなるため、入念に除去する。超音波スケーラーを使用する場合は、マージン辺縁部歯質に直接触れてはならない。歯質をチッピングさせないように、超音波の強さ、チップの当てかたに十分注意する。

STEP 2　残存歯の咬合接触状態の確認

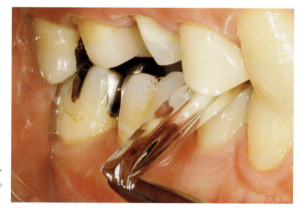

❷クラウン試適前に残存歯列の咬合接触関係を確認し、クラウン装着後の接触関係を評価する指標の1つとする。12μmのシムストックを用い、引き抜き試験で評価する。

STEP 3　ウッドスティックを用いてクラウンを試適

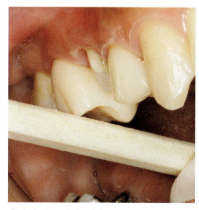 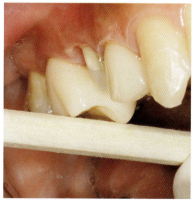 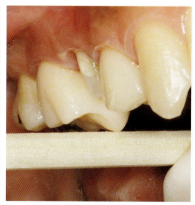

❸支台歯の高径が高くかつ収束角が小さく、さらに内面適合が良好な場合は、摩擦抵抗が大きくなり補綴物の適切なシーティングが困難になることがある。クラウンを支台歯に確実にシーティングさせるために、ウッドスティックを揺り動かしながらクラウンに圧を加える（ジグリングフォース）[9]。

補綴物の試適・咬合調整は次ページに続く

セメンテーションの前準備1　補綴物の試適・咬合調整 ②

STEP 4　デンタルフロスを用いた隣接面コンタクトの評価

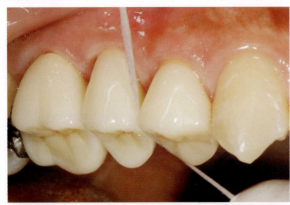

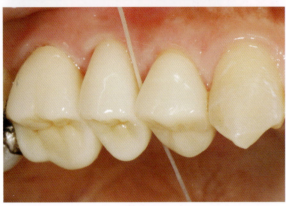

❹クラウンを支台歯にシーティングし、まずは隣接面コンタクトの接触状態を確認する。ワックスでコーティングされていないデンタルフロスを用いて、隣接面コンタクトを通過する際の抵抗感を確認する。接触が強すぎると浮き上がりの原因となる。
　隣接面コンタクトの接触状態が適切であれば、「パチッ」と適度な抵抗感を持って通過する。接触が強すぎる場合は適切に調整する。接触が不足すると、食片圧入や歯牙移動などの原因となるため慎重に評価し、適切に調整する。その際、隣接コンタクトの位置や大きさに十分に配慮すること。

STEP 5　探針を用いた適合状態の評価

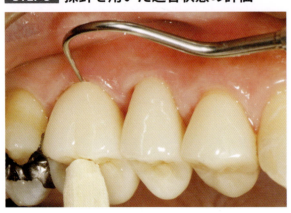

❺マージンの適合状態を評価し、適切な位置にシーティングされているかを確認する。筆者は適合状態の評価・確認に探針を使用している。探針の先端が鈍であるとマージンのギャップを感知しにくいため[10]、先端が鋭利な探針を使用する必要がある。先端がマージンに直角に接触できる唇側、舌側の数か所を評価する（図7-2-1）。

● 図 7-2-1　鋭利な探針による補綴物マージン適合の評価方法（Rosenstiel et al, 2016. より引用改変）

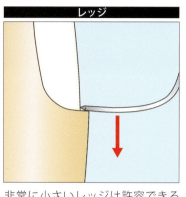
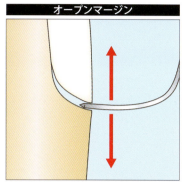

オーバーハング	レッジ	オープンマージン
小さいオーバーハングは、注意深く補綴物を調整することにより修正できることが多い。	非常に小さいレッジは許容できることもあるが、う蝕再発の危険性が増加する。	オープンマージンは再製が必要。

探針の当てかたと動かしかた

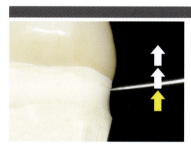
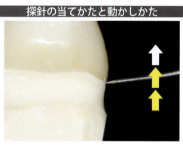
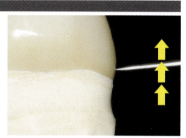

鋭利な探針の先端を、歯面に直角となるように接触させる。その角度を保った状態で、補綴物方向へ動かす。不必要な力を入れずに、デリケートに触れること。

図 7-2-1　鋭利な探針を歯面から補綴物へ、また補綴物から歯面への両方向に動かして、マージンの適合を評価する。段差や間隙を触知した際は、その状況に応じて調整を行う。良好な適合状態が得られていれば、鋭利な探針を用いて触診しても抵抗感のないスムースな状態になる。藤本歯科医院では、先端を約 80μm に研磨した適合評価用の探針（フィット用探針）を準備し、適合の基準を高く設定している。

STEP 6　クラウン内面の適合状態の評価（必要に応じて）

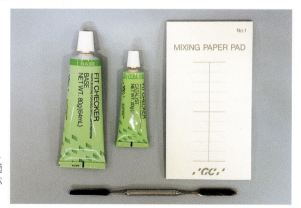

❻クラウンの内面が干渉している可能性がある場合は、内面に擦れた痕跡がないか確認する。シリコーン系の適合試験材を使用することで、より詳細に評価することが可能である。

補綴物の試適・咬合調整は次ページに続く

セメンテーションの前準備1　補綴物の試適・咬合調整 ③

STEP 7　クラウンの咬合接触状態の確認

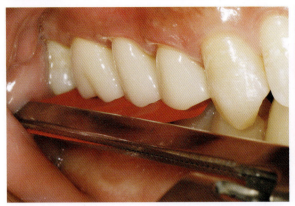 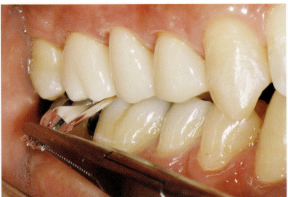

❼まず咬合紙を用いて最大咬頭嵌合位（静的歯牙接触関係）と偏心運動時（動的歯牙接触関係）の接触状態を確認し適切に調節する。最終的には、厳密な接触関係を12μmのシムストックによる引き抜き試験で評価する[11]。

STEP 8　残存歯の咬合接触状態の確認

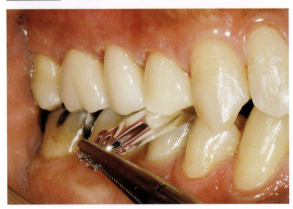 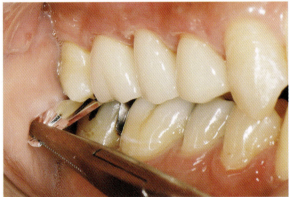

❽クラウンの咬合調整を終えた後、残存歯の咬合接触状態を確認する。クラウンが装着されていない状態（STEP 2）と同様の接触関係が得られていれば、適正な咬合状態であると判断できる。クラウンの咬合接触が強い場合は、シムストック®が引き抜ける。

STEP 9　中心位における干渉の有無の確認

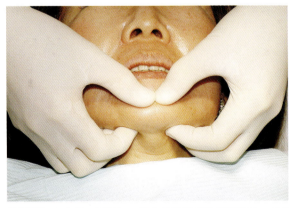 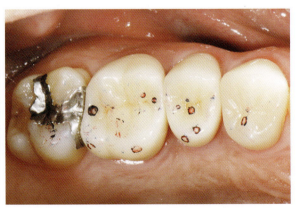

❾最後に中心位へ誘導し、咬合接触関係を確認する。中心位での新たな干渉や早期接触は、咬合由来の問題を引き起こす原因となりうるため、確実に除去すること。

セメンテーションの前準備2　支台歯の清掃方法とクラウン内面処理方法

STEP 1　セメンテーション前の歯面清掃

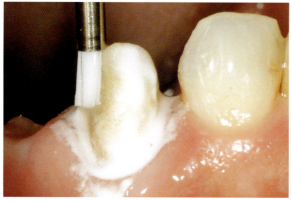 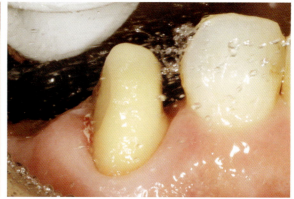

❶補綴物の試適後、汚染された支台歯の清掃を、ブラシ、浮石末などを使用して十分に行う（浮石末を使用した際は、残存しないように十分に洗浄を行う）。なお、前提として仮着セメント除去は試適直前に完全に終えておくこと。

STEP 2　クラウン内面の洗浄と処理

❷クラウン内面の清掃や内面処理方法は材質により異なるため、洗浄や処理方法を適切に選択する。

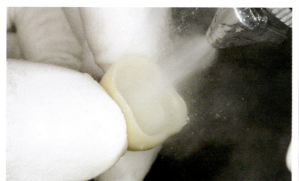 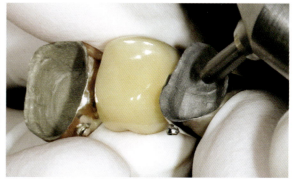

● 試適の際に付着した唾液などの接着阻害因子を、スチームクリナーや超音波洗浄器、有機溶媒を使用し洗浄する。

● アルミナによるサンドブラスト処理（50μm、0.2MPa）は、鋳造体の維持力を増加させることが示されている[17]。ジルコニアにおいては、物性低下が懸念されるため控えるべきとの報告もあり[18,19]、筆者らは行っていない。

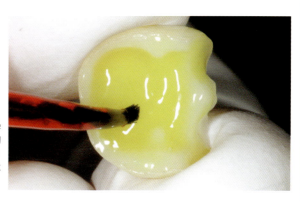

● シリカ系セラミックスは、フッ化水素酸による酸処理を行い、その後エタノールによる超音波洗浄が有効であると報告されている[12,13]。非シリカ系セラミックスは、酸処理によって十分に内面を粗造にすることができないため有効ではないとされている[14〜16]。

セメンテーションの前準備3　防湿／歯面の乾燥、圧排

STEP 0　支台歯の歯肉圧排（必要に応じて）

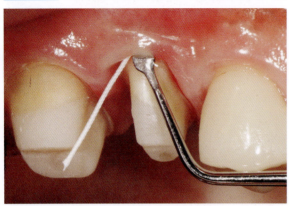

❶フィニッシュラインが歯肉縁下に設定されており、セメンテーションの際に歯肉を挟み込む可能性がある場合や、セメントの取り残しが生じる可能性がある場合など、必要と判断した際は歯肉を圧排する。セメンテーション時に圧排糸を巻き込まないよう注意する。また、滲出液の影響を受ける場合は、止血剤などを併用する

STEP 1　スプレーによる十分な洗浄

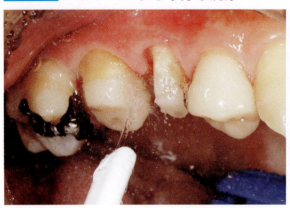

❶支台歯を乾燥させる前にスプレーにて十分に洗浄し、唾液の付着などを除去する。止血剤を使用した際は、薬液の残存がないように注意する。

STEP 2　支台歯の乾燥

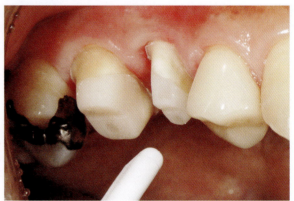

❷支台歯は注意深く十分に乾燥する必要がある。生活歯であれば、過度の乾燥に注意を払う。

STEP 3　唾液のコントロール

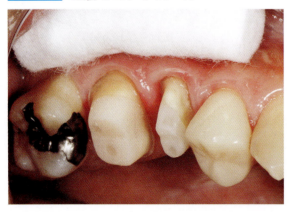

❸コットンロールやガーゼは、術野だけでなく唾液腺開口部にも置くと効果的である。

2　セメンテーションの実際

1　セメンテーション（レジン添加型グラスアイオノマーセメント）

　選択するセメントによりセメンテーションのステップは多少異なるが、まずは一般的に用いられる機会が多いレジン添加型グラスアイオノマーセメントを例に、典型的な手順を説明する。
　シリカ系セラミックスや強い維持力を求める場合など、状況により接着性レジンセメントを用いる機会があると思われる。このステップについては後述する。

セメンテーションの実際（レジン添加型グラスアイオノマーセメント）①

STEP 1　器具の準備

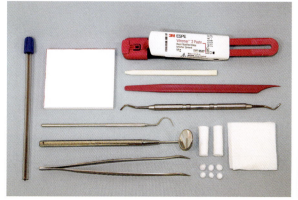
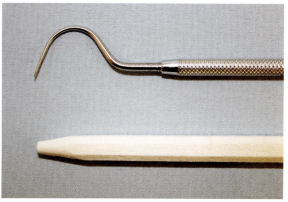

❶練板、セメントをクラウンに填入するインスツルメント、フィット用探針、ウッドスティックなど、セメンテーションに要する器具の準備を不足なく行う。

STEP 2　支台歯の確認

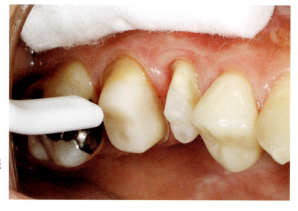

❷支台歯の清掃状態を再度確認する。接着阻害因子の残存に十分注意する。セメンテーションの前準備であるクラウン内面の清掃、口腔内の防湿を行う。

セメンテーションの実際は次ページに続く

セメンテーションの実際（レジン添加型グラスアイオノマーセメント）②

STEP 3　セメントの練和

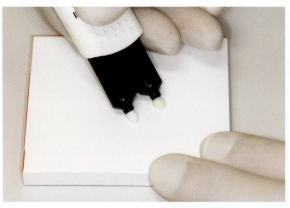
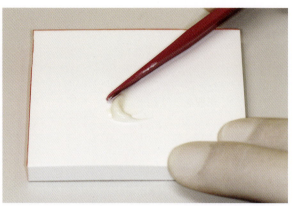

❸セメントを練板の上に押し出し、プラスチックスパチュラにてすばやく練和する。紙練板を使用する際は、練板の押さえかたに注意すること。めくれ上がる部分をしっかりと指で押さえて使用する。用量を守り、適切な練和が重要である。

STEP 4　クラウン内面へのセメントの填入

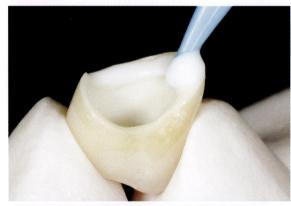
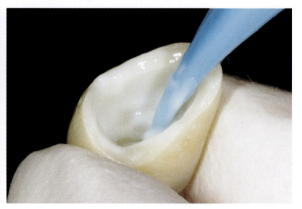
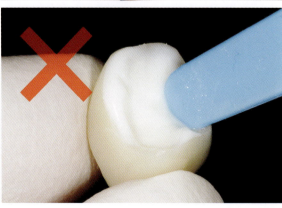

❹清掃したクラウン内面にセメントを填入する。細めのインスツルメントを使用し、気泡の混入に注意しながら内面全体を確実に覆うように薄く塗布する。湿度や温度に影響を受けないよう、支台歯ではなくクラウン内面に塗布する。なお、Hydraulic pressure（水力学的圧）によるクラウンの浮き上がりを避けるために、クラウン内面をセメントで満たさず、内面適合を意識し適量を塗布することが重要である。

STEP 5 支台歯へのシーティング

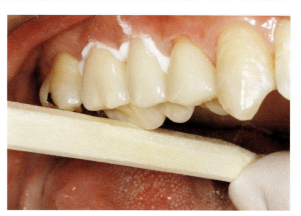

❺クラウンを支台歯にシーティングさせる。クラウンへの圧のかけかたと使用するセメントによって、セメント厚さは大きく影響を受ける[20]。動的に加圧する方法は、静的に加圧する場合と比較してセメントの被膜厚さを有意に減少させることが示唆されている[21]。浮き上がりを防止するために、ウッドスティックでクラウンを揺り動かしながらしっかり圧を加え（ジグリングフォース）、余剰なセメントが溢出し正確な位置にシーティングすることを心がける[9]。

STEP 6 適合の確認

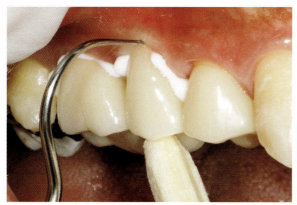 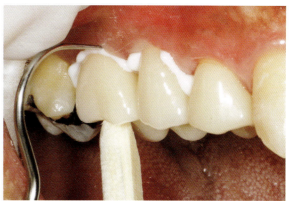

❻クラウンが支台歯に対して正確な位置にシーティングされしているか、フィット用探針を使用し確認する。浮き上がらないように注意しながら、触知可能なマージン部において試適時と同様の感覚が得られるかチェックする。別の評価法として、シムストックを用いて試適時と同様の咬合接触関係が得られているかを確認する方法もある。

STEP 7 硬化までの固定

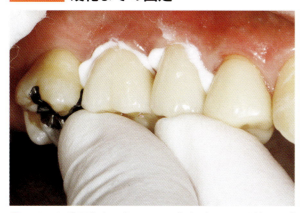 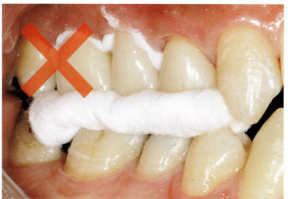

❼セメントが硬化するまでの間、術者が圧をかけ続け固定する。患者にロールワッテを噛ませて固定すると、咬合力が徐々に減少したり[21]、圧の方向の変化によってクラウンの位置のズレを生じる可能性がある。また、初期硬化時に水分の影響を受けないように配慮する。

セメンテーションの実際は次ページに続く

セメンテーションの実際（レジン添加型グラスアイオノマーセメント）③

STEP 8　インスツルメントによる余剰セメントの除去

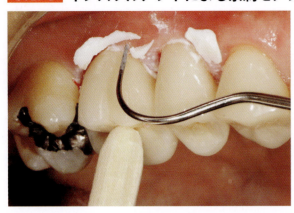

❽温度や湿度が硬化時間に影響を及ぼすことがあるため、規定の硬化時間が経過した後に、余剰セメントに触れて最終的な硬化を判断する。硬化が確認できたら、クラウンに引き上げる力がかからないよう配慮しながら余剰セメントを除去する。

STEP 9　デンタルフロスによる余剰セメントの除去

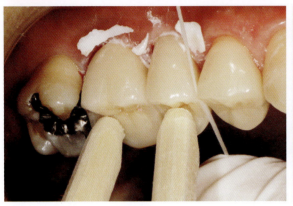 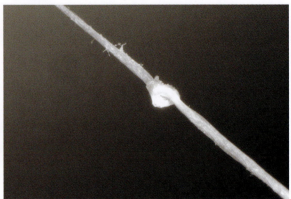

❾インスツルメントでの除去を終えた後に、デンタルフロスを使用して取り残しがないことを確認する。隣接面コンタクト直下の余剰セメントは取り残しやすいため十分に注意する。デンタルフロスに結び目を作り、隣接面コンタクト下部の鼓形空隙を通すことにより効率的に除去できる。

STEP 10　歯肉縁下の余剰セメントの除去

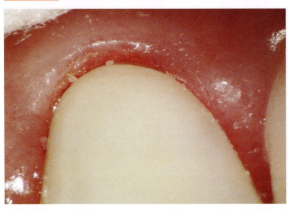 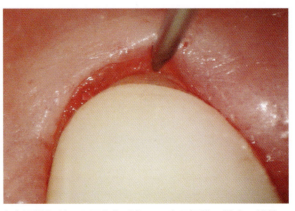

❿歯肉縁下の余剰セメントの取り残しは、歯肉炎を起こし歯肉退縮などの原因となりうる。歯周組織の健康の維持のため、細心の注意を払い除去する。

STEP 11　咬合接触の評価

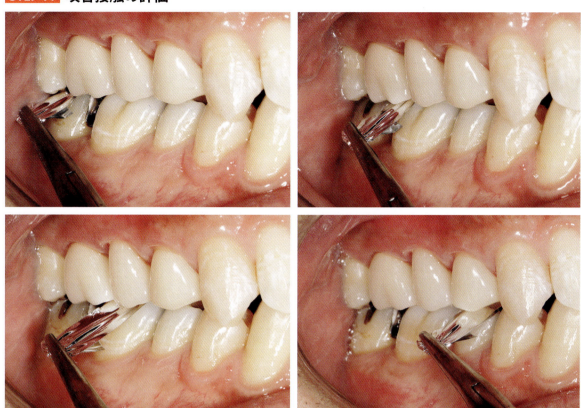

⓫セメント除去後、シムストックを使用して再度咬合接触を評価し、正確にセメンテーションされていることを確認する。

STEP 12　術後の注意点の説明

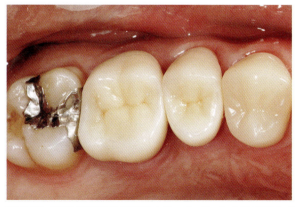 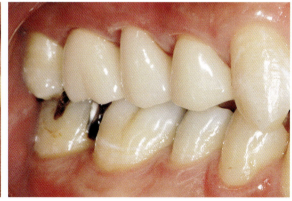

⓬患者に術後の注意点を説明する。セメントの完全硬化までには少し時間が必要であることを説明し、術直後は注意して噛むように指示する。

2 セメンテーション（接着性レジンセメント）

近年では、接着力の向上や唾液溶解性の改良を謳った接着性レジンセメントが一般的に使用されるようになってきた。そして、クラウンマテリアルの変化とともに、接着性レジンセメントを使用する機会はますます多くなっている。しかし、先にも述べたとおり、現在理想的な唯一のセメントは存在しない。オールセラミッククラウンの装着に接着性レジンセメントを使用することにより破折抵抗が向上するという研究報告や、それを支持している臨床報告もあるが、すべての研究が支持しているわけではない[21]し、セラミック自体の強度が格段に向上している。さらに、薄い被膜の状態では重合収縮による影響が大きく[22]、辺縁漏洩の可能性が考えられるとする報告があることや、長期予後の評価がいまだ不十分であることなど、万能なセメントではないことに留意すべきである[5]。

臨床的取り扱いの難しい接着性レジンセメントは、ある条件下で良好な結果を示すとしても、個々の歯科医師の使用方法によっては同じ結果が得られないこともある。術者がその特性や取り扱いを十分理解した上で症例を適切に判断し、慎重に選択するべきである。

セメンテーションの実際（接着性レジンセメント）①

STEP 1　接着阻害因子の除去

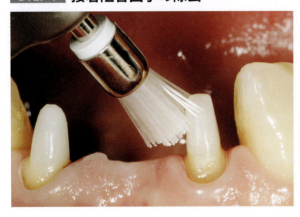

❶セメントの接着力を最大限に発揮するため、仮着セメントをはじめとする接着阻害因子を確実に除去する。ユージノールを含む仮着セメントは接着性レジンセメントの重合を抑制し接着力を減じるとの報告があるため[23]、使用を避けるべきである。

STEP 2　クラウン内面および支台歯の処理

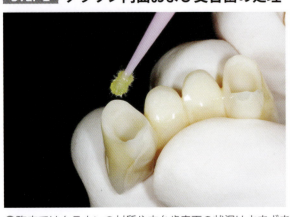 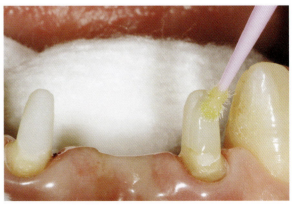

❷臨床ではクラウンの材質や支台歯表面の状況はさまざまであり、各被着面に対しての表面処理方法はセメントの種類により異なる。使用するセメントの添付文書を確認し、クラウン内面と支台歯の表面を適切に処理することが重要である。

セメンテーションの実際（接着性レジンセメント）②

STEP 3　支台歯へのシーティング

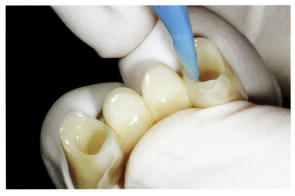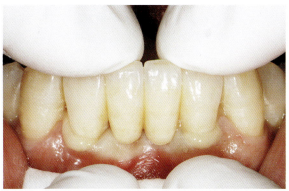

❸接着性レジンセメントは、従来のセメントと比較して補綴物の浮き上がりやセメント厚さが均一ではないといった傾向が疑われるため[24]、取り扱いに注意すべきである。ウッドスティックでクラウンを揺り動かしながら圧を加え、最終的な位置に確実にシーティングさせる[9]。シーティング後、クラウンにしっかりと圧をかけ浮き上がりを防止する。

STEP 4　光照射

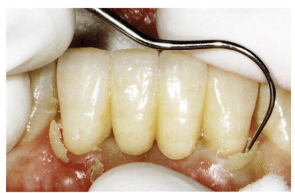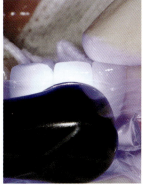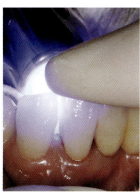

❹接着性レジンセメントは、重合方式から化学重合型、光重合型、デュアルキュア型に分類できる。レジンセメントの生体親和性はレジンの重合に関連しており、術後の知覚過敏は重合が完全でないことによるとも考えられている[25, 26]。また、光重合型レジンセメントは 2mm を超える厚みの修復物の表面から 90 秒間照射しても重合が完全ではないとの報告もあり[27]、症例に応じて化学重合型もしくはデュアルキュア型を選択すべきである。クラウンの材質や厚みにより内部への光透過性に差が生じるため、多方向より必要十分な光照射を行う。

STEP 5　余剰セメントの除去および咬合接触関係の評価

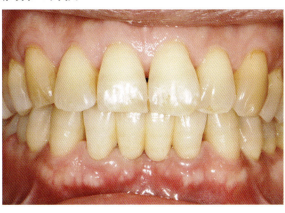

❺余剰セメントの除去および咬合接触関係の評価を行い、正確にセメンテーションされていることを確認する。レジンセメントは色調が支台歯や歯冠色補綴物と似ており、余剰セメントを確認しにくい場合があるため、取り残しがないように十分注意する。

APPENDIX 藤本順平オリジナル形成模型

藤本順平 オリジナル形成模型 ①
下顎第一大臼歯全部被覆鋳造冠形成ステップ

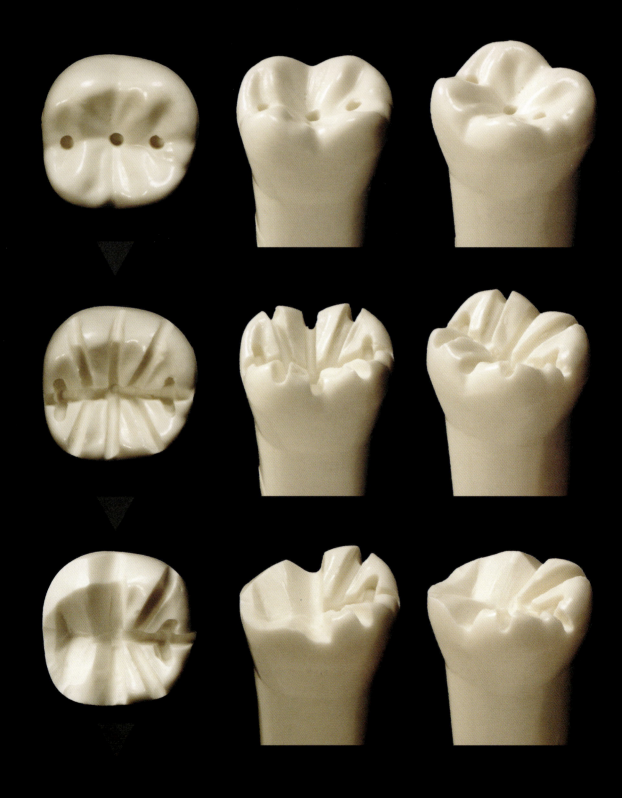

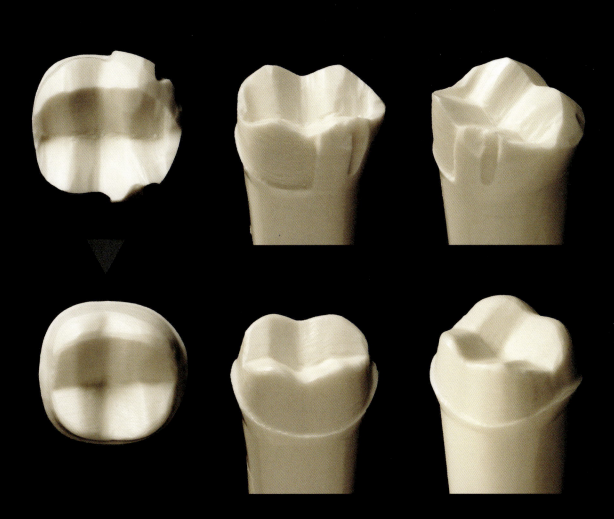

APPENDIX 藤本順平オリジナル形成模型

藤本順平 オリジナル形成模型 ②
上顎中切歯陶材焼付鋳造冠 形成ステップ

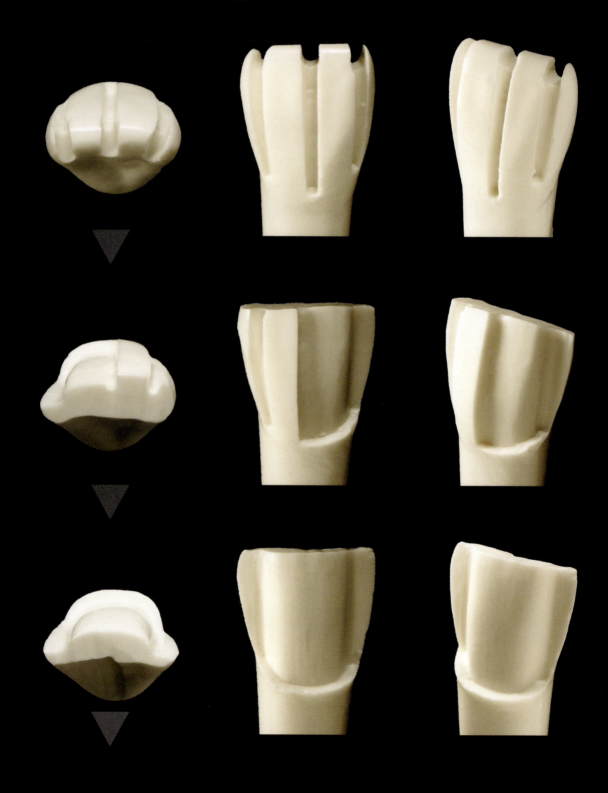

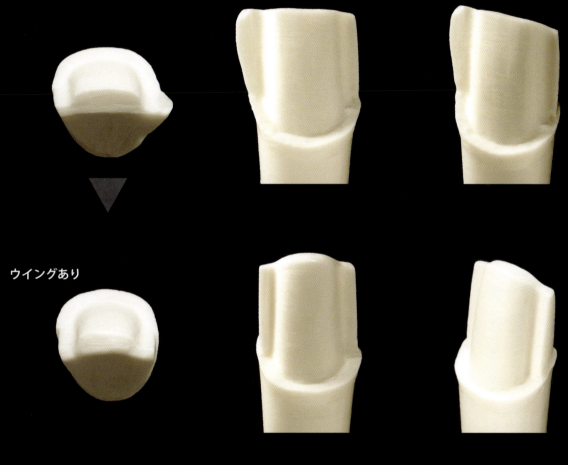

ウイングあり

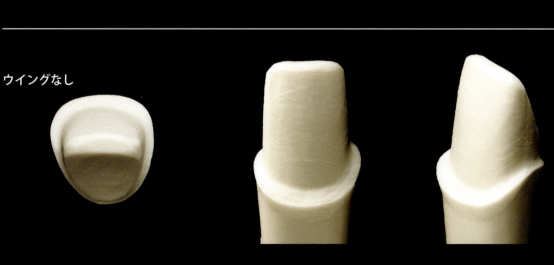

ウイングなし

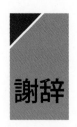

謝辞

　このたび、株式会社デンタルダイヤモンド社の濱野 優社長、安斎清幸様、インターアクション株式会社の畑めぐみ社長、木村 明様のご協力により、『藤本研修会 Standard Textbook2 Occlusion and Prothodontics』を出版する運びとなりましたことは、最高の喜びと感じている。このような機会を作っていただき、導いてくださったことに心より御礼申し上げたい。

　また、本書の出版に際し、過去40年間に藤本研修会をサポートしてくださった受講生および歴代スタッフ・インストラクター、すべての支援し続けてくださっている皆様に、あらためて感謝申し上げたい。さらに、執筆に関して心からの友情でご尽力をいただいた青木啓高様、宮代博之様、宮本仁志様、岩田照禎先生、田村洋平先生にも感謝の意を捧げたい。共著者を含む多くの方々の友情が注がれた本書が、歯科界の発展に少しでも寄与できることを心より願っている。

2018年7月

錦織　淳

参考文献一覧

【Chapter 1　グローバルスタンダード咬合理論】

1. Goodacre CJ, Bernal G, Rungcharassaeng K, Kan JY. Clinical complications in fixed prosthodontics. J Prosthet Dent 2003;90(1):31-41.

2. The of Prosthodontics. Glossary of prosthodoitc terms, 8th edition. J Prosthet Dent 2005;94:1-95.

3. Wiens JP, Priebe JW. Occlusal stability. Dent Clin North Am 2014;58(1):19-43.

4. Craddock HL. Occlusal changes following posterior tooth loss in adults. Part 3. A study of clinical parameters associated with the presence of occlusal interferences following posterior tooth loss. J Prosthodont 2008;17(1):25-30.

5. Tsiggos N, Tortopidis D, Hatzikyriakos A, Menexes G. Association between self-reported bruxism activity and occurrence of dental attrition, abfraction, and occlusal pits on natural teeth. J Prosthet Dent 2008;100(1):41-46.

6. Tallents RH, Macher DJ, Kyrkanides S, Katzberg RW, Moss ME. Prevalence of missing posterior teeth and intraarticular temporomandibular disorders. J Prosthet Dent 2002;87(1):45-50.

7. Kao RT, Chu R, Curtis D. Occlusal considerations in determining treatment prognosis. J Calif Dent Assoc 2000;28(10):760-769.

8. Mohl ND, Zarb GA, Carlsson GE, Rugh JD. A Textbook of Occlusion. Chicago: Quintessence, 1988.

9. Ramfjord SP, Ash MM. Occlusion. 3rd ed. Philadelphia: W.B. Saunders Co, 1983.

10. Becker CM, Kaiser DA. Evolution of occlusion and occlusal instruments. J Prosthodont 1993;2(1):33-43.

【Chapter 2　下顎運動パターン】

1. Lundeen HC, Gibbs CH. Advances in Occlusion. Boston: John Wright-PSG, Inc, 1982.

2. Hobo S, Shillingburg HT Jr, Whitsett LD. Articulator selection for restorative dentistry. J Prosthet Dent 1976;36(1):35-43.

3. Posselt U. Studies on the mobility of the human mandible. Acta Odontol Scand 1952;10:1-150.

4. Rosenstiel SF, Land MF, Fujimoto J. Contemporary Fixed Prosthodontics. 4th edition. St. Louis: Elsevier, 2006.

5. Rosenstiel SF, Land MF, Fujimoto J（著），藤本順平，岡野昌治，菅野英也, 千ヶ崎乙文（訳）. クラウンブリッジの臨床. 原著第４版. 東京：医歯薬出版，2010.

6. Gibbs CH, Lundeen HC, Mahan PE, Fujimoto J. Chewing movements in relation to border movements at the first molar. J Prosthet Dent 1981;46(3):308-322.

7. Lundeen HC, Gibbs CH. The Function of Teeth. Gainesville: L and G Publishers LLC, 2005.

8. 藤本順平，山本健一，岡野昌治，菅野英也，千ヶ崎乙文，藤本浩平（訳）. 現代咬合論の原点. 東京：医歯薬出版，2007.

9. Bennett NG. A contribution to the study of the movements of the mandible. Proc R Soc Med 1908;1(Odontol Sect):79-98.

10. Aull AE. Condylar determinants of occlusal patterns. J Prosthet Dent 1965;15(5):826-849.

11. Laney WR, Salinas TJ, Carr AB, Koka S, Eckert SE. Diagnosis and Treatment in Prosthodontics. 2nd Edition. Hanover Park: Quintessence Publishing, 2011.

12. Lundeen HC, Shryock EF, Gibbs CH. An evaluation of mandibular border movements: their character and significance. J Prosthet Dent 1978;40(4):442-452.

13. Price RB, Kolling JN, Clayton JA. Effects of changes in articulator settings on generated occlusal tracings. Part I: Condylar inclination and progressive side shift settings. J Prosthet Dent 1991;65(2):237-243.

14. Price RB, Kolling JN, Clayton JA. Effects of changes in articulator settings on generated occlusal tracings. Part II: Immediate side shift, intercondylar distance, and rear and top wall settings. J Prosthet Dent 1991;65(3):377-382.

15. Bellanti ND. The significance of articulator capabilities. I. Adjustable vs. semiadjustable articulators. J Prosthet Dent 1973;29(3):269-275.

16. Bellanti ND, Martin KR. The significance of articulator capability. Part II: The prevalence of immediate side shift. J Prosthet Dent 1979;42(3):255-256.

17. Weinberg LA. An evaluation of the face-bow mounting. J Prosthet Dent 1964;11(1):32-42.

18. Gordon SR, Stoffer WM, Connor SA. Location of the terminal hinge axis and its effect on the second molar cusp position. J Prosthet Dent 1984;52(1):99-105.

19. Curtis DA. A comparison of lateral interocclusal records to pantographic tracings. J Prosthet Dent 1989;62(1):23-27.

20. Pelletier LB, Campbell SD. Comparison of condylar control settings using three methods: a bench study. J Prosthet Dent 1991;66(2):193-200.

21. Price RB, Bannerman RA. A comparison of articulator settings obtained by using an electronic pantograph and lateral interocclusal recordings. J Prosthet Dent 1988;60(2):159-164.

【Chapter 3　グローバルスタンダード咬合理論の構成要素】

1. Payne EV. Functional occlusal wax-up. In: Eissmann HF, et al(eds). Dental Laboratory Procedures. vol 2.

Fixed Partial Dentures. St. Louis: Mosby, 1980.

2. Lundeen HC. Introduction to Occlusal Anatomy. Lexington: University of Ketucky Press, 1969.

3. Thomas PK. Syllabus on Full-mouth Waxing Technique for Rehabilitation. San Diego: Calif, Instant Printing Service, 1967.

4. Shillingburg HT. Guide to Occlusal Waxing. 2nd ed. Chicago: Quintessence Publishing, 1984.

5. The academy of Prosthodontics. Glossary of prosthodontic terms. 5th ed. J Prosthet Dent 1987;58(6):713-762.

6. The academy of Prosthodontics. Glossary of prosthodoitc terms. 9th ed. J Prosthet Dent 2017;117(5s):e1-e105.

7. Gibbs CH, Lundeen HC, Mahan PE, Fujimoto J. Chewing movements in relation to border movements at the first molar. J Prosthet Dent 1981;46(3):308-322.

8. Lundeen HC, Gibbs CH. The Function of Teeth. Gainesville: L and G Publishers LLC, 2005.

9. Okeson JP. Management of Temporomandibular Disorders and Occlusion. 2nd ed. St. Louis:The C. V. Mosby, 1989.

10. Celenza FV. The condylar position: in sickness and in health (Oh when do we part?). Int J Periodontics Restorative Dent 1985;5(2):38-51.

11. Türp JC1, Schindler H. The dental occlusion as a suspected cause for TMDs: epidemiological and etiological considerations. J Oral Rehabil 2012;39(7):502-512.

12. Luther F. TMD and occlusion part II. Damned if we don't? Functional occlusal problems: TMD epidemiology in a wider context. Br Dent J 2007;202(1):E3; discussion 38-39.

13. Vanderas AP. Relationship between craniomandibular dysfunction and malocclusion in white children with and without unpleasant life events. J Oral Rehabil 1994;21(2):177-183.

14. Juniper RP. The shape of the condyle and position of the meniscus in temporomandibular joint dysfunction. Br J Oral Maxillofac Surg 1994;32(2):71-76.

15. de Leeuw R, Klasser G. Orofacial Pain: Guidelines for Assessment, Diagnosis, and Management. Sixth Edition. Chicago: Quinessence Publishing, 2018.

16. Greene CS. Managing the care of patients with temporomandibular disorders: a new guideline for care. J Am Dent Assoc 2010;141(9):1086-1088.

17. Yatani H, Kaneshima T, Kuboki T, Yoshimoto A, Matsuka Y, Yamashita A. Long-term follow-up study on drop-out TMD patients with self-administered questionnaires. J Orofac Pain 1997;11(3):258-269.

18. Stegenga B. Osteoarthritis of the temporomandibular joint organ and its relationship to disc displacement. J Orofac Pain 2001;15(3):193-205.

19. Ray HA, Trope M. Periapical status of endodontically treated teeth in relation to the technical quality of the root filling and the coronal restoration. Int Endod J 1995;28(1):12-18.

20. Tronstad L, Asbjørnsen K, Døving L, Pedersen I, Eriksen HM. Influence of coronal restorations on the periapical health of endodontically treated teeth. Endod Dent Traumatol 2000;16(5):218-221.

21. Gillen BM, Looney SW, Gu LS, Loushine BA, Weller RN, Loushine RJ, Pashley DH, Tay FR. Impact of the quality of coronal restoration versus the quality of root canal fillings on success of root canal treatment: a systematic review and meta-analysis. J Endod 2011;37(7):895-902.

22. Glickman I, Smulow JB. Alteration in pathway of gingival inflammation into the underlying tissues induced by excessive occlusal forces. J Periodontol 1962;33:7-13.

23. Glickman I. Inflammation and trauma from occlusion. Co-destructive factors in chronic periodontal disease. J Periodontol 1963;34:5-10.

24. Glickman I, Smulow JB. Effect of excessive occlusal forces upon the pathway of gingival inflammation in humans. J Periodontol 1965;36:141-147.

25. Waerhaug J. The infrabony pocket and its relationship to trauma from occlusion and subgingival plaque. J Periodontol 1979;50(7):355-365.

26. Chang WS, Romberg E, Driscoll CF, Tabacco MJ. An in vitro evaluation of the reliability and validity of an electronic pantograph by testing with five different articulators. J Prosthet Dent 2004;92(1):83-89.

27. Becker CM, Kaiser DA. Evolution of occlusion and occlusal instruments. J Prosthodont 1993;2(1):33-43.

28. D'Amico A. Functional occlusion of the natural teeth of man. J Prosthet Dent 1964;11(5):899-915.

29. Beyron H. Occlusal Relations and Mastication in Australian Aborigines. Acta Odontol Scand 1964;22:597-678.

30. Mohl ND, Zarb GA, Carlsson GE, Rugh JD. A Textbook of Occlusion. Chicago: Quintessence, 1988.

31. Kohno S, Nakano M. The measurement and development of anterior guidance. J Prosthet Dent 1987;57(5):620-625.

32. Manns AE, Garcia C, Miralles R, Bull R, Rocabado M. Blocking of periodontal afferents with anesthesia and its influence on elevator EMG activity. Cranio 1991;9(3):212-219.

33. Manly RS, Pfaffman C, Lathrop DD, Keyser J. Oral sensory thresholds of persons with natural and artificial dentitions. J Dent Res 1952;31(3):305-312.

34. Manns A, Chan C, Miralles R. Influence of group function and canine guidance on electromyographic activity of elevator muscles. J Prosthet Dent 1987;57(4):494-501.

35. Williamson EH, Lundquist DO. Anterior guidance: its effect on electromyographic activity of the temporal and masseter muscles. J Prosthet Dent

1983;49(6):816-823.

36. Schuyler CH. The function and importance of incisal guidance in oral rehabilitation. 1963. J Prosthet Dent 2001;86(3):219-232.

37. Ross IF. Incisal guidance of natural teeth in adults. J Prosthet Dent 1974;31(2):155-162.

38. McAdam DB. Tooth loading and cuspal guidance in canine and group-function occlusions. J Prosthet Dent 1976;35(3):283-290.

39. Lundeen HC, Gibbs CH. Advances in Occlusion. Boston: John Wright-PSG, Inc, 1982.

40. Celenza FV, Nasedkin JN. Occlusion: The State of the Art. Chicago: Quintessence Pub. Co., 1978.

41. Mchorris WH. Occlusion with particular emphasis on the functional and parafunctional role of anterior teeth. Part 1. J Clin Orthod 1979;13(9):606-620.

42. Mchorris WH. Occlusion with particular emphasis on the functional and parafunctional role of anterior teeth. Part 2. J Clin Orthod 1979;13(10):684-701.

43. Pelletier LB, Campbell SD. Evaluation of the relationship between anterior and posterior functionally disclusive angles. Part II: Study of a population. J Prosthet Dent 1990;63(5):536-540.

44. Brose MO, Tanquist RA. The influence of anterior coupling on mandibular movement. J Prosthet Dent 1987;57(3):345-353.

45. Broderson SP. Anterior guidance--the key to successful occlusal treatment. J Prosthet Dent 1978;39(4):396-400.

46. Swerdlow H. Vertical dimension literature review. J Prosthet Dent 1965;15:241-247.

47. Hunter J. The Natural History of the Human Teeth. ed 1. London: John Johnson, 1771.

48. Gottlieb B. Traumatic occlusion and the rest position of the mandible. J Periodontol 1947;18(1):7-21.

49. Niswonger ME. The rest position to the mandible and the centric relation. J Am Dent Assoc 1934;21:1572-1582.

50. Niswonger ME. Obtaining the vertical relation in edentulous cases that existed prior to extraction. J Am Dent Assoc 1938;25:1842-1847.

51. Costen JB. A syndrome of ear and sinus symptoms dependent upon disturbed function of the temporomandibular joint. Ann Otol Rhinol Laryngol 1934;43:1

52. Brodie AG. On the growth pattern of the human head. From the third month to the eighth year of life. Am J Anat 1941;68(2):209-262.

53. Thompson JR. A cephalometric study of the movements of the mandible. J Am Dent Assoc 1941;25(5):750-761.

54. Thompson JR, Brodie AG. Factors in the Position of the Mandible. J Am Dent Assoc 1942;29(7):925-941.

55. Thompson JR. The constancy of the position of the mandible and its influence on prosthetic restorations. Illinois DJ 1943;6:242-247.

56. Thompson JR. The rest position of the mandible and its significance to dental science. J Am Dent Assoc 1946;33(3):151-180.

57. Thompson JR. Concepts regarding function of the stomatognathic system. J Am Dent Assoc 1954;48(6):626-637.

58. Atwood DA. A cephalometric study of rest position of the mandible. Part I. J Prosthet Dent 1956;6:504-519.

59. Atwood DA. A cephalometric study of rest position of the mandible. Part II. J Prosthet Dent 1957;7:544-552.

60. Atwood DA. A cephalometric study of rest position of the mandible. Part III. J Prosthet Dent 1958;8:698-708.

61. Waerhaug J, Hansen ER. Periodontal changes incident to prolonged occlusal overload in monkeys. Acta Odontol Stand 1966;24(1):91-105.

62. McNamara JA Jr. An experimental study of increased vertical dimension in the growing face. Am J Orthod 1977;71(4):382-395.

63. Christensen J. Effect of occlusion-raising procedures on the chewing system. Dent Pract Dent Rec 1970;20(7):233-238.

64. Carlsson GE, Ingervall B, Kocak G. Effect of increasing vertical dimension on the masticatory system in subjects with natural teeth. J Prosthet Dent 1979;41(3):284-289.

65. Lux CJ, Conradt C, Burden D, Komposch G. Three-dimensional analysis of maxillary and mandibular growth increments. Cleft Palate Craniofac J 2004;41(3):304-314.

66. Heij DG, Opdebeeck H, van Steenberghe D, Kokich VG, Belser U, Quirynen M. Facial development, continuous tooth eruption, and mesial drift as compromising factors for implant placement. Int J Oral Maxillofac Implants 2006;21(6):867-878.

67. Turner KA, Missirlian DM. Restoration of the extremely worn dentition. J Prosthet Dent 1984;52(4):467-474.

68. Turrell AJW. The Pre-extraction Recording of the Vertical Dimension by an Intra- oral Method, Dent. Pratt Dent Rec 1955;6:68-72.

69. Swenson MG. Complete Dentures. ed. 4. St. Louis:The C. V. Mosby, 1954:125.

70. Olsen ES. The Dental Clinics of North America. Complete Denture Prosthesis. Philadelphia and London: W. B. Saunders, 1964:611.

71. Turner LC. The profile tracer: method for obtaining accurate pre-extraction records. J Prosthet Dent 1969;21(4):364-370.

72. Goodfriend DJ. Symptomatology and treatment of abnormalities of the mandibular articulation. Dent Cosmos 1933;75:844, 947, 1106.

73. Willis FM. Features involved in full denture prostheses. Dent Cosmos 1935;77: 851-854.

74. Wright WH. Use of intra-oral jaw relation wax records in complete denture prosthesis. J Am Dent Assoc

1939;26:542-557.

75. McGee CF. Use of facial measurements in determining vertical dimension. J Am Dent Assoc 1947;35(5):342-350.

76. Pleasure MA. Correct vertical dimension and freeway space. J Am Dent Assoc 1951;43(2):160-163.

77. Hurst WW. Vertical dimension and its correlation with lip length and interocclusal distance. J Am Dent Assoc 1962;64:496-504.

78. Tallgren A. Changes in adult face height due to aging, wear and loss of teeth and prosthetic treatment. Acta Odontol Stand 1957;15(suppl 24):1-122.

79. Garnick J, Ramfjord SP. Rest position. An electromyographic and clinical investigation. J Prosthet Dent 1962;12:895-911.

80. Thompson JL Jr, Kendrick GS. Changes in the vertical dimensions of the human male skull during third and fourth decades of life. Anat Ret 1964;150:209-213.

81. Sheppard IM, Sheppard SM. Vertical dimension measurements. J Prosthet Dent 1975;34:269-277.

82. Boos RH. Intermaxillary relation established in biting power. J Am Dent Assoc 1940;27:1192-1199.

83. Boucher LJ, Zwemer TJ, Pflughoeft F. Can biting force be used as a criterion for registering vertical dimension? J Prosthet Dent 1959;9(4):594-599.

84. Shanahan TEJ. Physiologic vertical dimension and centric relation. J Prosthet Dent 1956;6(6):741-747.

85. Ismail YH, George WA. The Consistency of the swallowing technique in determining occlusal vertical relation in edentulous patients. J Prosthet Dent 1968;19(3):230-236.

86. Silverman MM. The speaking method in measuring vertical dimension. J Prosthet Dent 1953;3(2):193-199.

87. Pound E. Controlling anomalies of vertical dimension and speech. J Prosthet Dent 1976;36(2):124-135.

88. Pound E. Let /S/ be your guide. J Prosthet Dent 1977;38(5):482-489.

89. Rivera-Morales WC, Mohl ND. Variability of closest speaking space compared with interocclusal distance in dentulous subjects. J Prosthet Dent 1991;65(2):228-232.

90. Turrell AJW. Vertical dimension as it relates to the etiology of angular cheilosis. J Prosthet Dent 1968;19(2):119-125.

91. Douglas JR, Maritato FR. "Open rest," a new concept in the selection of the vertical dimension of occlusion. J Prosthet Dent 1965;15(5):850-856.

92. Pyott JE. Centric relation and vertical dimension by cephalometric roentgenograms. J Prosthet Dent 1954;4:35-41.

93. Atwood DA. A critique of research of the rest position of the mandible. J Prosthet Dent 1966;16(5):848-854.

94. Ellinger CW. Radiographic study of oral structures and their relation to anterior tooth position. J Prosthet

Dent 1968;19(1):36-45.

95. McGrane HF. Five basic principles of the McGrane full denture procedure. J Florida Dent Sot 1949;20(11):5-8.

96. Fayz F, Eslami A, Graser GN. Use of anterior teeth measurements in determining occlusal vertical dimension. J Prosthet Dent 1987;58(3):317-322.

97. Wiens JP, Priebe JW. Occlusal stability. Dent Clin North Am 2014;58(1):19-43.

98. Vig RG, Brundo GC. The kinetics of anterior tooth display. J Prosthet Dent 1978;39(5):502-504.

99. DiPietro GJ, Moergeli JR. Significance of the Frankfort-mandibular plane angle to prosthodontics. J Prosthet Dent 1976;36(6):624-635.

100. DiPietro GJ. A study of occlusion as related to the Frankfort-mandibular plane angle. J Prosthet Dent 1977;38(4):452-458.

【Chapter 4　歯冠形成】

1. Langeland K, Langeland LK. Pulp reactions to crown preparation, impression, temporary crown fixation, and permanent cementation. J Prosthet Dent 1965;15:129-143.

2. Scheinin A, Pohto M, Luostarinen V. Defense reactions of the pulp with special reference to circulation. An experimental study in rats. Int Dent J 1967;17(2):461-475.

3. Baldissara P, Catapano S, Scotti R. Clinical and histological evaluation of thermal injury thresholds in human teeth: a preliminary study. J Oral Rehabil 1997;24(11):791-801.

4. Gargiulo AW, Wentz FM, Orban B. Dimensions and relations of the dentogingival junction in humans. J Periodontol 1961;32(3):261-267.

5. Rosenstiel SF, Land MF, Fujimoto J（著）, 藤本順平, 岡野昌治, 菅野英也, 千ヶ崎乙文（訳）. クラウンブリッジの臨床. 原著第４版. 東京：医歯薬出版, 2010.

6. Goodacre CJ, Campagni WV, Aquilino SA. Tooth preparations for complete crowns: an art form based on scientific principles. J Prosthet Dent 2001;85(4):363-376.

7. Perel ML. Axial crown contours. J Prosthet Dent 1971;25(6):642-649.

8. Felton DA, Kanoy BE, Bayne SC, Wirthman GP. Effect of in vivo crown margin discrepancies on periodontal health. J Prosthet Dent 1991;65(3):357-364.

9. McLean JW, von Fraunhofer JA. The estimation of cement film thickness by an in vivo technique. Br Dent J 1971;131(3):107-111.

10. Seltzer S, Bender IB. The Dental Pulp : Biologic Considerations in Dental Procedures. 2nd ed. Philadelphia: J. B. Lippincott Co., 1975:180.

11. Dowden WE. Discussion of: methods and criteria in evaluation of dentin and pulpal responses. Int Dent J 1970;20(3):531-532.

12. Jørgensen KD. The relationship between retention

and convergence angle in cemented veneer crowns. Acta Odontol Scand 1955;13(1):35-40.

13. Johnston JF, Dykema RW, Goodacre CJ, Phillips RW. Johnston's Modern Practice in Crown and Bridge Prosthodontics. ed 4. Philadelphia: Saunders, 1986:24.

14. Tylman SD, Malone WFD. Tylman's Theory and Practice of Fixed Prosthodontics. ed 7. St Louis: Mosby, 1978:103.

15. Shillingburg IIT, Hobo S, Fisher DW. Preparations for Cast Gold Restorations. Chicago: Quintessence, 1974:16.

16. Potts RG, Shillingburg HT Jr, Duncanson MG Jr. Retention and resistance of preparations for cast restorations. J Prosthet Dent 1980;43(3):303-308.

17. Shillingburg HT, Jacobi R, Brackett SE. Fundamentals of Tooth Preparations for Cast Metal and Porcelain Restorations. Chicago: Quintessence, 1987.

18. Annerstedt A, Engström U, Hansson A, Jansson T, Karlsson S, Liljhagen H, Lindquist E, Rydhammar E, Tyreman-Bandhede M, Svensson P, Wandel U. Axial wall convergence of full veneer crown preparations. Documented for dental students and general practitioners. Acta Odontol Scand 1996;54(2):109-112.

19. Weed RM, Baez RJ. A method for determining adequate resistance form of complete cast crown preparations. J Prosthet Dent 1984;52(3):330-334.

20. Woolsey GD, Matich JA. The effect of axial grooves on the resistance form of cast restorations. J Am Dent Assoc 1978;97:978-980.

21. Mack PJ. A theoretical and clinical investigation into the taper achieved on crown and inlay preparations. J Oral Rehabil 1980;7:255-265.

【Chapter 5 精密印象】

1. O'Brien WJ. Dental Materials and Their Selection. Fourth edition. IL: Quintessence Publishing, 2008.

2. Anusavice KJ. Phillips' Science of Dental Materials. 12th Edition. St. Louis: Elsevier Saunders, 2014.

3. Rosenstiel SF, Land MF, Fujimoto J (著), 藤本順平, 岡野昌治, 菅野英也, 千ヶ崎乙文 (訳). クラウンブリッジの臨床. 原著第4版. 東京：医歯薬出版, 2010.

4. Lim PF, Neo KH, Sitoh L, Yeo KL, Stokes A. Adaptation of finger-smoothed irreversible hydrocolloid to impression surfaces. Int J Prosthodont 1995;8(2):117-121.

5. Young JM. Surface characteristics of dental stone: impression orientation. J Prosthet Dent 1975;33(3):336-341.

6. Millstein P, Maya A, Segura C. Determining the accuracy of stock and custom tray impression/casts. J Oral Rehabil 1998;25(8):645-648.

7. Burton JF, Hood JA, Plunkett DJ, Johnson SS. The effects of disposable and custom-made impression trays on the accuracy of impressions. J Dent 1989;17(3):121-123.

8. Cho GC, Donovan TE, Chee WW, White SN. Tensile bond strength of polyvinyl siloxane impressions bonded to a custom tray as a function of drying time: Part I. J Prosthet Dent 1995;73(5):419-423.

9. Donovan TE, Chee WW. Current concepts in gingival displacement. Dent Clin North Am 2004;48(2):vi, 433-444.

10. McCormick JT, Antony SJ, Dial ML, Duncanson MG Jr, Shillingburg HT Jr. Wettability of elastomeric impression materials: effect of selected surfactants. Int J Prosthodont 1989;2(5):413-420.

11. Peregrina A, Land MF, Feil P, Price C. Effect of two types of latex gloves and surfactants on polymerization inhibition of three polyvinylsiloxane impression materials. J Prosthet Dent 2003;90(3):289-292.

12. Jokstad A. Clinical trial of gingival retraction cords. J Prosthet Dent 1999;81(3):258-261.

13. Nemetz H, Donovan T, Landesman H. Exposing the gingival margin: a systematic approach for the control of hemorrhage. J Prosthet Dent 1984;51(5):647-651.

14. Gilboe DB. Mechano-chemical gingival displacement. A review of the literature. J Can Dent Assoc 1980;46(8):513-517.

15. Laufer BZ, Baharav H, Cardash HS. The linear accuracy of impressions and stone dies as affected by the thickness of the impression margin. Int J Prosthodont 1994;7(3):247-252.

16. Laufer BZ, Baharav H, Ganor Y, Cardash HS. The effect of marginal thickness on the distortion of different impression materials. J Prosthet Dent 1996;76(5):466-471.

17. Baba NZ, Goodacre CJ, Jekki R, Won J. Gingival displacement for impression making in fixed prosthodontics: contemporary principles, materials, and techniques. Dent Clin North Am 2014;58(1):45-68.

18. Löe H, Silness J. Tissue reactions to string packs used in fixed restorations. J Prosthet Dent 1963;13:318–323.

19. Ruel J, Schuessler PJ, Malament K, Mori D. Effect of retraction procedures on the periodontium in humans. J Prosthet Dent 1980;44(5):508-515.

20. Harrison JD. Effect of retraction materials on the gingival sulcus epithelium. J Prosthet Dent 1961;11(3):514–521.

21. Goodacre CJ. Gingival esthetics. J Prosthet Dent 1990;64(1):1-12.

22. Dykema RW, Goodacre CJ, Phillips RW. Modern Practice in Fixed Prosthodontics. 4th ed. Philadelphia: WB Saunders Co, 1986;77, 343.

23. Anneroth G, Nordenram A. Reaction of the gingiva to the application of threads in the gingival pocket for taking impressions with elastic material. An experimental histological study. Odontol Revy 1969;20(3):301-310.

24. Coelho DH, Cavallaro J, Rothschild EA. Gingival recession with electrosurgery for impression making. J Prosthet Dent 1975;33(4):422-426.

25. Malone WF, Manning JL. Electrosurgery in restorative dentistry. J Prosthet Dent 1968;20(5):417-425.

26. Noble WH, McClatchey KD, Douglass GD. A histologic comparison of effects of electrosurgical resection using different electrodes. J Prosthet Dent 1976;35(5):575-579.

27. Klug RG. Gingival tissue regeneration following electrical retraction. J Prosthet Dent 1966;16(5):955-962.

【Chapter 6　咬合採得】

1. The academy of Prosthodontics. Glossary of prosthodoitc terms. 9th ed. J Prosthet Dent 2017;117(5s):e1-e105.

2. Wiens JP, Priebe JW. Dent Clin North Am 2014;58(1):19-43.

3. Berry HM, Hofmann FA. Cineradiographic observations of temporomandibular joint function. J Prosthet Dent 1959;9(1):21–33.

4. Becker CM, Kaiser DA, Schwalm C. Mandibular centricity: centric relation. J Prosthet Dent 2000;83(2):158-160.

5. Moss ML. A functional cranial analysis of centric relation. Dent Clin North Am 1975;19(3):431-442.

6. Posselt U. Terminal hinge movement of the mandible. J Prosthet Dent 1957;7(6):787–797.

7. Johnston LE Jr. Gnathologic assessment of centric slides in postretention orthodontic patients. J Prosthet Dent 1988 Dec;60(6):712-715.

8. Celenza FV. The centric position: replacement and character. J Prosthet Dent 1973;30(4 Pt 2):591-598.

9. Türp JC, Schindler H. The dental occlusion as a suspected cause for TMDs: epidemiological and etiological considerations. J Oral Rehabil 2012;39(7):502-512.

10. Vanderas AP. Relationship between craniomandibular dysfunction and malocclusion in white children with and without unpleasant life events. J Oral Rehabil 1994;21(2):177-183.

11. Juniper RP. The shape of the condyle and position of the meniscus in temporomandibular joint dysfunction. Br J Oral Maxillofac Surg 1994;32(2):71-76.

12. Woda A, Vigneron P, Kay D. Nonfunctional and functional occlusal contacts: a review of the literature. J Prosthet Dent 1979;42(3):335-341.

13. Fattore L, Malone WF, Sandrik JL, Mazur B, Hart T. Clinical evaluation of the accuracy of interocclusal recording materials. J Prosthet Dent 1984;51(2):152-157.

14. Lassila V, McCabe JF. Properties of interocclusal registration materials. J Prosthet Dent 1985;53(1):100-104.

15. Stamoulis K, Hatzikyriakos AE. A technique to obtain stable centric occlusion records using impression plaster. J Prosthodont 2007;16(5):406-408.

16. Roraff AR, Stansbury BE. Errors caused by dimensional change in mounting material. J Prosthet Dent 1972;28(3):247-252.

17. O'Brien WJ. Dental Materials and Their Selection. Fourth Edition. Chicago: Quintessence Publishing, 2008.

18. Millstein PL, Clark RE, Kronman JH. Determination of the accuracy of wax interocclusal registrations. Part II. J Prosthet Dent 1973;29:40-45.

19. Mullick SC, Stackhouse JA Jr, Vincent GR. A study of interocclusal record materials. J Prosthet Dent 1981;46(3):304-307.

20. Balthazar-Hart Y, Sandrik JL, Malone WF, Mazur B, Hart T. Accuracy and dimensional stability of four interocclusal recording materials. J Prosthet Dent 1981;45(6):586-591.

21. Millstein PL, Hsu CC. Differential accuracy of elastomeric recording materials and associated weight change. J Prosthet Dent 1994;71(4):400-403.

22. Lassila V. Comparison of five interocclusal recording materials. J Prosthet Dent 1986;55(2):215-218.

23. Anselm Wiskott HW, Nicholls Jl. Fixed prosthodontics centric relation registration technique using resin copings. Int J Prosthodont 1989;2(5):447-452.

24. Stamoulis K. Intraoral acrylic resin coping fabrication for making interocclusal records. J Prosthodont 2009;18(2):184-187.

25. Dawson PE. Evaluation, Diagnosis, and Treatment of Occlusal Problems. Mosby, 1974.

26. McCollum BB. Function-factors that make mouth and teeth a vital organ. J Am Dent Assoc 1927;14:1261-1271.

27. Weinberg LA. What we really see in a TMJ radiograph. J Prosthet Dent 1973;30(6):898-913.

28. Wirth CG. Interocclusal centric relation records for articulator mounted casts. Dent Clin North Am 1971;15(3):627-640.

29. Myers ML. Centric relation records-historical review. J Prosthet Dent 1982;47(2):141-145.

30. Shanahan TE. Physiologic jaw relations and occlusion of complete dentures. J Prosthet Dent 1955;5(3):319-324.

31. Dixon DL. Overview of articulation materials and methods for the prosthodontic patient. J Prosthet Dent 2000;83(2):235-247.

32. Keshvad A, Winstanley RB. Comparison of the replicability of routinely used centric relation registration techniques. J Prosthodont 2003;12(2):90-101.

33. Kantor ME, Silverman SI, Garfinkel L. Centric-relation recording techniques--a comparative investigation. J

Prosthet Dent 1972;28(6):593-600.

34. Hobo S, Iwata T. Reproducibility of mandibular centricity in three dimensions. J Prosthet Dent 1985 May;53(5):649-654.

35. Prosthodontic Literature : Section 10: Centric Relation. NAVAL POSTGRADUATE DENTAL SCHOOL.

36. Freilich MA, Altieri JV, Wahle JJ. Principles for selecting interocclusal records for articulation of dentate and partially dentate casts. J Prosthet Dent 1992;68(2):361-367.

37. Strohaver RA. A comparison of articulator mountings made with centric relation and myocentric position records. J Prosthet Dent 1972;28(4):379-390.

38. Ziebert GJ, Balthazar-Hart Y. Stabilized baseplate technique for interocclusal records. J Prosthet Dent 1984;52(4):606-608.

39. Hobo S, Shillingburg HT Jr, Whitsett LD. Articulator selection for restorative dentistry. J Prosthet Dent 1976;36(1):35-43.

40. Utz KH, Müller F, Lückerath W, Fuss E, Koeck B. Accuracy of check-bite registration and centric condylar position. J Oral Rehabil 2002;29(5):458-466.

【Chapter 7 セメンテーション】

1. Felton DA, Kanoy BE, Bayne SC, Wirthman, GP. Effect of *in vivo* crown margin discrepancies on periodontal health. J Prosthet Dent 1991;65(3):357-364.

2. Christensen GJ. Marginal fit of gold inlay castings. J Prosthet Dent 1966;16(2): 297-305.

3. Hollenback GM. Precision gold inlays made by a simple technic. J Am Dent Assoc 1943;30:99.

4. Jorgensen KD. Factors affecting the film thickness of zinc phosphate cements. Acta Odontol Stand 1960;18:489.

5. Rosenstiel SF, Land MF, Fujimoto J（著），藤本順平，岡野昌治，菅野英也，千ヶ崎乙文（訳）. クラウンブリッジの臨床. 原著第４版. 東京：医歯薬出版，2010.

6. O'Brien WJ(ed). Dental Materials and Their Selection. Fourth edition. IL: Quintessence Publishing, 2008.

7. Anusavice KJ. Phillips' Science of Dental Materials. 12th Edition. St. Louis: Elsevier Saunders, 2014.

8. Rosenstiel SF, Land MF, Fujimoto J. Contemporary Fixed Prosthodontics. 5th edition. St. Louis: Elsevier, 2016.

9. Rosenstiel SF, Gegauff AG, Improving the cementation of complete cast crowns: a comparison of static and dynamic seating methods. J Am Dent Assoc 1988;117(7):845-848.

10. Baldissara P, Baldissara S, Scotti R, Reliability of tactile perception using sharp and dull explorers in marginal opening identification. Int J Prosthodont 1998;11(6):591-594.

11. Halperin GC, Halperin AR, Norling BK. Thickness, strength, and plastic deformation of occlusal registration strips. J Prosthet Dent 1982;48(5):575-

578.

12. Kato H, Matsumura H, Atsuta M. Effect of etching and sandblasting on bond strength to sintered porcelain of unfilled resin. J Oral Rehabil 2000;27:103-110.

13. Jones GE, Boksman L, McConnell RL. Effect of etching technique on the clinical performance of porcelain veneers. Quintessence Dent Technol 1989;10:635-637.

14. Kern M, Wegner SM. Bonding to zirconia ceramic: adhesion methods and their durability. Dent Mater 1998;14(1):64–71.

15. Awliya W, Oden A, Yaman P, Dennison JB, Razzoog ME. Shear bond strength of a resin cement to densely sintered high-purity alumina with various surface conditions. Acta Odontol Scand 1998;56(1):9–13.

16. Borges GA, Sophr AM, de Goes MF, Sobrinho LC, Chan DCN. Effect of etching and airborne particle abrasion on the microstructure of different dental ceramics. J Prosthet Dent 2003;89(5):479–488.

17. O'Connor RP, Nayyar A, Kovarik RE. Effect of internal microblasting on retention of cemented cast crowns. J Prosthet Dent 1990;64(5):557-562.

18. Zhang Y, Lawn BR, Rekow D, Thompson VP. Effect of sandblasting on the long-term performance of dental ceramics. J Biomed Mater Res B Appl Biomater 2004;71(2):381-386.

19. Rekow D, Thompson VP. Near-surface damage – a persistent problem in crowns obtained by computer-aided design and manufacturing. Proc Inst Mech Eng H 2005;219(4): 233-243.

20. White SN, Yu Z, Kipnis V. Effect of seating force on film thickness of new adhesive luting abents. J Prosthet Dent 1992;68(3):476-481.

21. Rosenstiel SF, Land MF, Crispin BJ. Dental luting agents: A review of the current literature. J Prosthet Dent 1998;80(3):280-301.

22. Feilzer AJ, De Gee AJ, Davidson CL. Setting stress in composite resin in relation to configuration of the restoration. J Dent Res 1987;66(11):1636-1639.

23. Terata R, Nakashima K, Obara M, Kubota M. Characterization of enamel and dentin surfaces after removal of temporary cement—effect of temporary cement on tensile bond strength of resin luting cement. Dent Mater J 1994;13(2):148-154.

24. White SN, Kipnis V. The three-dimensional effect of adjustment and cementation on crown seating. Int J Prosthodont 1993;6(3):248-254.

25. Caughman WF, Caughman GB, Dominy WT, Schuster GS. Glass ionomer and composite resin cements: effect on oral cells. J Prosthet Dent 1990;63(5):513-521.

26. Darr AH, Jacobsen PH. Conversion of dual cure luting cements. J Oral Rehabil 1995; 22(1):43-47.

27. Breeding LC, Dixon DL, Caughman WF. The curing potential of light- activated composite resin luting agents. J Prosthet Dent 1991;65(4):512-518.

索引

数字

1歯対1歯 ·· 22、52
1歯対2歯 ·· 22、52
2面形成 ·· 140

A

Add on technique ································· 50
American Academy of Orofacial Pain（AAOP）··· 19、74
American College of Prosthodontists（ACP）············ 194

B

Bilateral balanced articulation ···················· 50、67
Bilateral manipulation（Bimanual）················ 71
Braided cords ··· 179

C

CAD/CAM ································· 67、119、144
Canine protected articulation···················· 67
Cement thickness·································· 234
Centric bite registration ························· 192
CO（Centric Occlusion）························ 191
CR（Centric Relation）························· 191
Cusp fossa ·· 52
Cusp ridge ··· 52
Cutting instrument ······························· 133

E

Edge to edge··· 83
Elastic recovery ··································· 151
EMG ··· 84

F

FGPテクニック ···································· 68
Film thickness ···································· 234
Flexibility ··· 151
Flow ·· 151
FMA ·· 104
Food impaction ···································· 52

G

Group function occlusion ························· 67

I

Imbibition ··· 156
Immediate side sift ······························· 34
Interocclusal distance ····························· 98

K

Knitted cords······································· 179

M

MI position bite registration ····················· 192
MIP（Maximal intercuspal position）···················· 191

N

Nonworking pathway ····························· 42

O

Overcompensation ································· 47

P

Posseltの図形 ···································· 27
Progressive side sift ······························ 34
Protrusive pathway ······························· 42

R

Reproduction limit ································ 151
Rest vertical dimension ····························· 98

S

Setting time ······································· 152
Shrinkage ··· 151
Stuart咬合器 ······································· 41
Syneresis ·· 156

T

Tear strength ·································· 151
Total side sift ····························· 34
Twisted cords ···························· 179

U

Unilateral balanced articulation ················ 67

V

Vertical dimension ···················· 98
Vertical dimension of occlusion ············· 98

W

Willis 法 ·································· 106
Working pathway ···················· 42
Working time ··························· 152

あ

アキシパスレコーダー ················· 48
アクリリックレジン ····················· 193
圧排糸 ···················· 115、170、179、186、
　　一挿入 ············ 145、181、182、184、188
　　一の除去 ····················· 172、185
　　一の選択 ··························· 181
網トレー ····························· 158
アルジネート ············· 24、150、156、158、215
安静空隙 ······················· 101、104
アンテリアガイダンス ···········12、22、37、46、50、
　　　　　　　　　　　　80、81、85、89、97
　　一の角度 ····················· 83、87、91
　　一の決定法 ····················· 91、92、94
　　一の条件 ························· 88
　　一の定義 ························· 88
　　一の臨床 ························· 91
　　一を決定する4要素 ··················· 91
アンテリアストップ ··················· 210
　　一法 ···························· 209

い

維持形態 ··············· 113、123、126、134
　　補助的一 ························· 128
イミディエートサイドシフト ········· 34、43、45、46、50
インサイザル

T（右欄）

　ーテーブル ························ 95
　ーピン ············ 217、219、220、221、222
印象材の注入 ························ 174
インフォームドコンセント ············ 24、75、129

う

ウッドスティック ···················· 237、243

え

エナメル
　ークラック ························ 16
　ーチップ ························ 16
　遊離一 ············ 117、119、135、138
エピネフリン ························ 170
エミネンシア ············ 28、36、46、50、71
塩化アルミニウム ···················· 170
嚥下法 ························ 103、195

お

オーバーハング ···················· 187、239
オープンマージン ···················· 239
オールセラミッククラウン ··········76、115、119、
　　　　　　　　　　130、131、144、248

か

ガイドグルーブ ········ 134、136、139、140、144、147
下顎安静位 ············13、27、98、99、102
下顎運動 ············34、35、42、50、66、
　　　　　　　　70、79、81、85、191
　　一の研究 ························ 26
　　一の分析 ····················· 37、41
　　ーパターン ····················· 26、103
　　一要素 ························· 46、47
　　一を決定する4要素 ················· 37、38
下顎下縁平面角 ···················· 104
下顎限界運動 ··················· 26、72、91
化学重合型 ························ 249
化学的圧排 ························ 179
顎運動記録装置 ····················· 41、79
顎間記録材の臨床的役割 ················· 204
顎間記録材料 ························ 192
顎関節 ············ 12、13、19、37、38、43、50、
　　　　　　　80、82、87、91、98、99、191
　　一荷重（の軽減） ················· 20、21、24
　　一規格撮影法 ···················· 68

一症‥‥‥‥‥‥‥‥‥‥‥‥‥‥‥‥‥‥‥‥‥‥ 74	
一障害‥‥‥‥‥‥‥‥‥‥‥‥‥‥‥‥‥‥‥‥ 22	

カスタムアンテリアガイド‥‥‥‥‥‥‥ 92、94
仮着セメント‥‥‥‥‥ 236、237、241、248
各個トレー‥‥‥‥‥‥‥‥‥‥‥‥‥‥‥‥‥ 165
過補償‥‥‥‥‥‥‥‥‥‥‥‥‥‥‥‥‥‥‥ 47
関節円板‥‥‥‥‥‥‥‥13、38、87、199
関節窩‥‥‥‥‥‥‥‥‥‥‥‥‥‥‥‥ 38、73
　一後壁‥‥‥‥‥‥‥‥‥‥‥‥‥‥‥‥‥‥ 71
　一最上方‥‥‥‥‥‥‥‥‥‥‥‥‥‥‥‥ 199
　一前壁‥‥‥‥‥‥‥‥‥‥‥‥‥‥‥‥‥‥ 71
　一内‥‥‥‥‥‥‥‥‥ 28、70、71、73、78
　一内壁‥‥‥‥‥‥‥‥‥‥‥‥‥‥‥‥‥‥ 40
関節結節‥‥‥‥‥‥‥‥‥‥‥‥ 28、38、40
関節斜面‥‥‥‥‥‥‥‥‥ 70、87、191、199
関節軟骨‥‥‥‥‥‥‥‥‥‥‥‥‥‥‥‥‥ 73
寒天‥‥‥‥‥‥‥‥‥‥‥‥‥‥‥‥ 150、156
カントゥア‥‥‥‥‥‥‥‥‥ 78、117、176
　オーバー一‥‥‥‥‥‥‥‥‥‥‥‥‥‥‥ 117
　アンダー一‥‥‥‥‥‥‥‥‥‥‥‥‥‥‥ 187

き

機械的圧排‥‥‥‥‥‥‥‥‥‥‥ 179、188
機械的失敗‥‥‥‥‥‥‥‥‥‥‥‥‥‥‥ 10
機械的特性
　印象材の一‥‥‥‥‥‥‥‥ 150、151、153
　セメントの一‥‥‥‥‥‥‥‥‥‥‥‥‥ 235
機能主義的な学派‥‥‥‥‥‥‥‥‥‥‥ 80
機能的荷重‥‥‥‥‥‥‥‥‥‥ 12、15、20
機械的条件‥‥‥‥‥‥‥‥‥ 112、113、122
吸水‥‥‥‥‥‥‥‥‥‥‥‥‥‥‥‥‥‥‥ 156
局部床義歯‥‥‥‥‥‥‥‥68、78、79、194
筋肉位‥‥‥‥‥‥‥‥‥‥‥‥‥‥‥ 13、68

く

クイックアナライザー‥‥‥‥‥‥ 46、47、48
グライディング‥‥‥‥‥‥‥‥‥‥‥‥‥ 99
クラウン
　一内面処理‥‥‥‥‥‥‥‥‥‥‥ 236、241
　一内面の清掃‥‥‥‥‥‥‥236、241、243
　一の浮き上がり‥‥‥‥‥‥‥‥‥‥‥ 244
クラウンブリッジ‥‥‥‥ 10、66、68、78、156、202
グラスアイオノマーセメント‥‥‥ 232、234
グループファンクション‥‥‥‥‥‥‥‥
　　　　　13、22、80、81、84、85、86、88、194
クレンチング‥‥‥‥‥‥‥‥‥‥‥ 10、99
クローゼストスピーキングスペース‥‥‥‥‥ 101

け

外科的圧排‥‥‥‥‥‥‥‥‥‥‥ 179、187
犬歯誘導‥‥‥‥‥‥‥ 13、80、81、84、85、90、194

こ

硬化時間‥‥‥‥‥ 152、153、154、156、157、159、
　　　　　　　　163、173、193、235、246
　一の調節‥‥‥‥‥‥‥‥‥‥‥‥‥‥‥ 156
咬合
　生理的一‥‥‥‥‥‥‥‥‥‥‥‥ 12、19、20
　非生理的一‥‥‥‥‥‥‥‥‥‥‥ 12、19、20
　理論的理想一‥‥‥‥‥‥‥‥‥‥ 12、19
　一安定の条件‥‥‥‥‥‥‥‥‥‥‥‥ 22
　一干渉‥‥‥‥ 14、16、22、42、43、48、50、73、
　　　　　　　74、78、100、118、190、191
　一高径‥‥‥‥‥ 12、13、22、98、194、222、223、227
　（一の決定）‥‥‥‥‥‥‥‥‥‥ 101、104
　（一の増大）‥‥‥‥‥‥‥‥‥‥ 99、101
　（一の評価）‥‥‥‥‥‥ 100、101、102、106
　（一の概念）‥‥‥‥‥‥‥‥‥‥‥‥ 100
　一再構成‥‥‥‥‥‥‥‥‥‥‥‥ 69、108
　一採得‥‥‥‥‥‥‥‥‥‥‥ 73、78、190
　一診断‥‥‥‥‥‥‥‥14、19、68、74、156
　一性外傷‥‥‥‥‥‥‥‥‥‥‥‥ 22、52
　一力‥‥‥‥‥ 18、22、37、52、102、128、245
　一調整‥‥‥‥‥‥‥ 13、24、75、76、78、79、
　　　　　　　190、194、230、236、240
　一治療‥‥‥‥‥‥‥‥‥ 20、23、24、74
　（の3大原則）‥‥‥‥‥‥‥‥‥ 20、21
　一の安定‥‥‥‥‥‥‥‥‥‥‥‥ 23、24
　一の調和‥‥‥‥‥‥‥‥‥‥‥‥ 20、21
　一のフィロソフィー‥‥‥‥‥‥‥‥‥‥ 12
　一の不調和‥‥‥‥‥‥‥‥ 20、74、81、191
　一の分類‥‥‥‥‥‥‥‥‥‥‥‥ 66、67
　一平面‥‥‥‥‥‥ 22、46、50、100、121
　一平面基準板‥‥‥‥‥‥‥‥‥‥‥‥ 108
　一面形態‥‥‥‥‥ 22、34、42、46、50、87、89、122
　一由来の問題‥‥‥‥‥‥‥‥ 12、14、240
咬合器‥‥‥‥‥‥‥ 36、41、46、50、79、88、92、
　　　　　　　95、106、190、203、215、220
　一装着用石膏‥‥‥‥‥‥‥‥‥‥‥‥ 222
　一のセッティング‥‥‥‥‥‥‥ 217、221
　一の取り扱い‥‥‥‥‥‥‥‥‥‥ 24、66
　一マウント‥‥‥‥‥‥‥‥‥ 16、24、96
Stuart 一‥‥‥‥‥‥‥‥‥‥‥‥‥‥‥ 41
全調節性一‥‥‥‥‥‥‥‥‥‥‥‥‥‥ 41
半調節性一‥‥‥‥‥‥‥‥‥‥‥ 74、150

平均値ー…………………………………………… 46
合着用セメント……………………………… 233、235
咬頭隆線……………………………… 46、61、64
後方決定要素……………… 37、38、46、82、87、91
咬耗……………………………… 12、14、80、100
鼓形空隙……………………………… 132、246
ゴシックアーチ描記法……………… 68、194、195

さ

再現性…………………… 69、70、73、78、151、153、
　　　　　　　　　　156、164、191、194、200
最小発音空隙………………………… 101、103
最大咬頭嵌合位…………… 10、13、22、24、28、36、
　　　　　　　　　69、71、73、81、191、240
　　ー記録製作法…………………… 203、205
　　ーにおける咬合採得………………………… 192
　　ーへの誘導………………………………… 192
　　ーマウント………………………………… 216
作業時間………………… 152、153、154、156、235
作業側顆頭
　　ーと非作業側顆頭の動きの違い……………… 32
　　ーの外方移動………………………………… 35
　　ーの動き………………… 26、34、50、72
　　酸化亜鉛ユージノールペースト………………… 193
三角隆線………………… 57、58、61、63、64、136
三叉神経………………………………………… 39
　　ー運動核………………………… 39、84
　　ー支配領域…………………………………… 74
　　ー知覚核…………………………………… 84
サンドブラスト処理………………………………… 241

し

シーティング…………… 230、234、237、238、245、249
歯牙接触関係………………………… 50、52、78
　　静的ー………………………… 50、52、240
　　動的ー…………………50、66、67、81、240
歯科用セメント……………………………………… 230
　　ーの特性……………………………………… 234
　　ーの分類……………………………………… 232
ジグリングフォース…………………… 237、245
止血剤………………114、170、178、179、186、242
自己評価…………………………… 133、135
歯根破折………………………………… 10、14
矢状回転軸………………………………… 37、40
支台歯
　　ーと補綴物の境界面…………………………… 233
　　ーの清掃…………………236、237、241

実体顕微鏡………………………………………… 176
歯肉圧排……………… 170、179、236、242
　　ー時間………………………………………… 184
シムストック……… 206、218、237、240、245、247
斜走隆線………………………………………… 62
シャンファー型…………………… 117、119
純粋回転運動…………… 27、70、191、200
蒸発……………………………………………… 156
初期硬化………………… 161、210、211、245
ショルダー型……………………………………… 119
シリカ系セラミックス…………………………………… 241
シリコーンラバー…………… 68、150、164
　　縮重合型ー…………………… 152、153
　　付加重合型ー………… 152、153、155、164
シングルコードテクニック…………………… 179、180
神経筋反射機構………………20、37、39、50、82、
　　　　　　　　　88、91、101、191、197
診断用
　　ー歯冠形成…………………… 122、128
　　ー模型………74、92、94、95、165、194、202、215
　　ーワックスアップ… 76、91、94、95、122、128、131
審美障害………………………………………… 14
審美的条件……………… 22、91、112、113、120、129
人類学…………………………………………… 80

す

垂直回転軸………………………………… 37、40
垂直的顎位…………………………………… 220
水平回転軸………………………………… 40、220
水平的顎位…………………………………… 220
スピーの彎曲……………………………… 46、50
スプリント……………………… 84、99、194
スライド……………… 22、28、33、72、74

せ

生物学的失敗…………………………………… 10
生物学的条件……………… 112、113、114、129
生物学的幅径…………………115、116、127
石膏……………………………………………… 193
切削器具………………………………………… 133
接着性レジンセメント…………………………………… 230
セメンテーション………… 24、150、230、234、235、
　　　　　　　　236、237、242、248、249
セメント厚さ…………………………234、245、249
前歯にガイドを求める…………………………………… 81
　　ー解剖学的理由……………………………… 82
　　ー生理学的理由……………………………… 84

Index 索引

線収縮（率）……………………………152、153、164
セントリック
　ーストップ………………………… 58、64、66
　ロングー……………………………………… 77
前方決定要素………………… 37、38、46、47、87

そ

総義歯………… 68、71、79、80、99、108、194、202
早期接触………… 28、33、72、75、76、222、240
測定器具…………………………………………… 133
咀嚼運動…………………………10、12、19、26、28、
　　　　　　　　　　　　34、38、72、74、79

た

タッピング運動………………………………… 205
ダブルコードテクニック………………… 179、185
弾性印象材の機械的特性………………… 151、153
弾性回復………………… 151、153、156、164
弾性ひずみ………………………151、153、164

ち

チェックバイト法………………………… 47、68
チゼルエッジ型……………………………… 117
中心位………… 13、22、27、28、68、70、73
　ー記録採得…………………………68、70、209
　ー咬合採得………………… 68、71、77、78
　ーと最大咬頭嵌合位………… 13、72、74
　ーの考察…………………………………… 71
　ーの定義………………………… 13、70、74
　ーの臨床的意義…………………………… 74
　ーへの誘導法………………… 68、194、196
　ーマウント………………69、75、76、220
チンポイントガイダンス法………… 194、195

て

抵抗形態………………113、122、126、128、132、134
ディスクルージョン……… 80、81、85、87、89、90、91
ディプログラミング……………………………… 197
テーパー………………… 120、123、124、126、
　　　　　　　　　127、133、135、230、234
　ー角度……………………………………… 124
　梃子の原理……………………………… 82
デュアルキュア型……………………………… 249
電気メス………………………………………… 187

と

陶材焼付鋳造冠………… 90、117、119、129、130、139
頭部エックス線規格写真……… 68、99、102、103
　ー分析………………………………………… 91
トータルサイドシフト………………… 34、36

な

ナシックレプリケーター……………………… 26
ナソロジー学派…………………………… 80

の

ノンワーキングパスウェイ…………… 42、44、45、47

は

ハイドロコロイド印象材……………………… 156
バイラテラル・マニピュレーション法………………
　　　　　　　　　　　　71、73、195、196
発音障害……………………………… 14、99
歯の移動…………………………………… 14
パラファンクション………… 10、12、14、19、33、128
ハンドアーティキュレーション法…………… 216
パントグラフ…………………………41、48、79、102

ひ

光重合型………………………………………… 249
引き裂き強度………… 151、152、153、164
非作業側顆頭
　ーの動き…………………………… 32、36
　ーの前下内方への動き…………………… 87
非シリカ系セラミックス…………………… 241
被膜厚さ…………………………234、235、245
ヒンジアキシス……………………40、48、197
ピンレッジ……………………………………… 132

ふ

ファンクショナルワックスアップテクニック…… 52、54
フィット用探針…………………239、243、245
フェイスボウ………………… 24、46、47、48、85、220
フェザーエッジ型……………………………… 117
フォッサボックス………………… 36、217、219
フッ化水素酸………………………………… 241
フリーウェイスペース…………104、106、109
フロー………………………………… 151、153

プログレッシブサイドシフト……………………… 34、36
プロトルーシブパスウェイ………………………… 42、44
プロビジョナルレストレーション…… 94、95、106、107

へ

ベネット運動……………………… 29、34、35、36、46
ベネット角…………………………………… 34、35、36
ヘビーシャンファー型……………………………… 119
辺縁隆線………………………… 13、52、54、63、65、214
偏心運動………………… 10、46、66、74、81、88、95

ほ

防湿………………………… 170、171、236、242、243
ポーセレン
　―（の）破折………………………………… 10、14
　―マージン……………………………… 118、129
ポステリアガイダンス………… 37、83、85、87、88、89
ポステリアストップ………………………………… 214
補綴治療を成功に導く3大条件…………… 23、24
補綴物
　―の永続性………………………………… 47、190
　―の製作………………… 79、156、215
　―の脱離…………………………122、233、234
　―の保護……………………………………… 50
ポリエーテルラバー…… 68、150、154、155、156、193
ポリサルファイドラバー………… 150、151、152、164

ま

マージン
　―形態…………… 117、119、121、132、234
　―の適合………24、118、150、230、236、238、239

―の連続性………………………135、176、177
歯肉縁下―………… 115、116、127、129、139
歯肉縁上―………………… 115、129
マウンティングプレート………………………… 217
摩耗……………………………………… 12、14、52

み

ミューチュアルプロテクション………………… 80、81

め

メカニカルプロッター…………………………… 46、47
メタルリムロックトレー…………………………… 158

り

リーフゲージ法……………………………………… 68
離開咬合………………………………… 80、85、87
離漿………………………………………………… 156
硫酸鉄……………………………………………… 170
両側性平衡咬合………………………………… 50
リン酸亜鉛セメント…………………… 232、234
隣接面コンタクト……………………132、236、238

れ

レジン添加型グラスアイオノマーセメント…… 235、243
レッジ………………………………………………… 239

わ

ワーキングパスウェイ………………… 42、44、45、47
ワックス…………………………………………… 193

著者一覧

【監著】

藤本　順平　（東京都中央区・藤本歯科医院）

錦織　淳　（東京都目黒区・錦織歯科医院）

【著】

佐氏　英介　（東京都品川区・サウジ歯科クリニック）

浜瀬　敬輔　（三重県松阪市・浜瀬歯科）

加藤　宙　（愛知県安城市・加藤歯科医院）

藤本研修会 Standard　Textbook ②

Occlusion & Prosthodontics

発行日 ─────── 2018 年 8 月 1 日　第 1 版第 1 刷

［監著］ ─────── 藤本 順平、錦織 淳

［著者］ ─────── 佐氏 英介、浜瀬 敬輔、加藤 宙

発行人 ─────── 濱野 優

発行所 ─────── 株式会社デンタルダイヤモンド社

　　　　　　　　〒 113-0033　東京都文京区本郷 3-2-15　新興ビル

　　　　　　　　電話＝03-6801-5810 ㈹

　　　　　　　　https://www.dental-diamond.co.jp/

　　　　　　　　振替口座＝00160-3-10768

企画・制作 ────── インターアクション株式会社

印刷所 ─────── 横山印刷株式会社

Ⓒ Atsushi NISHIGORI, 2018

落丁、乱丁本はお取り替えいたします

● 本書の複製権・翻訳権・上映権・譲渡権・公衆送信権（送信可能化権を含む）は、㈱デンタルダイヤモンド社
　が保有します。

● JCOPY 〈㈳出版者権管理機構 委託出版物〉
本書の無断複写は著作権法上での例外を除き禁じられています。複写される場合は、そのつど事前に㈳出版者著
作権管理機構（TEL：03-3513-6969、FAX：03-3513-6979、e-mail：info@jcopy.or.jp）の許諾を得てください。